脊髓医学精要
ESSENTIALS OF SPINAL CORD MEDICINE

原　著　Sunil Sabharwal

主　译　刘　楠　佟　帅　王文婷　陈仲强

译　者　(按姓名拼音排序)

陈仲强　董小瑾　金　波　李　凝　刘　波

刘　璐　刘　楠　栾星仪　马　明　孙亚斌

佟　帅　王杰石　王黎帆　王　爽　王文婷

王　燕　王子龙　许　伟　叶　晶　张　蕾

赵匆匆　祝东升

U0197009

北京大学医学出版社

JISUI YIXUE JINGYAO

图书在版编目（CIP）数据

脊髓医学精要 /（美）苏尼尔·萨巴瓦尔
（Sunil Sabharwal）原著；刘楠等主译. —北京：
北京大学医学出版社，2020. 12
书名原文：Essentials of Spinal Cord Medicine
ISBN 978-7-5659-2341-8

Ⅰ.①脊… Ⅱ.①苏… ②刘… ③佟… ④王… ⑤陈… Ⅲ.
①脊髓疾病－诊疗 Ⅳ.① R744

中国版本图书馆 CIP 数据核字（2020）第 247776 号

北京市版权局著作权合同登记号：图字：01-2016-2809

The original English language work:
Essentials of Spinal Cord Medicine
ISBN: 9781936287383
by Sunil Sabharwal MD
Copyright © 2014 Demos Medical Publishing, LLC.

脊髓医学精要

主　　译：刘　楠　佟　帅　王文婷　陈仲强
出版发行：北京大学医学出版社
地　　址：（100083）北京市海淀区学院路 38 号　北京大学医学部院内
电　　话：发行部 010-82802230；图书邮购 010-82802495
网　　址：http://www.pumpress.com.cn
E － mail：booksale@bjmu.edu.cn
印　　刷：北京瑞达方舟印务有限公司
经　　销：新华书店
责任编辑：刘　燕　　责任校对：靳新强　　责任印制：李　啸
开　　本：889 mm × 1194 mm　1/32　印张：17.25　字数：478 千字
版　　次：2020 年 12 月第 1 版　2020 年 12 月第 1 次印刷
书　　号：ISBN 978-7-5659-2341-8
定　　价：89.00 元

版权所有，违者必究
（凡属质量问题请与本社发行部联系退换）

译者前言

脊髓损伤是由于创伤性或非创伤性原因对脊髓造成的损伤，结果将导致不同程度的暂时性或永久性感觉、运动功能障碍和（或）自主神经功能障碍。由于脊髓涉及对身体几乎各个器官系统的支配，脊髓损伤可导致膀胱和肠道功能障碍、呼吸功能障碍以及心血管功能障碍等各种并发症。因此，诊治脊髓损伤患者的医师、治疗师和护士需要全面了解脊髓损伤的评估以及与治疗相关的各种专业知识，才能为患者提供综合性的诊疗。由美国哈佛大学 Sunil Sabharwal 教授主编的《脊髓医学精要》一书为读者提供了关于脊髓损伤诊治方面的综合知识，涵盖了基本原理和临床实践，包括病理生理学、病因、评估和治疗方面的知识。我们希望通过此书的翻译，与国内同行分享脊髓损伤诊治领域的最新知识，以期为患者提供最佳的治疗。

刘楠

2020 年 12 月

原著前言

我撰写这本书有两个主要目的，第一个目的与本书书名相符合，即在快速增长的脊髓医学知识中提炼出"精要"内容，并为治疗脊髓损伤和脊髓疾病相关的临床医生提供简洁而全面的信息。在脊髓医学中有很多优秀但百科全书式的教科书，还有一些图书主要覆盖某一特定领域的知识。本书试图弥合两者之间的差距。第二个目的是通过一致的格式、带有清晰易懂标题的段落、适当的章节相互引用以及大量突出和强调关键知识的表格，以方便读者获取和理解知识。

鉴于脊髓医学涉及的领域广泛，不同的临床医生和学生群体都会对本书感兴趣。这些人员包括脊髓医学专家以及在更广泛的医疗实践领域中处理脊髓损伤和脊髓疾病患者的人员（康复医学科医生、神经内科医生、初级保健医生、内科医生、各内科和外科亚专科医生以及来自多学科的康复医学科临床医疗人员）。寻找该领域临床证据的科研人员也可能对本书感兴趣。本书各章按照基本原则、临床思路和难点与展望等大标题进行编排，并且有精选的推荐阅读列表。这些推荐为该章提供了有益的信息，同时也提供了其他信息的良好资源。

本书分为七篇。第一篇涉及基础知识，但强调其临床相关性，包括应用解剖学、生理学及脊髓损伤病理生理学的相关知识，并对脊髓神经保护、修复和再生领域快速发展的科学研究进行了简要的概述。第二篇涉及创伤性脊髓损伤的各个方面，包括预防、评估和处理，并纳入了与这些主题相关的最新指南。第三篇涉及非创伤性脊髓病变。除了临床概况和一般方法外，还包括不同脊髓疾病的独立章节。每章的长度和细节各不相同，但较为全面地覆盖了各种常见的疾病（如多发性硬化、肌萎缩侧索硬化和脊髓型颈椎病等），并使用表格强调了相对少见疾病的情况，对其进行了简要的总结。

第四篇讨论了躯体功能和康复治疗。在这一部分，我们努力加入临床医生广泛感兴趣的知识，而不是主要与物理治疗师或作业治疗师相关的技术细节。第五篇全面介绍了脊髓损伤和脊髓疾病的各种医疗结果和并发症。本部分中的章节按身体系统编写，并纳入了临床评估和治疗中的实践指南、实践精华及实用技巧。第六篇总结了患者脊髓损伤后的心理社会问题和生活参与情况。本部分的重点同样是临床上广泛相关的实用信息，而不是可能仅与心理学家或社会工作者相关的细节信息。第七篇涉及基于系统化的临床实践的重要方面。这些方面往往不在其他章节涉及，或只是笼统地提及。该部分包括医疗护理制度、伦理问题和患者安全。每一章都特别关注其在脊髓医学中的实践。

在许多人的努力下，这本书最终得以出版。特别感谢 Demos 医学出版社的优秀团队在整个过程中的专业精神和支持。感谢家人在漫长的编写过程中给予我的鼓励、幽默和理解。感谢众多导师和多年来教会我许多知识的患者。

Sunil Sabharwal，MD

目　录

第一篇
基 础 知 识

第一章 脊髓的应用解剖和生理学

基本原则

脊髓的外部解剖

脊髓位于椎管内，从枕骨大孔延伸至第 1 腰椎的下部，并在此结束为脊髓圆锥。脊髓的颈部和腰部有一个微小的膨大，支配上肢和下肢的神经元分别聚集于此。在脊髓圆锥的远端，椎管内还包含了形成马尾的腰神经根和骶神经根。

脊髓的被膜

脊髓的被膜——软脊膜、蛛网膜和硬脊膜与大脑的被膜是连续的。硬脊膜尾端位于第 2 骶椎水平，后延伸为尾骨韧带，用于将脊髓固定到椎管。硬膜外间隙位于硬膜与椎管之间。蛛网膜位于硬脊膜上，最后在第 2 骶椎水平处形成囊腔。蛛网膜下腔充满脑脊液，在第 2 腰椎和第 2 骶椎之间最大，位于马尾周围，称为腰大池。软脊膜在脊髓圆锥的远端逐渐变细，并继续向下延伸，形成一条称为"终丝"的纤细细丝。

脊髓与脊椎节段的关系

脊髓有 31 个脊髓节段：

■ 颈髓 8 节（C）

- 胸髓 12 节（T）
- 腰髓 5 节（L）
- 骶髓 5 节（S）
- 尾髓 1 节（Co）

脊髓节段是基于脊髓中发出脊神经的部位而定的。

脊柱由 33 个脊椎组成：

- 7 块颈椎
- 12 块胸椎
- 5 块腰椎
- 5 块骶椎
- 4 块尾椎

骶椎和尾椎在成年时融合形成骶骨和尾骨。

　　脊髓比脊柱短，在 L1 与 L2 之间结束，因此，脊髓节段水平与上颈椎节段以下的脊椎水平不对应。脊髓和脊椎水平之间的差异在脊髓尾端部分逐渐变得更加明显（表 1.1）。腰、骶神经根在 L1 椎体以下的椎管内下行，形成马尾。

脊神经和脊神经根

　　脊神经共有 31 对，每对脊神经对应一个脊髓节段。每个脊神经由感觉神经根和运动神经根组成。感觉神经根在该节段进入脊髓，运动神经根在该节段从脊髓发出。典型的脊神经背根中有一个背根神经节，为包含神经细胞体的膨大。所有上行脊髓传导束的初级神经元均位于背根神经节。每个脊神经的感觉成分都分布在一个皮节上，是皮肤上界限分明的节段（见第十章和图 10.1）。第 1 颈椎和尾骨神经通常没有背根，因此没有任何皮肤表现。在给定的脊神经根中，由运动轴突支配的骨骼肌组织称为肌节。

　　前 7 对颈脊髓神经（C1—C7）在同节段颈椎发出。但是，由于颈脊髓有 8 节，而颈椎只有 7 节，所以 C8 神经发出的脊神经在第 7 颈椎和第 1 胸椎之间，剩余的尾侧脊神经都发自各自编号相同节段的脊椎下。

表 1.1　脊椎与脊髓节段的近似关系	
脊椎	**相应的脊髓节段**
上颈椎（C1—C4）	与脊椎水平相同
下颈椎（C5—C7）	脊椎水平加 1
上胸椎（T1—T6）	脊椎水平加 2
下胸椎（T7—T10）	脊椎水平加 3
T11—T12	腰髓
T12—L1	骶髓
L2 及以下	马尾（腰骶神经根）

硬脊膜形成硬脊膜根袖，伴随脊神经根进入每一个椎间孔，并与覆盖每一个脊神经的外膜融合。在蛛网膜下腔，神经根没有硬脊膜覆盖。

脊髓内部结构

在横断面上，脊髓包括含有上行感觉和下行运动通路的外部白质传导束，以及具有神经细胞体的内部蝶形灰质。灰质围绕着一个中央管。从解剖学上讲，这是第四脑室的延伸，并内衬室管膜细胞，充满脑脊液。

灰质

脊髓在通过灰质神经元系统整合多个外周和中枢输入方面起着关键作用。在横断面上，脊髓灰质包括背侧、腹侧和中间外侧角或柱。灰质被划分为 10 个区域或板层，标记从 I 到 X。

- 背侧角或后角是感觉信息进入中枢神经系统的入口。板层 I 至 VI 位于后角内，接收不同的输入。板层 I 、 II（胶质区）和 V 接收有害刺激的输入；板层 III 和 IV（也称本体核）接收轻触觉和位置觉相关的输入；板层 VI 响应来自关节和皮肤的机械信号。

- 中间外侧角仅存在于胸段和上腰段（T1—L2），含有交感神经系统的节前细胞。在胸段和上腰段，灰质的板层 VII 含有中间外侧核，具有交感神经节前纤维投射的细胞。板层 VII 还包含背侧核（Clarke 柱）的细胞。这些细胞产生脊髓小脑后束。相应的细胞柱位于 S2—S4 水平，具有副交感神经节前神经细胞，用于盆腔内脏神经支配。

- 腹侧角或前角含有（α 和 γ）运动神经元和中间神经元。板层 VIII 和 IX 位于腹侧角。这些板层中的神经元是按照躯体支配排列的，更靠近内侧的神经元支配中轴和肢体近端的肌肉，更靠近外侧的神经元主要支配肢体远端的肌肉。支配伸肌的神经细胞位于支配屈肌的腹侧。

板层 X 代表中央管周围的神经元。

白质

白质包括由轴突组成的上行和下行传导束。白质也含有胶质细胞。

在连续脊髓节段中的每一个更高的节段，白质的数量都在增加。因此，颈髓水平包含更多的白质，因为所有从大脑下行或上行至大脑的神经元都通过颈髓。骶髓的白质含量最少，因为大多数上行或下行的纤维已从骶髓以上的部位进入或离开脊髓。在脊髓的腰膨大和颈膨大部位灰质增多。

脊髓白质中的上行传导束（表 1.2）包括：

- 薄束（fasciculus gracilis，FG）和楔束（fasciculus cuneatus，FC）（背侧柱）。
- 脊髓丘脑束（前外侧系统）：传导疼痛和体温的脊髓丘脑侧束与传导非辨别性触觉的脊髓丘脑前束之间的区别，已不再被普遍接受。这两个传导束通常统称为前外侧系统。
- 脊髓小脑束包括背侧和腹侧脊髓小脑束，将来自肌梭和高尔基肌腱器官的信号传输到小脑。

白质的下行传导束包括：

- 皮质脊髓束，其中 90% 的纤维在脊髓以上的锥体交叉处已进行交叉，构成控制对侧随意运动的皮质脊髓侧束。其余未交叉的纤维构成皮质脊髓前束。
- 红核脊髓束：起自中脑红核，在运动功能中起作用。
- 顶盖脊髓束：起自中脑，参与协调头部和眼睛的运动。
- 前庭脊髓束：起自前庭外侧核和内侧核，参与姿势反射。
- 网状脊髓束：从脑干网状结构走行至背侧角和腹侧角，调节感觉传导（特别是疼痛）和调节脊髓反射。

在人体最重要的传导束中，对其损伤后功能和影响理解最透彻的包括背侧柱、脊髓丘脑束和皮质脊髓束。表 1.2 总结了这些传导束在脊髓中的功能、位置和分布。

尽管神经元细胞体存在于灰质中，然而，白质除轴突束外还含有多种胶质细胞。胶质细胞包括少突胶质细胞（在中枢神经系统中形成髓鞘，类似于周围神经中的施万细胞）、星形胶质细胞（调节离子环境，引导轴突生长，以及重新摄取神经递质）和小胶质细胞（在免疫监测中起作用。有些细胞总是存在，而另一些细胞则是在受伤或炎症后从血管进入的）。

表1.2 主要脊髓运动和感觉传导束*

传导束	功能	脊髓定位	脊髓内分布	损伤影响
薄束(fasciculus, gracilis, FG)和楔束(fasciculus cuneatus, FC)(背侧柱)	传递精细触觉、振动觉、两点分辨觉和本体感觉(位置感);FG传递下半身的感觉,FC传递上半身感觉(T6水平以上)	沿脊髓背侧柱上行,不形成突触而终止于同侧延髓内的薄束核和楔束核;FG位于FC的内侧	骶髓(sacral,S)纤维位于最内侧,向外依次为腰髓(lumbar,L)和胸髓(thoracic,T)、颈髓(cervical,C);纤维位于最外侧	同侧精细触觉、振动觉、两点分辨觉和本体感觉丧失
脊髓丘脑束(前外侧系统)	传递痛觉、温度觉和触觉	初级纤维在背侧角周围上行1~2个节段后,在背侧角内形成突触(Lissauer束),次级纤维在脊髓前连合处交叉,然后在对侧脊髓丘脑束中上行	颈髓纤维位于最内侧,骶髓纤维位于最外侧	对侧痛觉、温度觉和触觉丧失
皮质脊髓束	控制随意运动功能	90%的纤维在延髓交叉,并在外侧柱中作为皮质脊髓侧束下行。其余未交叉的纤维在前柱中,下行至脊髓各个层面,止于脊髓灰质的背侧角和腹侧角	颈髓纤维位于最内侧,骶髓纤维位于最外侧	"上运动神经元"瘫痪、随意运动控制丧失,出现巴宾斯基征,反射亢进和痉挛

* 其他脊髓传导束在人类中的定义不太明确,请参阅正文。

脊髓反射

除了作为运动和感觉信息的通路外，脊髓中的神经连接还介导多种反射。脊髓反射包括在传入刺激下传出运动神经元的放电。

与脊髓相关的自主神经系统

自主神经系统（autonomic nervous system，ANS）维持内稳态或体内平衡，调节各种非随意功能。自主神经系统分为交感神经和副交感神经。从大脑走行至脊髓并止于脊髓内的自主神经交感神经节前神经元和副交感神经节前神经元下行通路分别位于 T1—L2 和 S2—S4。

交感神经节前神经元位于脊髓 T1—L2 节段的中间外侧角。这些交感神经节前神经元的轴突通过腹侧根和白色交通支投射至椎旁交感神经节。这些轴突在椎旁神经节（交感链神经节）中形成突触，或者穿过交感神经节但不与其形成突触，而是与椎前神经节（腹腔神经节、肠系膜上神经节或肠系膜下神经节）之一形成突触。神经节后纤维与周围神经一起走行，支配靶器官（表 33.1）。

自主神经系统中副交感神经部分的节前神经元位于脑干和脊髓骶部（S2—S4）。大部分身体接受副交感神经控制，包括通过迷走神经（第 X 对脑神经）绕过脊髓支配心血管系统和胃肠道近端。在脊髓中，副交感神经节前神经元位于沿灰质前角基底侧表面的骶髓节段 S2—S4。这些神经支配膀胱、生殖器官和肠道远端。这些细胞的轴突通过腹侧根发出，穿过盆腔神经到达神经节后神经元。神经节后神经元位于被支配器官的附近。

脊髓的血液供应

脊髓前动脉为单根，起源于椎动脉，位于脊髓前中央裂。尽管其向下延伸至整个脊髓，但需要通过根动脉的节段连接来加强血液供应。这些连接在中胸部区域变化很大，相对稀疏。而该部位的脊髓前动脉往往不那么强有力，这使得该区域更容易缺血。Adamkiewicz 动脉是供应下脊髓的主要节段动脉，最常出现在左侧的 T10 与 T12 之间，但也可能出现在 T5 与 L2 之间。

脊柱后动脉是成对的，起源于椎动脉，接受来自后根动脉的供血，在脊髓后表面形成血管丛，为脊髓后 1/3 提供血液供应。

通过 6 条纵行静脉进行静脉引流，最终使静脉血流入硬膜外静脉丛。

关于脊髓血液供应及其临床意义的进一步讨论见第十六章。

临床思路

脊髓的解剖和组织构造具有重要的临床意义。表 1.3 总结了脊髓、脊神经和血液供应的解剖和组织构造的一些重要临床相关性。

表 1.3　脊髓应用解剖与重要临床相关性

解剖情况	临床意义
脊髓的大体解剖	
脊髓短于脊椎，止于 L1 与 L2 之间，仅占椎管长度的上 2/3	脊髓节段水平与脊椎节段水平之间存在差异，尤其是更靠近尾端的脊髓节段（表 1.1）。例如，L1 椎体水平的损伤或肿物会累及骶髓 S2—S5 脊髓节段，而不是 L1 脊髓节段
10 个脊髓节段（L1—S5）与 3 个脊椎（T11—L1）相对应	T12—L1 脊椎骨折或脱位所造成的神经损伤程度可能有很大差异，很难预测
成人的脊髓通常止于 L1 与 L2 之间结束，婴儿的脊髓止于 L3 下端	成人的腰椎穿刺可在 L3—L4 之间进行，儿童的腰椎穿刺应在 L4—L5 之间进行

续表

解剖情况	临床意义
脊神经或根	
C1—C7 脊神经在相同编号的脊椎上方发出，其余脊神经在相同编号的脊椎下方发出	C4—C5 之间的椎间盘突出侵犯 C5 脊神经，而 L4—L5 之间的椎间盘突出侵犯 L4 脊神经
C1 脊神经没有背根	脊髓 C1 水平无感觉检测或对应的皮节
脊神经有结缔组织覆盖形成神经外膜，但蛛网膜下腔内的神经根缺乏硬脊膜的覆盖和保护	蛛网膜下腔内的神经根（如马尾）比脊神经更脆弱，也更容易受到损伤
脊髓传导束	
构成脊髓丘脑束的次级感觉神经纤维起自后角，在其交叉至对侧脊髓丘脑束前会先上升 1 至 2 个节段	单侧脊髓损伤时，对侧的感觉平面往往比损伤部位低 1 ~ 2 个节段。对于双侧病变，感觉丧失通常在损伤水平
次级感觉纤维束在加入对侧脊髓丘脑束前，在中央管前方进行交叉	脊髓空洞症等病变进程可导致沿几个脊髓节段的中央管扩张。由于累及这些交叉的纤维，脊髓空洞症可表现为选择性痛觉和温度觉丧失（分离性感觉丧失）
脊髓丘脑束有从另一侧交叉而来的纤维，但是在背柱中上行的纤维在到达脑干之前不会进行交叉，而皮质脊髓束的下行纤维大部分也不会在脊髓中进行交叉	半切损伤或病变累及脊髓的一半，可引起对侧疼痛和温度感觉丧失，但同侧肌肉无力和位置觉丧失（布朗 - 塞卡综合征）
主要的上行和下行传导束呈层状分布。在脊髓丘脑束和皮质脊髓束中，颈髓、胸髓、腰髓和骶髓的位置从内向外依次分布	主要累及脊髓中部的病变或损伤往往表现为上肢无力较下肢严重，骶部感觉保留（中央索综合征）
皮质脊髓侧束靠近脊髓丘脑束	也许可以部分解释为什么针刺觉保留是功能性运动恢复极好的预测指标

解剖情况	临床意义
自主神经通路（见第三十三章）	
对包括心血管系统在内的所有内脏器官的交感神经支配都是通过位于 T1—L2 脊髓节段的交感神经节前神经元支配的，而心血管系统的副交感神经支配绕过脊髓，因为其是通过迷走神经位于脑干内的神经元支配的	在颈髓或高位胸髓损伤时，脊髓以上的结构对交感神经系统调控丧失的程度与对副交感神经系统调控丧失的程度不成比例，导致心血管疾病，如静息低血压、直立性低血压和对运动的心血管反应受限
脊髓的血液供应（见第十六章）	
单根脊髓前动脉和节段性动脉呈非连续性强化，供应脊髓前 2/3；而贯穿脊髓全长的两根脊髓后动脉呈较强的节段性强化，供应脊髓后 1/3	脊髓梗死常引起前索综合征，伴有瘫痪、针刺觉和温度觉受损，而保留后柱的触觉、位置觉和振动觉
在中胸段有一个相对无血管的分水岭区域，其头侧部位的脊髓前动脉更为强有力，尾侧由相对较大的 Adamkiewicz 根动脉补充血液供应	中胸段（T4—T8）水平是脊髓梗死最常见的部位

难点与展望

脊髓神经可塑性的新兴概念对脊髓损伤的治疗效果和潜在的治疗干预具有重要意义，是一个不断发展的研究领域。更新的技术使我们能够更好地理解脊髓及其传导束的结构、功能和组织构造。

推荐阅读

Purves D, Augustine GJ, Fitzpatrick D, Hall WC, LaMantia AS, White LE, eds. *Neuroscience.* 5th ed. Sunderland, MA: Sinauer Associates; 2012.

Seigel A, Sapru HN. *Essential Neuroscience*. 2nd ed. Baltimore, MD: Lippincott William and
　　Wilkins; 2011:381-406.
Waxman SG. Chapter 5. The spinal cord. In: Waxman SG, ed. *Clinical Neuroanatomy*. 26th ed.
　　New York, NY: McGraw-Hill; 2010.

第二章　脊髓损伤的病理生理学

基本原则

目前对脊髓损伤（spinal cord injury，SCI）的病理生理过程的认识大多来自动物模型，很少来自人类研究。

脊髓损伤既包括发生在撞击时的原发性损伤，也包括随后发生的病理生理过程造成的继发性损伤。

原发性损伤

原发性损伤是指在发生撞击时对脊髓原始组织的破坏和损伤，是与屈曲、伸展、轴向负荷、旋转和（或）分离有关的力对脊柱和脊髓造成的主要机械损伤。脊髓的物理损伤导致神经组织的撕裂、挫伤、压缩、剪切和牵拉，可能造成创伤性的轴突切断。原发性损伤很少横断脊髓，通常在外侧留下完整的软膜下脊髓组织。

原发性损伤和继发性损伤的程度可能与撞击时传递给脊髓的能量有关。力的方向对脊髓损伤的性质也有显著影响（表 2.1）。

继发性损伤

除了直接损伤外，脊髓损伤还会对原始创伤后存活的细胞造成延迟损伤和死亡。在精确校准的重锤坠落法造成的钝性损伤动物模型中对脊髓损伤后继发性损伤的研究，在较大程度上增加了人们对组织病理学变化和相关的生化和分子过程的认识。除了重锤坠落法外，其他脊髓损伤动物模型还包括叠加挫伤模型、钳夹或球囊压缩模型和手术横断模型。

表 2.1　与原发性损伤相关的机械力

主要机械力	损伤机制	相关脊柱损伤 [a]
屈曲	■ 潜入浅水 ■ 从摩托车上摔出	■ 双侧关节脱位 ■ 单纯楔形骨折 ■ 向前半脱位
伸展	■ 老年人平地跌倒 ■ 在车祸中面部撞到挡风玻璃	■ 过伸骨折脱位 ■ 层状断裂 ■ 外伤性脊椎滑脱（汉格曼骨折）
屈曲 - 旋转	■ 翻车事故	■ 单侧关节突脱位
垂直压缩	■ 从高处坠落，头或脚着地	■ 爆裂骨折 ■ 杰斐逊型寰椎骨折
侧屈	■ 坠落 ■ 车祸	■ 钩突断裂
分离	■ 发生车祸时安全带系得太高	■ 椎体横行骨折（Chance 骨折）

[a] 未全部列出，仅列举典型示例

　　脊髓损伤的生物学反应在时间上可分为几个连续的阶段：①急性期，发生在受伤后的最初几分钟到几小时；②继发性损伤或亚急性期，发生在受伤后的数天至数周；③慢性期，发生在受伤后的几个月到几年。慢性期可进一步分为长达 6 个月的中期阶段和该阶段之后的晚期或慢性阶段。每个阶段内容不同，但有重叠的过程和特征（表 2.2）。

脊髓损伤后继发性损伤的发生与多种过程有关，包括血管灌注异常、水肿、自由基生成、脂质过氧化、局部离子浓度改变和钙离子内流引起的兴奋毒性、炎症和细胞死亡（表 2.3）。在本章末尾的推荐阅读中，有几篇已发表的关于相关病理生理学机制的综述，包括 Kwon 等（2004）和 Rowland 等（2008）的综述，可提供更多的详细信息。

图 2.1 和图 2.2 描述了与脊髓继发性损伤相关的病理生理学级联事件中的关键步骤。脊髓损伤病理生理学不同步骤之间的一些过程和反馈环路在表中没有体现，但重要的是要理解缺血、兴奋毒性、炎症、自由基产生和脂质过氧化是相互关联的过程。它们之间的几个反馈环路加速了脊髓损伤的进程。

表 2.2　闭合性损伤后脊髓组织病理学改变的典型时间顺序（动物模型）

急性期

- 损伤后 15 min 内显微镜下可见中央灰质点状出血，出现小的白质出血。出血在 1 h 内即肉眼可见
- 2 ～ 4 h 内脊髓水肿明显，轴突肿胀
- 出血和水肿区域以离心方式扩散。损伤节段的水肿扩散模糊了白质与灰质之间的界线，并且向邻近的头侧和尾侧脊髓节段呈梭形扩散
- 坏死改变（包括神经元和胶质细胞）在前角早于后角出现
- 多形核中性粒细胞（polymorphonuclear neutrophils，PMN）的侵袭发生在第 1 h，随后是单核细胞和巨噬细胞

亚急性期和中间期

- 水肿部分消退
- 巨噬细胞清除坏死碎片，可见含铁血黄素的巨噬细胞
- 血管病变伴内膜增生
- 当坏死组织被清除时，在脊髓中央形成囊腔，可呈离心性扩张
- 在损伤节段的上方和下方出现神经纤维束脱髓鞘和轴索断裂

慢性期

- 原发损伤区结缔组织瘢痕形成
- 相邻的上行和下行传导束发生沃勒变性
- 从宏观上看，脊髓可能会萎缩和硬化
- 瘢痕组织或脑脊液囊腔替代丢失的脊髓组织

脊髓损伤后的自发恢复机制

损伤后，脊髓可通过多种生物学机制在不同程度上出现自发恢复，但目前对相关机制的认识还很不成熟。可能的机制包括髓鞘再生、传导的恢复、现有突触的增强、完整神经元的再生和出芽形成新的环路、生长因子和导向分子的释放以及功能向替代回路的偏移。

表 2.3　脊髓损伤后继发性损伤病理生理过程中的关键环节

缺血和微血管灌注改变

- 出血
- 血管痉挛，血管收缩
- 水肿
- 血管内血栓形成
- 微血管血流动力学失去自我调节
- 神经源性休克，或低血压对血管灌注的全身影响

自由基生成和脂质过氧化

- 自由基是通过几个不同的过程产生的，例如，钙离子激活一氧化氮合酶（nitric oxide synthetase，NOS），乳酸堆积，以及花生四烯酸级联反应的激活、缺血和再灌注损伤
- 自由基的非成对电子使其具有高度的反应性。自由基与细胞膜中的脂质发生反应，引起脂质过氧化，导致轴突破坏和细胞死亡
- 脂质过氧化产生更多的自由基，因此可以逐渐扩散

兴奋毒性和钙超载

■ 兴奋毒性是由因去极化和缺血而反应性产生的谷氨酸大量释放引起的

■ 过量的谷氨酸刺激 N- 甲基 -D- 天冬氨酸（N-methyl-D-aspartate，NMDA）和非 NMDA 受体，使大量钙（和钠）进入细胞

■ 由于这种二元调节而产生的钙积累具有几种有害作用，并且是细胞死亡的关键特征（图 2.2）。这些影响包括：

– 线粒体功能障碍→有氧代谢转变为无氧代谢→乳酸堆积

– 线粒体一氧化氮合酶活化→自由基生成（高氧亚硝酸盐）→脂质过氧化

– 磷脂酶 A2 和花生四烯酸（arachidonic acid，AA）级联活化

■ 花生四烯酸被环氧合酶转化为前列腺素→引起血管收缩→缺血

■ 激活的脂氧合酶途径→白三烯的积累→多形核中性粒细胞和巨噬细胞的流动

– 钙依赖性蛋白酶活化→细胞骨架蛋白降解→凋亡性细胞死亡

炎症和免疫反应

■ 中枢神经系统反应的某些方面具有神经保护作用，其他方面则具有神经毒性

■ 有人认为，与周围神经系统相比，中枢神经系统中较不明显的巨噬细胞反应可能导致较差的再生能力

■ 炎症细胞产生细胞因子，如肿瘤坏死因子（tumor necrosis factor-α，TNF-α）和白细胞介素，可导致额外的组织损伤

细胞死亡

■ 坏死和凋亡性细胞死亡都可能发生。神经元的死亡主要是通过坏死发生的，而少突胶质细胞通常经历凋亡性细胞死亡

■ 坏死性细胞死亡包括细胞肿胀和膜溶解，为细胞稳态遭受严重打击的反应

■ 细胞凋亡是一种程序性细胞死亡的形式，常见于少突胶质细胞，其中外源性或内源性应激源启动一系列细胞内途径，导致细胞有序地解体。在脊髓损伤后，损伤区域周围保留的细胞可能会经历严重的生化损伤，导致钙蛋白酶的激活和凋亡性自我破坏

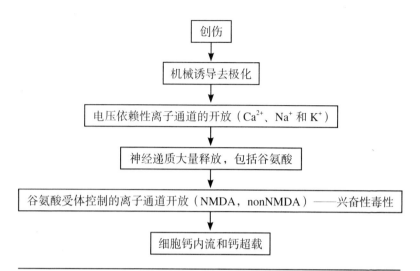

图 2.1 脊髓损伤相关继发性损伤的病理生理学——第一部分：导致细胞内钙超载的初始事件序列

轴突再生障碍

虽然中枢神经系统不能再生的说法不再被认为是正确的，但人们认识到，中枢神经系统的神经元具有较低的固有再生能力，受损的中枢神经系统属于相对不利于再生的环境。

目前已经明确了若干抑制脊髓损伤后轴突再生的因素，包括髓鞘中的抑制因子，如髓磷脂相关糖蛋白（myelin-associated glycoprotein，MAG）和 Nogo-A。这些抑制途径的下游效应需要鸟苷三磷酸酶（guanosine triphosphatase，GTPase）Rho 的参与。

另一个抑制再生的因素是神经胶质瘢痕。它在脊髓损伤慢性期的恢复过程中形成，会造成物理和化学屏障。神经胶质瘢痕中有些蛋白聚糖对轴突再生有抑制作用，但也有些蛋白聚糖对轴突再生有促进作用。

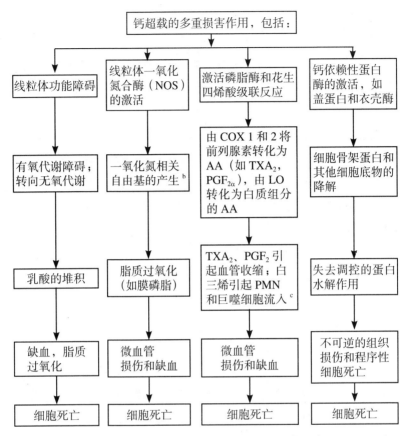

缩略语：COX，环氧合酶（cyclooxygenase）；LO，脂氧合酶（lipoxygenase）；TXA$_2$，血栓烷 A$_2$（thromboxane A$_2$）；PGF$_{2\alpha}$，前列腺素 F$_{2\alpha}$（prostaglandin F$_{2\alpha}$）；PMN，多形核中性粒细胞（polymorphonuclear neutrophils）；AA，花生四烯酸（arachidonic acid）

图 2.2　脊髓损伤相关继发性损伤的病理生理学——第二部分：细胞内钙超载在细胞死亡中的作用 [a]

[a] 仅列举部分事件。为了便于说明，图中省略了这些过程之间额外的相互关系和正反馈循环。

[b] 自由基还可能通过其他途径产生，并能促进脂质过氧化。

[c] 炎症反应是一把双刃剑。在某些方面可能具有神经保护作用，但分泌的裂解酶和细胞因子也可能进一步损伤局部组织。

临床思路

了解脊髓损伤后发生的病理生理过程对于探索有效的治疗方法以减少或逆转损伤至关重要。这些将在第三章进一步讨论。

除了损伤部位导致继发性损伤的局部病理生理过程外，全身因素也起一定的作用。在脊髓损伤后的早期急性治疗中，及时复苏、尽量避免长时间缺氧、预防和治疗神经源性休克和低血压等策略不仅可以挽救生命，还可以限制脊髓的继发性损伤。已有研究表明，脊髓损伤后平均动脉压（mean arterial pressure，MAP）应维持在 90 mmHg 以上为佳，但仍需要进一步研究才能得出确切结论。防止脊髓受到额外损害的措施，如避免脊柱不稳以及在必要时及时减压，也是至关重要的。

难点与展望

关于脊髓损伤的生化反应和途径已经有了较多认识，在过去的二十年中尤为明显，但仍有很多知识需要了解。对于调控与脊髓功能控制有关的神经胶质和神经元复杂神经回路形成和维持的分子机制正在不断深入探索。也需要进一步了解促进和抑制轴突再生的分子机制。

推荐阅读

Borgens RB, Liu-Snyder P. Understanding secondary injury. *Q Rev Biol*. 2012;87(2): 89-127.

Institute of Medicine. *Spinal Cord Injury: Progress, Promise, and Priorities*. Washington, DC: National Academies Press; 2005.

Kwon BK, Tetzlaff W, Grauer JN, Beiner J, Vaccaro AR. Pathophysiology and pharmacologic treatment of acute spinal cord injury. *Spine J*. July-August 2004;4(4):451-464.

Rowland JW, Hawryluk GW, Kwon B, Fehlings MG. Current status of acute spinal cord injury pathophysiology and emerging therapies: promise on the horizon. *Neurosurg Focus*. 2008;25(5):E2.

第三章　脊髓损伤的神经保护、再生和修复研究

基本原则

脊髓保护与修复的基础研究具有广阔的前景。在过去的几十年里，神经科学的知识以及对脊髓损伤相关病理生理机制的理解有了迅速的扩展，同时也出现了利用这些知识保护和恢复脊髓损伤后功能的多种研究途径。

新的发现为未来的治疗提供了机会和希望。与此同时，将动物研究转化为临床干预策略方面的困难和失败降低了人们对"治愈"脊髓损伤的热情。目前还无法证明各种实验干预措施的确切疗效，因此尚未在临床上得到广泛应用。

什么是"治愈"

鉴于脊髓损伤涉及多个身体系统，因此，建议采用一种较实际的方式来定义"治愈"，包括广义的功能定义，而不是采用"全或无"的方法，或者只关注步行功能的恢复。

同样重要的是要认识到，即使是解剖学上的微小改善也可能带来较大的功能获益。1～2个神经节段的恢复对脊髓损伤患者具有重要的功能意义。动物实验表明，即使仅有 10% 的轴突白质保留，也足以恢复运动功能。为了在这一领域研究得出更有力的研究结果，以脊髓损伤患者的功能恢复为重点是至关重要的。

脊髓损伤后功能保护与恢复的研究策略

有多种促进脊髓损伤恢复的潜在方法和干预措施（表3.1），包括预防继发性损伤（神经保护），促进轴突再生修复，轴突传输的恢复，替代受损脊髓组织，脊髓再训练，或者绕过受伤部分的旁路策略。预防继发性损伤的神经保护策略主要适用于损伤后的急性期，而一些再生和修复策略的时间特异度较低。

表3.2总结了各种神经保护研究策略，通过对抗所涉及的急性病理过程来预防继发性损伤。第二章详细讨论了作为实验干预目标的相关病理生理过程。参照图2.1和2.2，结合表3.2，可能有助于确定继发性损伤级联反应中各种神经保护剂的作用靶点。

表3.3总结了脊髓损伤后轴突的修复和再生策略，以及目前正在探索的潜在的细胞替代疗法。

脊髓再训练策略是脊髓损伤后恢复功能和活动能力的重要方面。另一个重要的途径是正在进行研究和开发的用于辅助或替代已失去功能的技术和方法。这些方面将在本书第四部分的章节中进一步详细讨论。

临床思路

尽管研究途径和新的机遇呈指数级增长，但对于脊髓损伤后神经功能的改善，缺乏得到一致认可或FDA批准的治疗方法。

受伤后8 h内静脉给予的甲泼尼龙，是唯一在20世纪90年代的阳性结果研究发表后的一段时间内广泛应用于临床的药物。该研究认为患者结局得到了改善（见第八章）。然而，这项研究一直备受争议，对这一药物的应用也缺乏共识。事实上，一些专业组织越来越多地反对使用它，理由是缺乏一致或令人信服的临床证据，并存在提示有害副作用的证据。2013年更新的美国神经外科医师学会与神经外科医师大会（American Association of Neurological

Surgeons/Congress of Neurological Surgeons，AANS/CNS）急性颈椎病和脊髓损伤管理指南明确推荐不使用甲基强的松治疗脊髓损伤。

表 3.1　促进脊髓损伤后恢复的实验方法

- 继发性损伤的神经保护（表 3.2）
- 促进轴突再生和修复，恢复轴突传递（表 3.3）
- 替代损坏的脊髓组织（表 3.3）
- 脊髓再灌注（增强剩余神经回路的随意性功能）
- 替代或绕过损伤的神经环路（神经假体，损伤部位远端硬膜外刺激，脑 - 机接口），辅助或替代功能

表 3.2　针对脊髓损伤后急性病理生理过程的神经保护研究策略

病理生理过程[*]	实验策略或药物
兴奋毒性和钙超载：	
■ 大量谷氨酸释放和受体刺激［如 N- 甲基 -D- 天冬氨酸（NMDA）］ ■ 大量钙（和钠）进入细胞	■ NMDA 受体阻滞剂（如加环利定和镁盐）和谷氨酸拮抗剂 ■ 用钙通道阻滞剂防止钙超载；用钠通道阻滞剂（如利鲁唑）降低钠的浓度
自由基的形成	
■ 例如，与钙离子相关的线粒体一氧化氮合酶（NOS）激活	■ 抗氧化剂 ■ NN-NOS 抑制剂，如米诺环素
脂质过氧化作用	
■ 导致轴突破坏和细胞死亡	■ 类固醇 ■ 促红细胞生成素
磷脂酶 A2 和花生四烯酸级联的活化	
■ 环氧合酶途径形成导致血管收缩的前列腺素 ■ 通过脂氧合酶途径产生白三烯，增加多形核中性粒细胞的浸润	■ 磷脂酶抑制剂（如类固醇） ■ 环氧合酶及脂氧合酶途径介质的调控

炎症和免疫反应	
■ 小胶质细胞活化和（或）炎性细胞因子可增加细胞损伤 ■ 次优巨噬细胞反应可能降低再生能力	■ 控制炎症，减少小胶质细胞活化和（或）阻断细胞因子作用的药物，如米诺环素（二甲胺四环素） ■ 自体巨噬细胞移植
缺血	
■ 与微血管灌注异常有关 ■ 代谢过度活跃的细胞可能特别容易受到损害	■ 抗血管痉挛药 ■ 类固醇 ■ 局部低温
钙依赖蛋白酶的激活	
■ 活化的钙蛋白酶将细胞底物降解 ■ 导致组织损伤、程序性组织损伤以及程序性细胞死亡	■ 钙蛋白酶抑制剂 ■ 卡普兰抑制剂 ■ 阻止细胞色素 C 释放，米诺环素
组织损伤和细胞死亡	■ 防止细胞凋亡（如米诺环素）和（或）促进神经修复（如神经节苷脂注射）
涉及多个相互关联的过程	■ 联合多种治疗方法

* 级联损伤的病理生理过程见图 2.1 和 2.2。

表 3.3　脊髓损伤后的再生修复策略

病理生理过程	潜在干预或药物
胶质瘢痕	
■ 可能对轴突再生造成物理和化学障碍	■ 用能降解胶质蛋白聚糖的酶，如软骨素酶 ABC，以减少胶质瘢痕
髓鞘相关抑制因子	
■ 这些因子（如 nogo、髓鞘相关糖蛋白或 MAG）通过 GTPase Rho 途径抑制轴突生长	■ 受体阻滞剂或针对抑制因子的抗体，如抗 nogo 抗体或抗 MAG 抗体 ■ Rho 拮抗剂（如赛生灵）阻断其下游抑制性通路

续表

病理生理过程	潜在干预或药物
中枢神经系统固有再生能力差	
■ 轴突生长受限且不完全	■ 通过基因治疗上调再生相关基因（例如，将编码生长因子的基因引入靶细胞）
不利于轴突生长的环境	
■ 与其他组织相比，中枢神经系统的外在环境对再生的作用要小得多	■ 通过移植产生这些因子的细胞直接或间接提供神经营养因子
	■ 环磷酸腺苷（adenosine monophosphate，AMP）类似物改善细胞内信号传导，增强营养因子的作用
	■ 促进神经生长和出芽，如使用振荡电场刺激
轴突随意生长	
■ 再生轴突常常无法到达目标靶点	■ 导向分子将轴突引导至特定方向（netrin、蝶素）
	■ 基质和支架作为物理管道
轴突连接间隙	
■ 物理缝隙干扰轴突连接	■ 使用各类技术来连接轴突间隙，如周围神经桥、生物材料和支架
脱髓鞘轴突传导不良	
■ 髓鞘的缺失使通过离子交换进行的脉冲传导效率大大降低	■ 改善脱髓鞘轴突传导的药物，如钾通道阻滞剂，以减少钾漏出
	■ 增强或抑制钠通道的特殊亚型
	■ 移植施万细胞以促进髓鞘再生
脊髓组织丧失	■ 细胞移植策略，如施万细胞、嗅鞘细胞（olfactory ensheathing cell，OEC）、骨髓干细胞、基因修饰的成纤维细胞、人类胚胎干细胞和成体干细胞
多种病理过程损害修复和再生	■ 联合治疗

只有一小部分动物研究结果已进展到临床试验阶段，且迄今为止没有任何一项显示出令人信服的疗效。转化医学面临的挑战与动物模型和人类受试者之间的差异，缺少用于解释结果的有临床意义的客观测量指标，以及研究设计和实施方面的问题有关。

纠正全身性低血压、全身性缺氧和脊柱不稳的措施对于预防脊髓的继发性损伤非常重要。

应强调康复策略是促进临床功能恢复的重要组成部分，并应与其他正在进行的脊髓损伤治疗研究相结合。对于预防脊髓损伤的各种急性和慢性并发症，如疼痛、痉挛、膀胱功能和压疮等的深入研究也应优先进行。

由于缺乏经过验证的有效策略，人们担心患者可能愿意尝试未经验证的脊髓损伤实验性治疗措施，而这些治疗尚未经过充分的安全性和疗效测试。绝望的患者也可能容易成为通过提供不可靠的治疗措施来谋利的个人或组织的受害者。在开展研究的整个过程中必须充分考虑患者的安全。如果患者正在考虑接受实验性治疗，临床医生应为患者提供建议或指导患者获取合适的治疗资源。重要的是要确保患者充分了解所涉及的风险和潜在获益的程度，并引导他们远离未经验证、不受监管的干预措施。这些干预措施不符合设计良好的临床试验的标准。

难点与展望

需要继续重视对脊髓损伤所涉及的生化和分子机制以及潜在干预靶点的进一步探索。部分潜在治疗途径，如细胞替代疗法，仍处于起步阶段。

目前可用的结局指标灵敏度有限。为了评估未来研究的疗效性，需要更精确而有临床意义的结局评价指标。需要建立准确预测功能恢复的客观评价标准。

鉴于脊髓损伤涉及的病理生理过程是多方面的、相互关联的，治疗策略可能需要针对多个靶点，因此联合治疗尤其具有吸引力。通过实验研究来明确能够安全地联合应用并能够协同起效以提供最大疗效的特定治疗方法是未来的一个重点关注领域。

推荐阅读

Cadotte DW, Fehlings MG. Spinal cord injury: a systematic review of current treatment options. *Clin Orthop Relat Res.* 2011;469(3):732-741.

Curt A. The translational dialogue in spinal cord injury research. *Spinal Cord.* 2012;50(5):352-357.

Institute of Medicine. *Spinal Cord Injury: Progress, Promise, and Priorities.* Washington, DC National Academies Press; 2005.

Kwon BK, Okon E, Hillyer J, et al. A systematic review of non-invasive pharmacologic neuroprotective treatments for acute spinal cord injury. *J Neurotrauma.* 2011;28(8):1545-1588.

Kwon BK, Okon EB, Plunet W, et al. A systematic review of directly applied biologic therapies for acute spinal cord injury. *J Neurotrauma.* 2011;28(8):1589-1610.

Lammertse D, Tuszynski MH, Steeves JD, et al.; International Campaign for Cures of Spinal Cord Injury Paralysis. Guidelines for the conduct of clinical trials for spinal cord injury as developed by the ICCP panel: clinical trial design. *Spinal Cord.* 2007;45(3):232-242.

Lammertse DP. Clinical trials in spinal cord injury: lessons learned on the path to translation. The 2011 International Spinal Cord Society Sir Ludwig Guttmann Lecture. *Spinal Cord.* 2013;51(1):2-9.

Rowland JW, Hawryluk GW, Kwon B, Fehlings MG. Current status of acute spinal cord injury pathophysiology and emerging therapies: promise on the horizon. *Neurosurg Focus.* 2008;25(5):E2.

Tetzlaff W, Okon EB, Karimi-Abdolrezaee S, et al. A systematic review of cellular transplantation therapies for spinal cord injury. *J Neurotrauma.* 2011;28(8):1611-1682.

Tohda C, Kuboyama T. Current and future therapeutic strategies for functional repair of spinal cord injury. *Pharmacol Ther.* 2011;132(1):57-71.

第二篇
创伤性脊髓损伤

第四章　脊髓损伤的流行病学

基本原则

关于美国创伤性脊髓损伤流行病学所发表的许多数据均是基于几个数据库，特别是来自国家脊髓损伤数据中心（National Spinal Cord Injury Statistical Center，NSCISC）的数据库。据估计从 NSCISC 数据库可以获取美国大约 13% 的新发脊髓损伤病例（表4.1）。从该数据库发表的报告是本章多数信息的来源（除了估计的发病率、患病率和全球数据）。

国际登记系统和数据库提供了一些全球脊髓损伤流行病学的数据，但仅在少数几个国家系统进行收集。在现有的全球采集的数据元素中缺乏标准化，并且存在很大差异，因此，国家间的数据比较只能在有限的广义方式下进行（表4.2）。

表 4.1　美国创伤性脊髓损伤的关键流行病学数据 [a,b]	
损伤时的年龄	■ 最常见的年龄组为 16 ～ 30 岁
	■ 自 2010 年以来损伤时的平均年龄为 42 岁
性别	■ 80% 为男性
损伤原因	■ 机动车占 37%
	■ 跌倒或跌落占 29%
	■ 暴力占 14%
	■ 体育运动占 9%
	■ 其他或原因不详占 11%

续表

出院时的神经学分类	■ 不完全性四肢瘫占 41%
	■ 不完全性截瘫占 19%
	■ 完全性截瘫占 18%
	■ 完全性四肢瘫占 12%
	■ 不详占 10%
	■ 完全恢复 < 1%

[a] 从国家脊髓损伤数据中心（NSCISC）的数据可以获取美国大约 13% 的新发脊髓损伤病例。

[b] 四舍五入至最接近整数的数字，由于舍入，可能相加后不是 100%。

表 4.2　脊髓损伤原因的全球差异

■ 从树上和房顶跌落是南非部分地区报告的创伤性脊髓损伤的主要原因

■ 在东南亚地区交通运输相关的脊髓损伤更多地涉及两轮和非标准化的交通工具，而在美国和其他发达国家，最常见的原因为四轮机动车事故

■ 撒哈拉以南非洲地区报告的暴力相关的脊髓损伤在全球最高。暴力相关的脊髓损伤发生率在北非、中东和拉丁美洲同样很高

■ 西欧地区和澳洲比北美暴力相关的脊髓损伤的比例低

■ 在美国和其他发达国家，非创伤性脊髓损伤最常见于脊柱退行性疾病，其次为脊柱肿瘤

■ 在许多发展中国家，包括结核和 HIV 在内的感染性疾病是非创伤性脊髓损伤的主要原因

发病率

　　据估计美国创伤性脊髓损伤的发病率为 40 例 / 百万人口，但是这一估计是基于原有的发病率研究，尚不清楚这一数字是否仍是准确的。

　　仅在少数国家可获得可以解释的全球发病率数据。澳大利亚和西欧报告的发病率为（15 ~ 16 例）/ 百万人口，远低于北美的数字。

患病率

据估计美国创伤性脊髓损伤患者的数字大约为 273 000 人，范围在 238 000 ~ 332 000 人。一些研究已提出了明显更高的患病率，但该数据的有效性尚不确定。

尚不能提供足以产生全球脊髓损伤患者患病率的数据。全球不同地区报告的脊髓损伤患病率各异，为 236 例 / 百万人口至 1000 例 / 百万人口，但是缺少多个全球主要人口区域的患病率数据。

损伤时年龄

脊髓损伤仍主要累及年轻人，发病率最高的群体为 18 ~ 20 岁初的年轻人。但是在美国损伤时的平均年龄已经稳步上升，自 2010 年以来报告的平均年龄为 42.6 岁。对这一趋势可能的影响因素包括年龄特异性发病率的改变、一般人群年龄的改变、损伤时老年患者生存率的改变或转诊模式的改变。

性别

在美国大约 80% 的创伤性脊髓损伤患者为男性，但是女性脊髓损伤的比例可能有轻微增加。这一趋势可能与老年脊髓损伤患者性别差异更小有关。

种族

尽管白种人一直占美国脊髓损伤人群的大多数，但是 NSCISC 的数据似乎表明黑人和西班牙裔美国人在数据库损伤人群中所占的比例逐渐增加。可能的原因为美国一般人群的改变、为数据库提供数据的模式系统地点的改变、转诊模式的改变或种族特异性发病率的改变。

损伤原因

机动车交通事故是在美国造成脊髓损伤的主要原因，占数据库自 2010 年以来病例数的大约 36.5%。跌倒或跌落是第二位常见的原因，其次为暴力袭击（主要是因为枪伤）和体育运动（表 4.1）。

跌倒或跌落是造成老年人脊髓损伤的主要原因。这可能表明跌倒也是造成损伤所占比例增加的原因。暴力袭击也是造成脊髓损伤的原因，高峰期为 20 世纪 90 年代，但是之后开始下降。体育运动损伤略有下降，目前为 9.2%。跳水（特别是跳入浅水区域）、美式足球和蹦床是造成体育运动损伤的主要原因。尽管随着损伤预防计划的实施，近年来这些损伤似乎有所减少，但仍是重要的损伤原因。同时，冬季体育运动相关的损伤逐渐增加。

从全球来看，机动车交通事故是发达国家脊髓损伤最主要的原因。在许多发展中国家交通相关的损伤更多地与两轮运输工具或非标准运输工具的事故相关。从屋顶或树上跌落是南亚部分地区创伤性脊髓损伤的主要原因（表 4.2）。

神经损伤平面和损伤程度

自 2010 年以来，NSCISC 数据库中出院时最常见的神经损伤类别为不完全性四肢瘫，频率最低的为完全性四肢瘫（表 4.1）。

多年来，颈脊髓损伤所占的比例略有增加。出院时最常见的损伤平面为 C5（15.3%），随后为 C4（14.7%）、C6（10.6%）、T12（6.4%）、C7（5.2%）和 L1（5.0%）。

不完全性损伤的比例一直在增加。可能的原因包括更好的急性期治疗方式，但是年龄和损伤原因的变化趋势至少是部分原因。

胸髓损伤更可能为神经学完全性损伤。腰髓，特别是骶髓损伤往往为美国脊柱损伤学会（American Spinal Injury Association，ASIA）损伤分级（Impairment Scale，AIS）D 级。颈髓损伤最常为 AIS A 级或 AIS D 级。

损伤原因与损伤的神经学分类相关。例如，枪伤往往导致截瘫，而体育运动相关损伤在多数情况下导致四肢瘫。

预期寿命

预期寿命仍然明显低于正常人群，特别是对于四肢瘫患者和呼吸机依赖的患者。过去数十年来，脊髓损伤后的预期寿命已显著增加。但是，据报道预期寿命增加中的大部分是由于损伤后 1 年内的死亡率显著下降所致。在损伤 1 ~ 2 年后，年死亡率的下降进程似乎已显著减缓。这一情况在过去 20 年间没有明显的降低。

损伤后第 1 年的死亡率与以下因素有关：呼吸机依赖、损伤时高龄、损伤平面更高、完全性脊髓损伤、男性和暴力行为所致的损伤。

这些因素还影响损伤 1 年后的死亡率，但影响程度较小。与长期死亡率升高相关的其他因素还包括依赖程度更高，整体健康状况差，生活满意度降低，对残疾的适应能力差，重返社会情况差，以及收入处于贫困线以下。

死亡原因

呼吸系统疾病是脊髓损伤患者死亡的主要原因（其中 2/3 的病例为肺炎）。根据 2012 年 NSCISC 年度报告的数据，第二位的死亡原因为感染性和寄生虫引起的疾病。这些病例通常为败血症（88.9%），并且通常与压疮、泌尿系感染或呼吸系统感染相关。肿瘤排在第三位（肺癌最常见），随后为高血压和缺血性心脏病。

脊髓损伤患者的标准化死亡率比值（standardized mortality ratio，SMR）是指在脊髓损伤患者中观察到的死亡情况与普通人群预期死亡情况的比值。其中，败血症、肺栓塞和肺炎所致死亡的比值最高。

过去 40 年来，由泌尿生殖系统疾病所致的死亡已急剧下降，这与泌尿系统管理的改善有关。

自杀占死亡的 3.5%。据报告脊髓损伤患者的自杀率大约比普通人群高 5 倍，在损伤后最初 5 年内的风险最高。据报告完全性截瘫患者的自杀率更高，白种人比黑人的自杀率高。

非创伤性脊髓损伤

NSCISC 未收集非创伤性脊髓损伤的数据，并且已经采集的数据系统性和完整性均较差，因此只能做出大概的归纳。

非创伤性脊髓损伤具体原因的流行病学见第十二章。

尽管流行病学特征有赖于非创伤性脊髓损伤的根本原因，总体上该组患者为：高龄，女性所占比例更高，截瘫比四肢瘫所占比例更高（表 4.3）。

表 4.3　非创伤性脊髓损伤与创伤性脊髓损伤的特征对比（见第十二章）		
	创伤性	非创伤性
发病时年龄	较年轻（尽管在老年人中的发病率呈上升趋势）	根据潜在的病因而定，但总体上年龄较大
性别分布	80% 为男性，20% 为女性	女性所占比例更高
神经损伤平面	四肢瘫或截瘫	截瘫更常见
损伤严重程度	完全性或不完全性	不完全性损伤更常见
合并症	年轻患者的合并症较少	年龄相关的合并症发生率更高，可能影响治疗和结果
并发症	多种并发症，可能累及全身各个系统	与创伤性脊髓损伤的许多并发症相同，但据报告自主神经反射异常、直立性低血压、静脉血栓栓塞和肺炎的发生率较低

在美国和其他发达国家中，非创伤性脊髓损伤最常与脊柱退行性疾病相关，其次为脊柱肿瘤。相反，在许多发展中国家非创伤性脊髓损伤的主要原因为感染，包括结核和 HIV 感染（表 4.2）。

临床思路

在脊髓损伤累及年龄超过 60 岁患者所占比例逐渐增加的趋势下，很可能出现损伤期间存在的疾病以及合并症对治疗和功能结果产生不利影响的情况，并且可能使急性期医疗护理和康复治疗变得复杂。

考虑到肺炎和败血症会对降低脊髓损伤患者的预期寿命产生特别重大的影响，因而采取预防措施以及迅速发现和治疗肺炎和败血症是脊髓损伤患者医疗护理中重要的组成部分。尽管肺炎和败血症的最大风险处于脊髓损伤后的最初阶段，因此需要保持最大程度的警惕性，但是在脊髓损伤后的长期阶段，这些疾病的标准化死亡率比值仍处于较高水平，因此也需要注意预防和治疗这些并发症。

与普通人群相比，脊髓损伤患者肿瘤和缺血性心脏病的标准化死亡率比值比肺炎和败血症显著降低。但是，考虑到肿瘤和缺血性心脏病是紧随肺炎和败血症之后最常见的死亡原因（有趋势表明持续增加），需要确保脊髓损伤患者针对这些疾病获得了充分的预防、筛查、诊断和治疗。

在实施有意义的预防措施时，需要有关脊髓损伤发病率和病因的知识。

难点与展望

需要进行基于人群的发病率研究，以获得准确的估计值。需要采取标准化的数据采集和报告方式。这将使不同流行病学研究的数据库可以进行整合和比较。国际脊髓损伤核心数据集（International SCI Core Date Set）和其他国际脊髓损伤数据集的制定，是朝着这一正确方向行进的重要步骤。

需要对非创伤性脊髓损伤进行更多强有力的数据采集和研究，

也需要按照标准化的定义及数据采集和报告方式进行。

推荐阅读

Chen Y, Tang Y, Vogel LC, Devivo MJ. Causes of spinal cord injury. *Top Spinal Cord Inj Rehabil.* 2013;19(1):1-8.

Cripps RA, Lee BB, Wing P, Weerts E, Mackay J, Brown D. A global map for traumatic spinal cord injury epidemiology: towards a living data repository for injury prevention. *Spinal Cord.* 2011;49(4):493-501.

Devivo MJ. Epidemiology of traumatic spinal cord injury: trends and future implications. *Spinal Cord.* 2012;50(5):365-372.

National Spinal Cord Injury Statistical Center. Spinal cord injury: facts and figures at a glance, Feb 2013. *J Spinal Cord Med.* 2013;36(4):394-395.

第五章 脊髓损伤的一级预防

基本原则

脊髓损伤的预防措施可分类为：一级预防（即阻止疾病或损伤发生的措施）、二级预防（即在疾病或损伤引起重大疾病前对其进行诊断及治疗的措施）和三级预防（即通过恢复功能和减少疾病相关的并发症，降低已存在疾病或损伤不利影响的措施）。脊髓损伤二级预防和三级预防的各个方面在本书其他章节有所涉及。本章的重点是创伤性脊髓损伤的一级预防。

在医疗卫生中强调一级预防措施极其重要。一级预防方案通常是最为划算的预防类型，因为其可以降低灾难性高花费损伤的风险。存在的一个挑战是评估和验证预防措施的有效性和整体结果，但是这些往往没有得到很好的记录。

预防措施既可以是主动的（即针对个体的行为），也可以是被动的（即无意识地作用于被保护人某一部分的措施）。如果被动措施可行，通常是更持续有效的措施。但是，通常同时包括主动措施和被动措施共同起作用的策略是最为有效的。

如前面章节所述，创伤性脊髓损伤最常见的原因是机动车交通事故、跌落或跌倒相关的损伤、暴力（特别是枪支相关的）和体育运动及休闲活动损伤。下面将讨论针对每一类病因的预防措施，表5.1 至 5.4 中总结了对每一个病因的关键预防措施。

机动车交通事故 (表 5.1)

作为脊髓损伤的首要原因，针对机动车交通事故的预防措施最为重要。被动措施包括整合针对避免碰撞和碰撞防护的机动车安全技术，以及安全道路规划和设计。针对道路使用者的主动措施包括减少分心驾驶的措施（特别是在开车时发短信，这被认为是最危险的分心驾驶方式之一，因为这同时包含手动、视觉和认知三种分心形式）。全国高速公路交通安全管理委员会（National Highway Traffic Safety Administration，NHTSA）的研究表明，如果驾驶员在驾驶过程中发短信，发生交通事故的可能性会增加 23 倍。其他主动干预措施包括针对酒后驾驶和能力受损驾驶（DWI）、情绪激动驾驶和疲劳驾驶的约束规定，以及遵从道路安全守则和安全带的使用原则。需要特别关注青少年驾驶者，因为他们是特别高危的群体。

表 5.1 针对机动车交通事故所致脊髓损伤可能的预防措施	
更安全的道路使用者	■ 减少能力受损驾驶 – 关于酒后驾驶（或药驾）的教育或认识计划 – 特定驾驶者计划 – 能力受损驾驶法案的立法和严格执行（例如，控酒检查的增加，最低法律规定的饮酒年龄，零容忍法案，对证明有罪的能力受损驾驶者使用点火联动装置） ■ 减少分心驾驶 – 禁止并严格执行有关驾驶时编辑信息的法律 – 在驾驶过程中限制使用手机 – 关于驾驶时编辑信息和其他分心行为的教育或认识计划 ■ 特别关注高危群体，如青少年 – 青少年驾驶法案，分级驾照系统（使青少年在低风险条件下获得初始驾驶经验的同时，推迟获得完全的驾驶许可） – 特别关注青少年驾驶安全（例如，减少青少年接触酒精、消除青少年在开车时发短信和增加安全带使用的举措）

更安全的道路使用者	■ 避免疲劳驾驶 – 预防措施，例如，充足的睡眠、预定休息时间、避免使用镇静药物和酒精 – 对策（停车、小憩或喝含咖啡因的饮料）
更安全的机动车	■ 部署、执行和遵守道路安全法律［例如，"不扣安全带，罚单来相伴"（Click it or Ticket）运动］ ■ 避免撞车的安全技术 – 电子稳定控制系统 – 车道偏离预警系统 – 防抱死刹车系统 ■ 撞车防护的安全技术 – 升级头部支撑（减少撞车中的头颈部损伤） – 升级气囊（在撞车中保护头颈部和胸部） – 安全带，预紧式安全带，以约束乘车人员，去除两点式安全带或佩戴不当的安全带，以减少牵拉损伤 – 儿童安全座椅和座垫增高垫（建议使用至 8 岁或身高达到 4 英尺 9 英寸的垫子）相关的法律、教育和发布计划 ■ 实施和宣传机动车交通事故安全评级 ■ 适当的车辆维护（包括刹车和轮胎养护）
更安全的道路	■ 道路和公路网的规划和安全意识设计 – 将车道和路肩宽度达到最小化，设置适当的停车视线距离、道路危险标记、交通信号和限速 ■ 发现并解决交通事故多发路段 ■ 良好的道路照明设施

跌落或跌倒预防（表 5.2）

跌倒是老年人发生脊髓损伤特别重要的原因。预防措施包括进行环境和家庭改造，以通过最大限度地减少跌倒危险和提供安全措施降低跌倒风险，还包括针对个体使其可能减少跌倒的措施。幼儿有从窗户和楼梯跌落的风险，因此，需要给予其适当的预防措施。

表5.2　针对跌落或跌倒所致脊髓损伤可能的预防措施	
家庭或环境改造	■ 淋浴间和浴缸中的抓握装置
	■ 消除绊倒的危险（电线、小块地毯和不平整的地面）
	■ 浴室、浴缸或淋浴的防滑垫
	■ 楼梯扶手
	■ 适当的照明
	■ 儿童窗户保护装置、安全门
降低个体跌落或跌倒的风险	■ 回顾和调整对跌倒风险、头晕或平衡问题起作用的药物
	■ 改善肌力和平衡的运动疗法
	■ 及时诊断和矫正视力障碍
	■ 注意避免增加跌倒风险的情况，例如，使用坚固的台阶凳以达到更高的区域，而不是在椅子上攀爬
	■ 穿防滑鞋

暴力和枪伤相关的预防措施（表5.3）

　　尽管暴力相关的脊髓损伤已从20世纪90年代的顶峰有所下降，但其仍是重要的损伤原因之一。在美国，绝大多数暴力相关的脊髓损伤与枪伤有关。减少枪支相关损伤的措施应针对个人行为和枪支安全法规，并将安全措施整合至枪支生产设计中。

表5.3　针对枪伤和暴力所致脊髓损伤可能的预防措施	
个体行为	■ 把子弹从枪上卸载并锁定保险，将子弹上锁并储存在单独的地方
	■ 教育儿童枪支的危险，不要让其触碰枪支
	■ 减少人际间和帮派相关暴力活动的预防方案
	■ 教育青年和青少年在不诉诸枪支或暴力的情况下解决争论和冲突的举措

续表

| 枪支安全法规 | ■ 基于共识制定、实施和执行确保枪支安全负责使用的法规 |
| 产品设计 | ■ 采用使枪支更安全的技术，如安全锁、预防未经授权或无意使用的措施 |

体育运动和休闲活动相关损伤的预防（表 5.4）

潜水仍然是此类原因中最常见的运动，通常涉及将头朝下潜入浅水区域。这种潜水相关的损伤往往涉及饮酒。美式足球和蹦床损伤通常是其他常见的损伤原因，但随着近期逐渐流行水中和雪上体育运动，其发生率有所下降。体育运动或活动相关预防措施应针对个体行为执行损伤预防的规则（例如，在美式足球中禁止使用头部抢断或"飞冲"动作，显著降低了与美式足球相关的脊髓损伤的发生率）以及使用适当的防护装备及设备。

表 5.4 针对体育运动和休闲活动所致脊髓损伤可能的预防措施

个体行为	■ 在未确定水深至少达到 2～3 米之前，避免头朝下潜入游泳池或其他休闲水域
	■ 游泳或潜水时戒酒
	■ 在美式足球中避免使用头部抢断（飞冲），在棒球比赛中避免使用头部上垒
	■ 在没有合格监督的情况下，避免使用蹦床；在没有经过训练的专业人员监督的情况下，避免使用有风险或杂技性的动作
	■ 遵循安全的滑雪和雪板练习，避免高风险跳跃
	■ 提高全地形车辆（all-terrain vehicle，ATV）的安全意识
	■ 解决个体脆弱性和风险承担问题的教育举措（如三思而行计划）

续表

规则	■ 制定、采纳和持续执行可减少体育相关伤的规则 －禁止美式足球中的飞冲动作，在橄榄球中规范拼抢动作，在摔跤中判罚硬摔动作，在冰球中判罚从后方推人或撞人动作 ■ 确保技能水平、体型和成熟度彼此相匹配的运动员进行比赛 ■ 确保运动员接受适宜安全技术的培训，并且具备该项活动所需要的充足肌力和身体条件
设备或设施	■ 根据体育运动或活动，建议穿戴适合和适当的安全、合身的防护装备和（或）头盔 ■ 明确标记游泳池深度的标识；应将蹦床放在地面上，以防止从侧面跌落

临床思路

医务人员是预防脊髓损伤的天然代言人，因为他们在治疗创伤性脊髓损伤患者方面发挥着作用。已在其他方面证实，如果做法得当，医生提供的教育和咨询可以特别有效地促进行为改变。他们与罹患脊髓损伤的患者一起提供与预防相关的知识和教育可能会特别有效果。因此，治疗脊髓损伤的专业人员必须了解造成伤害和损伤风险的因素及其相关对策。另外，无论作为个人还是专业机构，都应参与到脊髓损伤的预防工作中。

难点与展望

已发表的文章缺乏关于不同脊髓损伤一级预防举措和方案有效性的数据。因此，需要进行更多的循证医学研究。预防方案不应该仅包括方案设计和基本原理，还应包括方案是否成功及其结果，以便其他人在制定和实施预防服务和方案时能够应用这些发现。

推荐阅读

Bellon K, Kolakowsky-Hayner SA, Chen D, McDowell S, Bitterman B, Klaas SJ. Evidence-based practice in primary prevention of spinal cord injury. *Top Spinal Cord Inj Rehabil.* 2013;19(1):25-30.

Center for Disease Control (CDC). Motor Vehicle Safety Website. http://www.cdc.gov/motorvehiclesafety/index.html. Accessed June 22, 2013.

Center for Disease Control (CDC). National Center for Injury Prevention and Control Website. http://www.cdc.gov/injury/index.html. Accessed June 22, 2013.

National Highway Traffic Safety Administration (NHSTA) website. http://www.nhtsa.gov. Accessed June 22, 2013.

Sandin KJ, Klaas SJ. Assessment and evaluation of primary prevention in spinal cord injury. *Top Spinal Cord Inj Rehabil.* 2013;19(1):9-14.

Think first foundation website. http://www.thinkfirst.org/home.asp. Accessed June 22, 2013.

第六章　脊髓损伤的院前处理

基本原则

脊柱损伤事故现场的适当处理包括固定、解救、初始复苏、评估和及早将患者转运至具有诊断和治疗能力的医疗机构。

急救医疗服务（emergency medical services，EMS）的建立和发展，已经显著提高了脊髓损伤患者的院前处理。与 20 世纪 70 年代相比，急救医疗服务的建立被认为至少在一定程度上对所观察到的神经学分类的改善起作用，表现为脊髓损伤患者在到达急诊室时不完全性损伤的比例显著增加。

建议通过可获得的最适当的交通方式，快速而谨慎地将急性颈椎或脊髓损伤患者转运至最近的有能力明确诊断和治疗的医疗机构。

若脊柱损伤患者被延迟转运至可明确诊断和治疗的医疗机构，可能导致预后较差。建议尽可能将急性颈椎或脊髓损伤患者转运至专业的脊髓损伤急性期治疗中心。

我们的目标是在不对脊髓损伤患者产生不利影响的情况下快速、安全、有效地转运。颈脊髓损伤患者气道损害和肺功能障碍的发生率较高，在转运过程中应该能够提供呼吸支持措施。

临床思路

表 6.1 总结了与脊柱和脊髓损伤情况特别相关的院前处理的关

键内容。

表 6.1	怀疑脊髓损伤时院前处理的关键内容
固定	■ 佩戴硬质颈椎围领和带绑带的支持块背板，以保持脊柱处于中立位
	■ 对年龄小于 8 岁的儿童，使用带枕部凹槽的背板（或在肩部和上背部下放置填充物，以相对于头部抬高躯干）
	■ 运动员发生损伤时，保留头盔和肩垫
气道	■ 如果需要进行气管插管，使用手法保持轴线稳定性
循环	■ 保持平均动脉压（MAP）> 85 mmHg，避免收缩压 < 90 mmHg，避免体液超负荷，治疗严重的或症状性的心动过缓
转运	■ 快速将患者转运至最近的具有救治能力的创伤中心

包括气道、呼吸和循环在内的复苏

与所有创伤患者一样，最为首先需要解决的是气道、呼吸和循环问题。

所有患者均应给予吸氧。存在通气不足的患者可能需要进行紧急气管插管。高位颈髓损伤患者甚至存在呼吸暂停。对怀疑存在脊髓损伤而需要在院前进行气管插管的患者，气道管理应该包括使用手法保持颈椎轴线稳定性（manual in-line stabilization，MILS）。在气道评估和气管插管过程中通过助手固定颈椎于中立位给予 MILS。目标是在尽可能小的颈椎移动下确保气道的安全。如果医护人员有能力并且被批准进行快速顺序诱导（rapid sequence induction，RSI），建议的技术是使用诱导剂（如依托咪酯）进行 RSI，然后使用环状软骨按压和手法保持头部和颈部的颈椎轴线稳定性并进行经口气管插管。纤维支气管镜气管插管尽管是一项可行的选择，但是通常不适用于院前处理。院前处理中在确保充分的静脉通道后使用液体复苏治疗低血压。如果需要，使用直接手动加压或加压包扎控制出血，目的是维持最佳的组织灌注和纠正休克。在急性颈髓或高位胸髓损伤患者，往往同时存在低血容量性休克和神经源性休克（表6.2）。神经源性休克是由于交感神经对心脏和外周血管的传出支配中断所致。应该将脊柱固定的患者置于 Trendelenburg 体位，以减少血液在下肢的蓄积。

在到达医疗中心后，需要进行额外的评估，以确定是否需要在避免液体超载的情况下继续进行液体复苏，以及是否需要使用血管加压素治疗。建议的目标是维持平均动脉压（MAP）超过85 mmHg，尽管在这方面仍需要进行进一步的研究。应该避免收缩压低于90 mmHg。

在完全性颈脊髓损伤患者中心动过缓常见。如果严重的话，可能需要使用阿托品或血管加压素治疗。

颈髓或高位胸髓损伤患者可能出现变温现象，对其监测和调节体温非常重要，并且应该避免长时间暴露于极端的温度下。

表 6.2　神经源性休克和低血容量性休克的特征 [a]

低血容量性休克	神经源性休克
四肢冰冷、潮湿	四肢温暖、充血
心动过速	心动过缓
尿量减少	尿量通常能够保持

[a] 急性颈髓或高位胸髓损伤患者往往同时存在低血容量性休克和神经源性休克。

表 6.3　现场除外颈椎损伤的推荐指南 [a]

无颈部疼痛、压痛或不适感

无神志改变

无中毒改变

无运动或感觉障碍

无牵张性损伤

[a] 如果患者满足全部上述标准，无须脊柱固定。

固定和处理

在对颈椎损伤患者的初步治疗中，一个主要问题是神经功能可能会由于脊柱不稳定和损伤椎体的病理运动而受损。在脊柱不稳定的情况下，脊髓损伤可能发生在最初的创伤性损伤后，既可能发生在转运过程中，也可能发生在治疗过程的初期。因此，在这一阶段进行适当的处理非常重要。根据情况的紧急程度以及是否存在危及生命的危险（如火灾），可以使用解救装置或使用手法保持颈椎轴线稳定性，将患者从汽车中安全救出。

固定的治疗分类

建议对所有存在颈椎损伤或脊髓损伤的创伤患者，或有可能导致颈椎损伤机制的患者进行脊柱固定。建议由接受过训练和有经验的急救医疗服务人员在现场对有可能发生脊柱损伤的患者进行治疗分类，以确定在转运过程中是否需要固定（表6.3）。

对于创伤性颈椎损伤可能性较低的患者是否需要使用脊柱固定存在质疑。如果创伤患者符合以下所有条件，则不需要对其进行固定：

- 清醒并保持警觉。
- 非中毒状态。
- 无颈部疼痛或压痛。
- 运动或感觉检查无异常。
- 没有任何可能影响其一般评估的重大相关伤害。

不建议对穿透性创伤（枪伤或刀刺伤）患者进行脊柱固定，因为这类患者很少存在脊柱不稳定，并且因使用固定装置而延迟复苏与该组患者死亡率和并发症发生率增加相关。

固定方式

建议使用硬质颈托和带粘贴带的背板支撑块的组合，可有效地限制颈椎的运动。尝试使用沙袋和胶带进行脊柱固定是不够的，不建议使用。由于脊柱损伤可能涉及多个非连续的脊椎水平，在除外损伤前，院前脊柱护理可进行全脊柱固定，以限制脊柱运动。

8岁以下患儿的头部相对躯干较大。为了避免颈椎过度屈曲，应使用带有枕部镂空或凹槽的儿童专用脊柱板，或将躯干抬起2～3 cm，并在双肩和胸部下方放置填充物，使头部保持在脊柱板的水平。另一方面，在存在脊柱后凸的情况下（如老年人），应在头部或颈部下放置折叠的羊皮，以避免颈椎在脊柱板上固定过程中的过度伸展。

从固定装置上的转移

固定装置是有效的，但可能导致并发症的发生，包括不适、压疮和误吸风险增加。应使用脊柱固定装置，以达到脊柱稳定的目的，并且应该能够进行安全的去除和转运。一旦完成最终评估和（或）启动确诊后的治疗，就应去除脊柱固定装置。

在保持脊柱对线的情况下，应尽快将可能存在脊柱损伤的患者从转运背板上移至坚硬的带衬垫的表面上。如果预计将在转运背板上停留较长时间，应采取预防皮肤破损的措施。对于已证实存在脊柱损伤或脊髓损伤的患者，应保持脊柱固定直到启动确诊后的治疗。在患者转移和调整位置时，应有足够数量的人员以保持可能存在不稳定的脊柱的对线，并避免皮肤上的剪切力。对可能存在脊柱不稳定的患者，在调整位置、翻身或准备转移时应作为一个整体进行调整。

可能存在脊柱损伤运动员的院前医疗护理

建议在将受伤运动员固定在硬质脊柱背板上和进行转移时，将头盔和垫肩保留在原位。如果需要，仅可小心地摘除面罩，以评估及确保呼吸气道安全。合适的带垫肩的橄榄球头盔可以将头部固定在脊柱对线的中立位置，因此不建议在受伤现场摘除这些装备。已证实仅用头盔或垫肩固定运动员会导致颈椎严重错位，应该避免。

在医院进行临床评估后，应同时摘除头盔和垫肩。摘除橄榄球运动员的肩垫和头盔时至少需要 4 个人来保持脊柱对线。应剪断所有用于将肩垫固定在躯干和手臂上的肩带和绑带，而不能解扣或松开。

多发创伤情况下存在脊髓损伤

对多发创伤患者，必须始终考虑是否存在脊髓损伤，并按前述原则进行处理。对肢体或骨盆骨折、颅脑损伤、血管损伤和胸腹损伤等损伤可使脊髓损伤的评估和治疗复杂化。

当对创伤患者进行损伤调查时，存在某些损伤可以提醒检查人员患者合并脊柱损伤的可能性。例如，面部外伤可能提示颈椎受伤的可能性，固定带下方的擦伤可能与颈椎损伤有关。如存在安全带挫伤，应高度怀疑存在胸腰椎屈曲 - 牵张损伤。跟骨骨折（如跌倒或车祸）可能与轴向应力所致的胸腰椎骨折有关。

多发创伤和意识受损患者是否存在脊髓损伤的证据可能包括：某一平面以上对疼痛有反应，该平面以下丧失；四肢弛缓性瘫痪，反射消失；肛门括约肌张力消失；存在反常呼吸运动（呼吸异常）；原因不明的心动过缓；存在低血压情况下不相称的血管舒张，表现为四肢温暖和充血；阴茎异常勃起（表 6.4）。

表 6.4　多发创伤情况下存在脊髓损伤的证据
某一平面以上对疼痛有反应，该平面以下丧失
四肢弛缓性瘫痪，反射消失
肛门括约肌张力消失
反常呼吸运动
存在低血压情况下四肢温暖、充血
原因不明的心动过缓
阴茎异常勃起

难点与展望

应制订和完善颈椎和脊髓损伤患者的转运规程，并可通过收集大量前瞻性数据集来完成。应以一种前瞻性的方式研究创伤性颈椎椎体损伤后进行固定的最佳装置。

推荐阅读

Ahn H, Singh J, Nathens A, et al. Pre-hospital care management of a potential spinal cord injured patient: a systematic review of the literature and evidence-based guidelines. *J Neurotrauma*. 2011;28(8):1341-1361.

Boden BP, Jarvis CG. Spinal injuries in sports. *Neurol Clin*. 2008;26(1):63-78.

U.S. Department of Health and Human Services Program Support Center, Visual Communications Branch. *Model Trauma System Planning and Evaluation*. Rockville, MD: Health Resources and Services Administration; 2006.

U.S. Department of Health and Human Services Program Support Center, Visual Communications Branch. *Resources for Optimal Care of the Injured Patient*. Rockville, MD: Health Resources and Services Administration; 2006.

第七章　脊柱与脊髓损伤的影像学检查

基本原则

创伤性脊柱损伤影像的标准

对于脊柱或脊髓损伤（SCI），应考虑损伤的创伤机制，以选择不同的影像学检查，同时也需要关注花费和辐射的问题，需要深思熟虑地选择患者射线暴露的风险和潜在创伤后的影像学检查需要。对于颈椎损伤情况未明的患者，通过影像学检查低风险的准则已经被逐步制定出来。国家急诊 X 线使用研究（National Emergency X-Radiography Utilization Study，NEXUS）2000 年 发 表 的 一 项大型研究验证了这些标准（表 7.1）。同时，加拿大 C-Spine 准则（Canadian C-Spine，CCR）是在加拿大医疗中心的多中心研究中对于多个标准评估后制定的，适用于具有警戒性和稳定创伤患者（表7.2）。2003 年的一项研究比较了 CCR 和 NEXUS，发现 CCR 具有较高的灵敏度和特异度。美国神经外科医师学会与神经外科医师大会（AANS/CNS）外科联合指南委员会 2013 年更新了急性颈椎和脊髓损伤管理指南（Guidelines for the Management of Acute Cervical Spine and Spinal Cord Injury），包括以下关于清醒、无临床症状患者的放射学评估建议。

对于清醒、无临床症状，且临床体征没有颈部疼痛或压痛，神经学检查正常，在准确评估中没有损伤，能够完成运动检查的功能范围的患者，不推荐使用颈椎放射检查。对这些患者中止颈椎固定可以不做颈椎脊柱影像学检查。

　　有症状的创伤患者，即主诉颈部疼痛，有颈椎压痛，有神经功能缺损的症状或体征，以及无法评估症状或体征的患者（无意识，不合作，思想不连贯，醉酒或评估结果提示有混淆视听的相关创伤性伤害），需要在停止颈椎固定术前进行颈椎放射检查。

表 7.1　国家急诊 X 线使用研究（NEXUS）标准 [a]
无中线压痛
警觉状态和意识处于正常水平
没有中毒的证据
没有局灶性神经功能缺损
没有可能影响准确评估的疼痛性损伤

[a] 如果患者符合所有五项标准，则没有必要进行颈椎影像学检查

表 7.2　用于高危和稳定创伤患者的加拿大 C-Spine 准则（CCR）[a]	
评估标准	定义
没有进行强制放射检查的高风险因素	高风险因素包括以下任何一种： – 年龄 ≥ 65 岁 – 存在危险的伤害机制（从高处坠落 > 1 米，轴向负荷伤害，高速机动车撞击，翻车或弹射，机动休闲车或自行车碰撞） – 四肢感觉异常
有一个低风险因素可以安全评估颈部活动范围	低风险因素包括以下任何一种： – 简单的尾端机动车碰撞 – 坐在紧急出口 – 受伤后有任何走动 – 颈部延迟疼痛 – 或中线颈椎无压痛
患者能够主动旋转颈部	可以将颈部向右左旋转 45°

[a] 如果患者符合所有三个标准，则不需要做颈椎影像学检查

类似的标准适用于胸椎和腰椎影像学检查，尽管这些标准尚未正式规定或评估。胸腰椎损伤通常是多发性的，经常在多发伤的患者中漏诊。影像学检查的适应证包括存在高风险的损伤机制（如枪击，伴有翻车或弹出的高能量机动车事故，从非常高的高处坠落，或汽车撞击行人）、中轴线背痛和（或）压痛的临床表现，或伴有神经功能缺损的脊髓或神经根受累，或显著相关的损伤（如颈椎骨折、肋骨骨折、主动脉或内脏损伤）。

推荐的影像学检查模式

颈椎影像学检查的初步研究

对于根据上述标准进行影像学检查的患者（即清醒、有症状的患者，以及延迟或未评估的患者）：

- 建议将颈椎的高质量 CT 成像作为首选的影像学检查。
- 如果没有高质量的 CT 成像，建议使用三维视角颈椎系列成像（前后位、侧位和齿状突）。如果有必要进一步确定在普通颈椎 X 线上可疑或不能很好地观察的区域，则应补充 CT 扫描（当它可用时）。在此设置中不建议使用斜位或柱状视图，因为它们会增加时间、费用和辐射，但是不能提供明确的答案（可根据需要通过 CT 获得）。如果 C7 和 T1 椎骨在侧位片中被肩部的软组织遮挡，则可以执行游泳者的视野，或者在可用时获得 CT 扫描，以使颈胸交界处充分可视。

虽然初始影像学检查的选择可能取决于可用的资源，但是几项研究已经证明，CT 对于创伤后颈椎损伤的初始评估明显优于平片，并且应该是被选的影像学检查方式。具有矢状面和冠状面重建的薄轴向切面扫描的 CT 检查对于检测损伤非常敏感。多排螺旋计算机体层摄影（multi-detector spiral computer tomography，MDCT）的技术进步显著提高了成像质量、高分辨率断层成像和覆盖范围。CT

除了在骨折检测中的卓越灵敏度和特异性之外，作者还报道了急性创伤环境下 CT 相对于普通 X 线的其他优势。颈椎 CT 扫描成像所需要的平均时间为 11 ~ 12 min，大约是获得颈椎所有 X 线成像序列所需时间的一半。对高风险受试者的成本效益进行分析，得出的结论是 CT 的短期成本较高，可以通过增加对骨折检测的灵敏度、缩短评估时间以及减少对额外影像学检查的需求来抵消。

胸腰椎脊柱影像学检查

虽然定义不太明确，但类似的考虑适用于胸腰段脊柱损伤的初始影像学检查选择。对于有神经系统缺陷或强烈怀疑脊髓损伤的患者，如果可以的话，通常建议直接选择 CT 扫描。如果获得普通 X 线成像作为初始影像学检查方法，则应包括前后位和侧位像。在急性创伤中几乎很少选择斜位像，通常极少指出。

强直性脊柱炎和强直脊柱的影像学检查

脊柱强直的患者，如强直性脊柱炎或弥漫性骨质疏松症（diffuse interstitial skeletal hyperostosis，DISH）患者，发生脊柱骨折的风险高于正常水平，但骨折最初可能不会移位，导致延迟性脊髓损伤。存在中线压痛的情况下，应强烈考虑 CT 或磁共振成像（MRI），即使 X 线片为阴性甚至只有轻微创伤。

穿透性伤害

在枪伤中，普通 X 线最初可用于评估子弹碎片的位置。一旦确定了损伤程度，CT 有助于评估骨损伤的确切性质和椎管的可能受累情况。在明确没有禁忌证（即椎管内的金属）后，MRI 可用于显示脊髓。

全脊柱损伤的影像学检查

脊柱损伤通常涉及多个水平，并且在确定骨折后估约 16% 的病例发生非连续骨折，因此如果检测到一个骨折，则提示需要检查整个脊柱。

MRI 在脊柱和脊髓损伤中的作用

MRI 在脊柱和脊髓创伤后的影像学检查中具有非常重要的作用，但更常见于术后，通常在数小时内完成。由于多种原因，MRI 通常不是脊柱创伤后进行的初始影像学检查。原因包括检查相对不敏感性和骨折细节（因为皮质骨看起来很暗），手术过程中需要监测患者，以及成像时间比 CT 或 X 线平片更长。

疑似或已知 SCI 的 MRI

应对已知或疑似 SCI 区域进行 MRI 检查。与其他影像学检查方式相比，MRI 具有几个优点：提供了脊髓和软组织、血肿、韧带和椎间盘的可视化成像，揭示了脊髓疾病的病因和严重程度，可用于指导外科手术。

SCI 中无 MRI 放射学异常

SCI 有时可能发生脊髓的阴性骨成像（即没有放射学异常的脊髓损伤）。重要的是要警惕这种可能性，特别是在儿童和青少年中。在神经功能缺损的情况下，MRI 总会出现一些异常（例如，韧带和软组织损伤的证据），因此建议在这种情况下对疑似神经损伤区域进行 MRI 检查。

正常 CT 和普通 X 线平片患者的 MRI 检查

对于 CT 和 X 线评估正常的患者，如果他们无意识或被忽视，那么高度怀疑受伤，或者他们虽然神志清醒，但仍然有颈部疼痛或压痛，那么建议选择 MRI 检查。然而，在这些情况下使用 MRI 的证据（相对于继续颈椎固定直至无症状或由治疗医师决定停用）不那么引人注目，其作用尚未明确或被一致推荐。一些研究发现，有意识和无意识患者的常规 MRI 筛查对于神经功能缺损仅具有成本效益。

在清醒、有持续颈部疼痛和压痛症状的患者中终止固定之前需要完善动态屈曲或伸展 X 线片，CT 和（或）X 线平片有时也作为一种选择，但它们在急性环境中的效用是有限的。急性情况下屈伸 X 线片的局限性包括：如果脊柱实际上是不稳定的，则会导致脊髓损伤恶化的风险（一旦出现半脱位或异常运动，就应立即停止运动），且肌肉痉挛的发生率较高；有充分限制颈部运动的防护，以保证稳定性。对于患者来说不建议使用。创伤后数周以及肌肉痉挛消退后的延迟研究显示，患者能够配合控制颈部运动。如果需要，通常进行动态屈伸 X 线片检查，以评估颈椎的稳定性。

随着 MRI 的推广应用，脊髓造影在评估脊柱创伤方面几乎没有作用。

关于 MRI 的技术考虑

MRI 利用的是生物组织中氢质子的磁自旋特性，外部磁体提供的静磁场和线圈引入的射频波之间的相互作用。测量数据由计算机处理以提供图像。组织内氢质子密度与不同组织之间氢质子弛豫时间之间的差异产生不同的信号强度，并在图像中提供组织对比度。每个质子的平衡回归率称为弛豫率。两个弛豫率 T1 和 T2 影响图像的信号强度。术语 T1 和 T2 是指质子弛豫的时间常数。这些参数可以改变，以突出组织结构的某些特征。

- 含有更多水的结构，如脑脊液和水肿具有长 T1 和 T2 弛豫率，导致 T1 加权图像（T1W）上的信号强度（暗）相对较低，T2 加权图像上的信号强度（白色）较高（T2W）。

- 脊髓在 T1W 和 T2W 中具有中间信号强度，但在 T2W 上信号强度相对较低，由高信号脑脊液围绕。
- 水分含量很少的结构（即氢质子），如空气或致密的皮质骨，在 T1W 和 T2W 上都显得很暗。
- 下面讨论 MRI 显示的脊髓病理的表现，并总结在表 7.3 中。

短反转恢复（short inversion time inversion recovery，STIR）成像是一种抑制脂肪以改善 MRI 显示的相邻水肿和其他异常可视化的技术。可以将脂肪饱和脉冲添加到快速自旋回波成像序列，以实现相同的结果。

临床思路

影像学发现

MRI 显示的脊髓病理学（表 7.3）

表 7.3 总结了脊髓损伤后可在 MRI 上看到的脊髓相关发现。研究结果包括外源性脊髓压迫，如骨、椎间盘和（或）硬膜外血肿以及内在脊髓病变的鉴别，包括急性期的脊髓肿胀、水肿和出血。骨髓性白血病在亚急性期可能是明显的。如果在慢性期发生创伤后的空洞或囊肿，这在 MRI 上是明显的。在损伤数年后，脊髓萎缩可能很明显。

通过 MRI 评估损伤的严重程度

虽然 MRI 结果在确定脊髓损伤后预后的确切作用尚未完全确定，但已经证实了某些观点。已显示受水肿影响的脊髓长度与神经缺陷的程度有关。广泛髓内出血和严重损伤与神经功能恢复不良有关。出血位置通常与神经损伤程度相关。

骨折模式和韧带断裂评估

疑似脊髓损伤患者的最初主要考虑因素包括明确骨折和评估脊

柱的稳定性。X 线平片、CT 和 MRI 显示与脊柱损伤相关的病理变化，包括骨折、排列异常和韧带断裂。在 MRI 上显示的韧带破坏通常表现为前纵韧带和后纵韧带低信号丢失，邻近组织中 T2 加权图像的信号增加。脂肪抑制 MRI 序列可用于区分韧带损伤与正常脂肪信号，因为两者在 T2W 图像上具有相似的信号特征。CT 对于骨折的显像和表征优于 MRI。

表 7.3　创伤性脊髓损伤后的脊髓 MRI 病理性表现

病理类型	表现
急性期	
脊髓的外在压迫	– 可以确定脊髓压迫的存在和原因（即，由骨或骨碎片挤压椎间盘、椎间盘组织或硬膜外血肿所致）
脊髓肿胀	– 脊髓轮廓的平滑肿胀
水肿	– T2W 上高信号，T1W 低信号（在脊髓和脑脊液中间）
出血	– 脊髓内急性出血表现为 T2W 上的低信号（通常是由高信号水肿边缘包围的透镜状低信号）
	– T1W 和 T2W 出血表现出信号强度的变化是基于血红蛋白分解的不同阶段（从急性期的脱氧血红蛋白转变为随后数天的高铁血红蛋白，以及 2 周后的含铁血黄素）
韧带损伤或撕裂	– T2W 图像上的明亮信号。MRI 抑脂序列需要区分韧带损伤与正常脂肪信号，因为两者都具有相似的信号特征
骨性骨折	– T1W 图像上骨碎片信号减少对比骨髓脂肪的高信号（尽管在 CT 上能更好地可视化）
亚急性期	
骨髓软化症	– 与水肿相似的明确的信号改变（T2W 高信号，以及脐带和 CSF 之间的 T1W 信号强度）
慢性期	
创伤后囊肿或瘘管	– 界限分明，与脑脊液呈等信号（T1W 为黑色，T2W 为白色）
骨髓萎缩	– 前后位（AP）尺寸：颈髓 $\leq$ 7 mm，胸髓 $\leq$ 6 mm

基于主要机制或外力损伤的骨折分型以及相关的影像学表现总结在表 7.4 中。

普通平片的研究结果

尽管 CT 取代了普通 X 线片作为首选影像（如前所述），但仍然经常进行三维颈椎照片（前后位、侧位和齿状突位视图），推荐在不能完善高质量 CT 成像时选择。脊柱的大部分解剖学特征可在平片上识别，包括椎体、小关节、椎间隙、椎弓根、椎板、横突和棘突。

表 7.4 基于损伤机制的脊柱损伤和影像学表现

主要机械力（典型机制）	脊髓损伤
过屈性损伤（例如，坠入浅水中，或者被摩托车抛出等）	双侧小关节脱位 - 下方关节面停留在下方椎骨的上方（"栖息小平面"），或者跨越它们（"锁定小平面"） - 如果一个椎体相对于另一个椎体移位 50%，表明存在双侧小关节脱位 - 意味着存在前纵韧带、后纵韧带和小关节囊的破坏 前部楔型骨折 - 通常稳定 - > 50% 的椎体压迫与后纵韧带损伤和屈曲不稳定有关 前部半脱位 屈曲泪滴形骨折 - 涉及前下方椎体角，最常见的是 C5 - 不稳定的损伤，提示存在严重的韧带破坏，而且由于椎体整个后部碎片进入椎管内而并发严重的脊髓损伤，Clay-shoveler 骨折 - 下颈椎棘突撕脱骨折，是稳定的
过伸性损伤（例如，老人在地板上摔倒，在车祸中头部撞到挡风玻璃上等）	过度伸展脱位或过度伸展骨折脱位 - 脊髓夹在脱位的椎体和屈曲的黄韧带与椎板之间 - 不同的神经损伤类型，可能导致中央脊髓综合征 创伤性滑脱（Hangman 骨折）

续表

主要机械力 （典型机制）	脊髓损伤
过伸性损伤（例如，老人在地板上摔倒，车祸中头部撞到挡风玻璃上等）	– 双侧 C2 骨折（可倾斜地延伸至 C2 体内） – 由此水平宽管道直径引起的多样性损伤 层状骨折（无小关节脱位） – 前盘空间扩大 过伸性泪滴形骨折
屈曲 - 旋转损伤（例如，翻车事故）	累及颈椎椎骨上部（通常为 C2）而不是下部，从而与过屈性泪滴形骨折相区别，并且位于椎体的上面 单侧小关节脱位 – X 线侧位片显示从损伤后常见的侧位像变化到脱位上方的斜位像，通常在不完全性脊髓损伤或神经根损伤时是稳定的
轴向压缩（例如，从高处落到地面，直接打击头顶等）	Jefferson 骨折 – C1 椎体爆裂性骨折伴前弓和后弓断裂 – 如果横韧带保持完整，通常无神经缺损或不稳定。在张口位 X 线或 CT 中 C2 上 C1 侧方测量的横向分离 ≥ 7 mm 表明存在横韧带断裂，也可在 MRI 上观察到 爆裂性骨折 – 在轴向位 CT 上矢状位骨折线穿过椎体 – 在胸腰椎，T12—L1 骨折最常见。在脊柱 C 臂透视轴下位看，C5 损伤是最常见的 – 神经功能缺损是可变的，取决于碎片进入椎管的位移
侧向屈曲（例如，车祸或跌倒等）	钩突断裂
屈曲分离（例如，车祸中佩戴安全带 vs 带肩带的三点式安全带）	Chance 或近似 Chance 骨折 – 通过椎体延伸穿过椎弓根和支撑韧带的水平骨折 – 通常影响 L1 或 L2 椎骨，通常不稳定 – 可能有明显的相关腹内损伤

续表

主要机械力 （典型机制）	脊髓损伤
多种损伤机制	齿状突骨折 －三种类型：涉及尖端（Ⅰ类型）或齿状突的基底部 （Ⅱ型），或延伸到 C2 的体内（Ⅲ型）。其中Ⅱ型最 不稳定，也最容易出现不愈合 寰枢椎不稳：测量寰椎前弓后缘与齿突前缘间隙 （AID），在成人不应超过 3 mm，儿童不得超过 5 mm 颅 - 颈交界损伤 －枕髁骨折 －寰枕关节脱位（通常是致命的）

表 7.5　评估脊柱损伤颈椎侧位 X 线平片的关键点

所有七个颈椎椎体均可见

四条假想线的对齐

　前脊髓线（沿椎体前方）

　脊柱后方（沿椎体后方）

　棘突椎板线（沿椎板与棘突的交界处）

　棘突线（棘突的连接尖端）

前牙间隙或 ADI

对每个椎骨排查骨折

椎间角度

棘突过渡（棘突间韧带断裂，建议屈曲损伤）

椎前软组织（通常＜ C3 处 5 mm）

提示颈椎不稳的结果

－ 成人 ADI ＞ 3 mm，儿童＞ 5 mm

－ 椎体前部或后部转化＞ 3.5 mm

－ 相邻椎骨之间的角度比连续的颈椎多 11°

－ 屈曲泪滴形骨折（见表 7.4）

表 7.5 总结了在评估颈部创伤侧位片时要考虑的主要特征。在平片上提示了韧带损伤，尽管不能直接观察到。在上颈椎，如成人的 ADI > 3 mm、儿童 > 5 mm，表明存在由于韧带损伤或中断导致的寰枢椎不稳。对于颈椎，椎体的前部或后部平移 > 3.5 mm 意味着不稳定。一个椎体相对于另一椎体移位 50% 表明存在双侧小关节脱位。两个相邻椎骨之间的角度比连续的颈椎多 11° 也表明存在不稳定。张口位片有助于寰枢椎（C1—2）关节的可视化，并提供额外角度来检查枕骨髁、C1 和 C2 的侧块以及齿状突。

可以通过 Denis 的脊髓三柱概念（表 7.6）评估胸腰椎损伤和稳定性。提示胸腰椎不稳定的检查结果包括：椎体移位 > 2 mm，表明可能发生韧带断裂，棘突间隙扩大，小关节间隙扩大，椎体后部连线失稳，或椎体高度减少 > 50%。

表 7.6　丹尼斯的脊柱三柱概念评估胸腰段（T—L）脊柱的稳定性

脊柱分为三列：

– 前柱：前纵韧带、椎体前半部、椎间盘前半部

– 中柱：椎体后半部、椎间盘后半部、后纵韧带

– 后柱：椎弓根、椎体面、韧带、椎板、棘突、棘间和棘上韧带

仅累及一节脊柱的胸腰椎损伤是稳定的。累及 2 ~ 3 根脊柱的损伤是不稳定的。中柱对胸腰椎的稳定性最为关键

尽管最初描述的是胸腰椎损伤，但它也适用于颈椎损伤（例如，适用于前柱和中柱融合一体的两柱模型）

血管损伤

CT 血管造影可以显示颈动脉和椎骨损伤。在一些机构中，如果非增强 CT 明显提示颈椎骨折，那么其可作为一种影像学检查方案。磁共振血管造影（MRA）是另一种选择。

实践精要

重要的是确保整个颈椎在影像学检查时可见，包括与胸椎和颅骨的交界处。在 X 线平片上，肩部软组织可能会遮挡 X 线侧位像上的 C7—T1 连接处。除非采用游泳者侧位像或 CT 来观察遮挡区域，否则可能会漏诊。

难点与展望

钝性创伤后终止颈椎固定的问题仍然在初始影像学检查阴性却有症状和颈椎影像学检查正常的认知障碍或无价值患者中存在争议。经过适当设计和实施的前瞻性多中心试验有可能确定最佳方法，以便在终止固定前准确排除这些患者的明显颈椎损伤。尽管有限且相互矛盾的医学证据表明 MRI 被推荐用于进一步研究这些患者，但尚未得到明确的证实。应该确定在这种情况下是否存在动态成像的任何作用效果。

新的和不断发展的技术有可能在未来改进脊髓损伤的评估。弥散张量成像可能显示比其他检查更广泛的轴突损伤。磁共振光谱学具有研究反映脊髓缺血化学改变的潜力。功能性 MRI 可能在识别损伤残余神经通路中发挥作用，否则看起来是完好的（例如，通过显示刺激直肠导致的脑激活）。

阅读建议

Daffner RH, Deeb ZL, Goldberg AL, Kandabarow A, Rothfus WE. The radiologic assessment of post-traumatic vertebral stability. Skeletal Radiol. 1990;19(2):103-108.

Daffner RH, Weissman BN, Wippold FJ II, et al. *ACR Appropriateness Criteria® suspected spine trauma.* [Online publication.] Reston, VA: American College of Radiology (ACR); 2012.

Fehlings MG, Rao SC, Tator CH, et al. The optimal radiologic method for assessing spinal canal compromise and cord compression in patients with cervical spinal cord injury. Part II: Results of a multicenter study. Spine (Phila Pa 1976). 1999 Mar 15;24(6):605-613.

Hadley MN, Walters BC. Introduction to the guidelines for the management of acute cervical spine and spinal cord injuries. *Neurosurgery.* 2013;72(Suppl 2):5-16.

Lammertse D, Dungan D, Dreisbach J, et al. Neuroimaging in traumatic spinal cord injury: an evidence-based review for clinical practice and research. *J Spinal Cord Med.* 2007;30(3):205-214.

Quencer RM, Bunge RP. The injured spinal cord: imaging, histopathologic clinical correlates, and basic science approaches to enhancing neural function after spinal cord injury. Spine (Phila Pa 1976). 1996 Sep 15;21(18):2064-2066.

Stiell IG, Clement CM, McKnight RD, et al. The Canadian C-spine rule versus the NEXUS low-risk criteria in patients with trauma. *N Engl J Med.* 2003;349:2510-2518.

第八章 脊髓损伤后早期院内治疗：内科、外科手术和康复

基本原则

脊髓损伤后早期院内管理的基本原则是应注意气道、呼吸、循环和脊柱保护，包括适当的处理和固定。这些原则在院前处置（如第六章）中被用于急诊科和创伤性脊髓损伤的早期医院管理。

除了这些方面外，早期院内处理还包括进行诊断评估，以明确最终治疗和手术决策，以及相关损伤的评估和处理，手术干预的时机，预后评估，营养支持，疼痛的评估及处理，以及并发症的预防和治疗，如皮肤破裂、静脉血栓栓塞（venous thromboembolism, VTE）、呼吸系统、泌尿生殖系统和胃肠道等问题。进行早期的康复干预、评估并解决社会心理和家庭问题是非常重要的，应始终贯穿整个急诊处置过程。

关于急性脊髓损伤后各个方面的早期治疗指南已发表了很多版本，本章已引用多篇，其中包括脊髓医学联盟（Consortium for Spinal Cord Medicine）关于《成人脊髓损伤早期紧急治疗的临床实践指南》（*Clinical Practice Guidelines on Early Acute Management in Adults with Spinal Cord Injury*）和美国神经外科医师学会与神经外科医师大会（AANS/CNS）的《急性颈椎和脊髓损伤管理指南》（*Guidelines for Management of Acute Cervical Spine and Spinal Cord*

Injury，2013 年更新）。

临床思路

急性心肺功能监测与管理

对于急性脊髓损伤患者，尤其是完全或严重的颈脊髓损伤患者，应该收住重症监护病房或类似的科室，并监测心脏、血流动力学和呼吸功能，以发现是否存在心血管功能障碍和呼吸功能不全。这些患者经常出现低血压、低氧血症、肺功能障碍、体温调节异常和心血管不稳定，甚至在最初心肺功能稳定之后也是如此。

建议尽早预防和治疗低血压。在急性脊髓损伤后的头 7 天内，努力保持平均动脉血压（MAP）≥ 85 mmHg（尽管尚不明确优化临床结局的理想 MAP）。完全性颈脊髓损伤患者在急性期常见心动过缓。对于有症状的心动过缓，需要监测和治疗（见第三十三A 章）。

在脊髓损伤后的急性期，应密切监测患者的呼吸衰竭情况。评估呼吸参数的基线数值，包括肺活量、1 秒用力呼气量（forced expiratory volume in 1 second，FEV1）和动脉血气数值。此后定期评估，直到病情稳定。对于四肢瘫患者，应考虑机械通气（见第三十二章和第三十二 B 章）。预防因呼吸衰竭需要机械通气的急性脊髓损伤患者的呼吸机相关性肺炎是至关重要的。

对于因呼气肌无力而导致的分泌物残留，除了吸痰外，还应采用人工辅助咳嗽（"四重咳嗽"）、肺功能保护、机械吸气 - 呼气或类似的呼气辅助治疗（见第三十二章）。单纯的气管内吸痰往往不足以松动分泌物。由于支气管解剖的原因，吸痰管常常不能完全进入左主支气管。

神经保护

在 20 世纪 90 年代发表了实证研究之后，在之后的二十年里，将甲泼尼龙在损伤后 8 h 内以 30 mg/kg 的剂量静脉注射，并以 5.4 mg/（kg·h）的速度持续滴注 24 ~ 48 h，在临床上得到了相对广泛的应用。虽然这仍然是一个在个案中的选择，但该研究一直备受争议，一些专业组织反对使用该药的呼声日益增加。原因在于其缺乏明确及让人信服的临床证据，并且存在明确的副作用（如增加肺炎、败血症和胃肠道出血的发病率）。

脊髓医学联盟关于《成人脊髓损伤早期紧急处理的临床实践指南》指出，目前还没有临床证据明确推荐使用包括皮质类固醇在内的任何神经保护药物治疗急性脊髓损伤，以改善功能修复。2013 年 AANS/CNS《急性颈椎和脊髓损伤管理指南》明确建议不使用甲泼尼龙治疗脊髓损伤。

最终治疗的诊断评估
临床神经学评估

对任何怀疑脊髓损伤或明确有脊髓损伤的患者，应完成基本的神经学评估，以明确脊髓损伤的存在。如果神经功能缺陷与脊髓损伤一致，则根据第十章讨论的《脊髓损伤神经学分类国际标准》（International Standards for Neurological Classification of SCI，ISNCSCI）确定神经功能水平和损伤的完全性。如发现神经系统情况恶化或改善，应按标准说明进行一系列检查。

在最初的 48 ~ 72 h 后，ISNCSCI 描述的临床神经学评估也可用于确定神经系统恢复的初步预后。

影像诊断

患者发生脊髓损伤后进行影像学评估是诊断评估的核心，从而确定最终治疗和手术决策，详见第七章。

合并损伤

不管是怀疑还是确诊脊髓损伤的患者，都应进行完善全面的三期创伤调查，以确定是否存在合并伤。

脊髓损伤患者合并脊柱外骨折的发生率很高。与脊髓损伤相关最常见的脊柱外骨折部位包括胸部、下肢、上肢、头部和骨盆。由于脊髓损伤和（或）相关的创伤性脑损伤（traumatic brain injury，TBI）所致的感觉缺失或异常感觉易造成骨折漏诊，因此，早期对脊柱外骨折进行固定是非常必要的。

脊髓损伤患者，尤其是高位颈椎损伤患者，创伤性脑损伤的发生率较高。除了急性期评估格拉斯哥昏迷量表（Glasgow Coma Scale）外，还需要使用可靠的测试方法来评估创伤后记忆缺失，如加尔维斯顿定向和失忆症测试（Galveston Orientation and Amnesia Test，GOAT）。要时刻牢记，除了创伤性脑损伤外，药物或缺氧也可能影响急性期的测试结果。关于创伤性脑损伤和脊髓损伤双重诊断的更多讨论详见第四十一章。

胸部和腹部的损伤较为常见，尤其是胸腰椎损伤的患者。在感觉中枢受损或感觉缺失的情况下，临床检查可能不可靠，需要采取进一步的诊断措施，如诊断超声和（或）腹部 CT。

颈部脊髓损伤的患者可能同时伴有颈动脉或椎体血管循环的损伤。为了评估颈脊髓损伤的情况，可进一步完善颈部 CT 或 MRI 筛查及血管造影等检查。

手术决策和干预

手术干预包括复位或重组脊柱、神经组织减压和（或）稳定脊柱。

初始闭合复位术

对于双侧颈椎小关节脱位患者，尤其是在不完全脊髓损伤的情况下，应在允许的范围内尽快进行闭合或切开复位。如果牵引复位为非首选或者不可能进行，则应进行切开复位。我们的目标是脊髓减压和椎管重建。

对于急性创伤性脊柱畸形的患者来说，如果由训练有素的人员进行牵引复位、闭合复位颈椎骨折或脱位损伤，一般来说是安全有效的。闭合牵引比麻醉下手法操作更安全。这一过程通常使用加德纳井钳或光环（现在也有与 MRI 兼容的版本）。每次增加重量后都必须对患者进行检查。牵引力通常从小重量开始，然后逐渐增加重量。神经系统恶化的风险很小，通常是短暂性的，但也存在罕见的永久性的。造成神经系统恶化的原因包括固定不充分、未被发现的脊髓头端损伤、过度牵引或复位失败。在试图闭合复位失败的颈椎骨折损伤患者，从解剖上来说，复位的障碍较多，包括小关节骨折和椎间盘突出，因此，在尝试开放复位前应进行更详细的影像学研究。在颅骨骨折时避免使用钳或环状牵引器牵引。

手术的角色和时间

尽管越来越多的证据表明早期手术减压是安全的，而且可能与更好的神经预后有关，但手术干预的时机在脊髓损伤治疗中的作用仍然是一个有争议的话题。最近的一项多中心前瞻性研究比较了创伤性颈脊髓损伤早期减压（指定为损伤后 24 h 内）和延迟减压（急性脊髓损伤的手术时机研究，Surgical Timing in Acute Spinal Cord Injury Study，STASCIS），得出结论：在脊髓损伤后 24 h 内减压是安全的，并且可以改善神经损伤的预后。然而，STASCIS 研究中使用的队列研究设计存在固有的局限性。例如，早期手术组的患者平均年龄略低。与晚期手术组相比，早期损伤程度更严重的患者比例明显更高。因此，有必要进行进一步研究，以更准确地确定哪些脊髓损伤患者可以从早期手术干预中获益最大。

手术入路的选择

　　决定手术与否以及选择怎样的手术方法应根据具体情况而定，需要充分考虑手术的好处与风险以及具体的治疗目标。手术干预的选择往往与损伤的严重程度、损伤平面、损伤机制和压迫程度有关。对于完全脊髓损伤患者，手术的主要目的是稳定脊柱，以减少疼痛，并促进康复。对于不完全脊髓损伤，尤其是在神经功能恶化的情况下，手术也可以促进神经功能的恢复，尽管相关的结论性文献相对有限。

　　表 8.1 概述了特定颈椎骨折的治疗方法的关键方面。尽管没有公认的治疗方案，胸腰椎损伤的手术适应证包括椎体高度减少 50% 以上、有后纵韧带的中断或三柱结构的损伤（见第七章）。在脊髓损伤的情况下，单纯的椎板切除术减压会导致脊柱后凸畸形和神经恶化，故不予推荐。

表 8.1　特定颈椎损伤治疗的关键点和手术的注意事项

颈椎损伤	治疗方式
枕髁的骨折（occipital condylar fractures，OCF）	对于所有类型的枕髁骨折，都建议采取颈椎外固定术。对于双侧 OCF，应考虑在 Halo 装置中采用更硬的外固定。对于伴有寰枕韧带损伤或有不稳定迹象的损伤，建议采用 Halo 固定或枕颈固定融合
寰枕关节错位（atlanto-occipital dislocation，AOD）	AOD 通常是致命的。如果患者在损伤中存活下来，建议采用内固定和融合治疗。在治疗 AOD 患者时不建议使用牵引，因为它与神经系统恶化的高风险相关
寰椎骨折	治疗方法取决于具体的骨折类型和横韧带的完整性。对于单侧寰椎横韧带完整的寰椎骨折，建议采取颈椎固定。对于寰椎骨折合并横韧带断裂，建议单纯颈椎固定或手术固定融合

颈椎损伤	治疗方式
轴骨折：齿状突	对于年龄 ≥ 50 岁的 II 型齿状突骨折，建议考虑手术内固定和融合术（因为不愈合的风险明显大于年轻患者）。考虑到 II 型齿状突骨折的愈合率较低，建议采用颈椎外固定术对非移位性齿状突骨折进行初步治疗。建议对移位 ≥ 5 mm 的 II 型和 III 型齿状突骨折、粉碎的齿状突骨折和（或）无法通过外固定实现或维持骨折对齐的患者进行手术固定和融合
轴骨折：枢椎骨折	枢椎骨折的早期治疗通常是非手术的，而且有报道称成功率很高。建议采用外固定。如果有角度或不稳定，建议手术治疗
轴骨折：椎体	当椎体发生粉碎骨折时，建议对椎动脉损伤进行评估
寰枢关节骨折	治疗取决于轴骨折的特点。建议对大多数 C1—C2 联合骨折采用外固定治疗。对寰齿比 ≥ 5 mm 的寰枢 II 型齿状突联合骨折和 C2 与 C3 成角 ≥ 11° 的寰枢椎联合骨折，应考虑手术内固定融合
颈椎轴下损伤	对于颈椎下骨折或脱位，建议切开复位内固定。治疗的基本原则是脊髓神经减压和恢复脊柱的稳定性，以期早期运动和康复。治疗时必须根据每一种特殊损伤的具体特点进行个体化定制。为了早期运动和康复，无论是采用内固定还是外固定，均需要考虑固定方式。如果考虑手术治疗，只要达到治疗目标，前路或后路固定和融合均可接受
无影像学异常的脊髓损伤（spinal cord injury without radiographic abnormality, SCIWORA）	建议对损伤的脊柱节段进行长达 12 周的外固定。对于无症状且经过屈位片和过伸位片证实脊柱稳定性的患者，建议尽早停止外固定

脊柱矫形器

关于脊柱矫形器的细节，包括急性脊髓损伤和（或）术后矫形器的适应证和选择策略，详见第九章。

并发症的预防和治疗

疼痛

在急性期，疼痛可能没有得到充分的认识和治疗。脊髓损伤患者可能会在受伤后立即或很快经历痛苦的疼痛，包括损伤平面和低于损伤平面的神经性疼痛，以及损伤平面的肌肉骨骼疼痛。触摸痛，即对触摸的过敏，常见于颈脊髓损伤，尤其是不完全损伤，但通常会在数周或数月后消退。注意避免接触过度敏感的区域，并通过体贴细致的手法操作减少疼痛是有益的。疼痛可能需要药物治疗（见第三十八章 C 节），但应注意平衡副作用的风险，如过度镇静或呼吸抑制。

皮肤的保护

有关皮肤保护及预防压疮的详情，请参阅第三十七章。像骨突起这样的危险部位，应该经常评估皮肤破损情况。视情况将患者放置在减压床垫或床垫覆盖层上。当患者从床上移动到坐位时，应使用减压垫。细致的皮肤护理是至关重要的，包括定时翻身以缓解压力，至少每 2 h 翻转一次，同时保持脊柱处在同一水平。注意保持患者身体下方的区域清洁和干燥，并检查压力服装和夹板下的皮肤。

静脉血栓栓塞（ venous thromboembolism event，VTE ）

对于 VTE，应及早开始机械和化学预防。在急性脊髓损伤后未经治疗的患者中 VTE 的发病率和死亡率很高，已证明预防性治疗是有效的。

脊髓损伤后 VTE 的病理生理学及危险因素

引起急性脊髓损伤 VTE 病理生理改变的因素包括肌肉麻痹和制动引起的静脉淤滞、瞬时凝血机制启动所致的高凝状态、血小板聚集异常以及内膜损伤（Virchow 三联症）。完全性脊髓损伤运动障碍、老年、吸烟、肥胖、下肢骨折等相关损伤、既往血栓栓塞症并发凝血障碍、心力衰竭或癌症等合并症进一步增加了 VTE 的风险。

VTE 的诊断

VTE 的临床表现可能包括单侧大腿水肿，小腿直径增大，局部压痛和（或）低热，然而，深静脉血栓形成（deep venous thrombosis，DVT）可能没有这些表现。如急性脊髓损伤患者突然出现呼吸短促、低血压、心动过速、胸痛或不明原因的缺氧，应立即考虑肺栓塞（pulmonary embolism，PE）。DVT 的诊断检查或筛查通常包括多普勒超声。PE 的诊断试验包括呼吸灌注扫描、心电图（以右心室应变模式为特征）和肺部螺旋 CT。检测 D - 二聚体水平的特异性较差，但其对 VTE 的阴性预测性较好。静脉造影和肺血管造影是金标准，只在强烈怀疑但其他检查不确定或呈阴性的情况下才会选择。

VTE 的预防

采用机械压力装置：损伤后应尽早使用机械压力装置。如果下肢的创伤阻碍了长裤或器械的使用，可以考虑使用足泵。如果 VTE 预防的启动延迟超过 3 天，进行机械压力装置治疗前需要对腿部进行多普勒检查，以排除 DVT。

化学预防：当基本的止血措施效果明显时，所有患者应尽早开始使用低分子量肝素（low molecular weight heparin，LMWH）。不建议单独使用低剂量肝素治疗作为预防治疗策略，也不建议单独使用口服抗凝药物进行预防。颅内出血、脊髓血肿或血胸是初始应用抗凝剂的禁忌证，但出血稳定后，抗凝剂可能是合适的。化学预

防通常在手术前 1 天和手术后 1 天进行，以减少出血风险。无其他 VTE 主要危险因素的患者在脊髓损伤后应继续预防性治疗 8 ～ 12 周，因为在此之后风险显著降低。对于下肢运动功能正常的患者，预防性治疗可能会提前停止，因为这些患者发生 VTE 的风险较低。

使用腔静脉过滤器：不推荐将腔静脉过滤器作为常规预防措施，但推荐用于抗凝失败或不适合抗凝和（或）机械设备的患者。下腔静脉滤器（vena cava filter，IVC）只有在活动性出血预期持续时间超过 72 h 时才应考虑。一旦出血稳定，应尽快开始使用抗凝药物。下腔静脉滤器可能与远端移行、腹腔内侵蚀和症状性下腔静脉滤器阻塞等并发症有关。迄今部分观点提出腹肌张力的丧失和使用"四重咳嗽"手法可能增加了脊髓损伤患者发生下腔静脉滤器并发症的风险。

早期活动：一旦患者在采取药物、外科治疗和其他预防治疗后情况稳定，应尽早开始早期活动和被动运动。如明确诊断 DVT，在实施适当的药物治疗前应停止下肢活动 48 h。

脊髓损伤患者由于长期卧床制动、因疾病再次入院，或者病情改变或已行手术治疗的，应考虑采取预防措施。

VTE 的治疗

对于确诊 VTE 患者的抗凝治疗，应立即开始使用低分子肝素或普通肝素（通常首选低分子肝素，因其安全性和疗效优于普通肝素）。肝素停药前 4 ～ 5 天同时使用华法林。华法林的初始剂量为 5 ～ 10 mg/d。华法林的剂量通过经常测试国际标准化比值（International Normalized Ratio，INR）来调整，以将 INR 维持在推荐的治疗范围值 2 ～ 3。虽然并不确定最佳的治疗时间，对于通常已经诊断的 DVT 患者，应持续抗凝 3 ～ 6 个月，而确诊 PE 的患者需持续抗凝 6 个月。

泌尿生殖器的治疗

尿潴留在脊髓损伤后很常见。除非有禁忌证，留置尿管应作为初始患者评估的一部分，至少需留置导尿至血流动力学稳定且不需要严格监测体液状况时。如果存在禁忌证，如由尿道损伤（怀疑有盆腔骨折、血尿、尿道出血或直肠检查时前列腺增生）所致，应寻求紧急泌尿科会诊，并启动紧急耻骨上引流。

阴茎异常勃起通常在急性脊髓损伤中是自限性的，不需要治疗。对于继发于急性脊髓损伤后的阴茎异常勃起，仍可考虑留置导尿管。

肠胃问题的治疗

应激性溃疡的预防

在发病前 4 周，因为应激性溃疡，急性脊髓损伤患者发生出血的风险较高，故应采取应激性溃疡预防治疗。预防时常用质子泵抑制剂（proton pump inhibitor，PPI）或组胺 H_2 受体拮抗剂。虽然已证明这些药物是安全有效的，但不应持续不加区别地使用。当风险降低后，应在 4 周后停止使用，除非存在其他危险因素。艰难梭菌感染的增加与长期使用 PPI 有关。

吞咽

有颈脊髓损伤、Halo 固定、颈椎手术（尤其是前路椎间盘切除和融合手术）、长期插管、气管切开术或同时合并创伤性脑损伤的患者，在急性脊髓损伤后吞咽困难的风险增加，在经口进食前应评估其吞咽功能。如果需要长期肠内营养，必须放置胃管，空肠造口术误吸的风险可能低于胃造瘘。

肠道问题的治疗

急性脊髓损伤后肠蠕动减弱甚至肠梗阻是常见的。肠道扩张和排泄不足可导致恶心和呕吐、胃残留量高、厌食和呼吸不畅。住院期间应尽早开始肠道计划，以确保定时排便。在早期阶段，患者往往存在反射性直肠和低运动的神经源性肠。球-海绵体反射的恢复往往意味着伴有骶上损伤的患者反射性肠功能的恢复，因此肠道问题的治疗应做相应的调整（详见第三十六 A 章）。

营养

在脊髓损伤后的急性期，给予适当的营养支持是非常重要的。严重受伤的患者在受伤后 2～3 周内因受损伤口以及机械通气脱机困难，存在长期氮流失和严重营养不良的风险，从而增加了感染的易感性。这些因素加上与脊髓损伤相关的制动、失神经和肌肉萎缩，为脊髓损伤后的患者提供有针对性的营养支持提供了理论依据。

脊髓损伤后患者的实际热量需求比传统评估预测的要低，尽管这些差异在急性期不那么明显。脊髓损伤患者能量消耗的公式计算估计不准确，推荐使用间接热量计算法（使用代谢车）作为评估脊髓损伤者急性和慢性情况下能量消耗的技术（见第三十九 A 章）。急性、重度脊髓损伤后可发生蛋白质分解代谢，由于肌肉萎缩而身体消瘦，导致大量氮流失，负氮平衡延长，从而加速体重的下降。

为脊髓损伤患者提供营养支持和早期肠内营养以满足热量和氮的需求是安全的，并可能降低急性脊髓损伤后发生的分解代谢和氮消耗过程的有害影响。任何时候都建议采用肠内营养而不是肠外营养。可以采用标准的聚合物肠内配方，在可能的情况下通过半卧位来防止误吸（平衡皮肤避免剪切力的需要和因半卧位导致皮肤破裂的风险增加）。有人建议，高脂肪及低碳水化合物肠内营养对二氧化碳的产生和呼吸商有良好的生理影响。这种类型的营养可能对通气功能受损的患者有用。由于对于机械通气期间和成功脱机的结局缺乏确定性的证据，因此没有明确的推荐。在危重患者和（或）机械通气的患者中，高血糖导致医疗效果欠佳，因此应注意维持正常血糖。

急性期的康复干预

康复专家应尽早参与脊髓损伤患者的治疗工作，在急性住院期期间立即参与。他们可以制订有助于康复的干预措施，包括针对潜在继发性并发症的预防措施，并促使进入下一阶段的临床治疗。

急性期康复咨询和干预的范围包括关节活动度（预防挛缩导致的疼痛和活动受限，如跟腱、肩、肘和屈髋肌）、体位、脊柱稳定后早期活动、直肠和膀胱问题的治疗、呼吸道分泌物的清除、应激性溃疡的预防、手术和脊柱矫形器的选择对功能的影响，以及对患者和家属的宣教。当患者开始过渡到立位时，可能需要解决直立性低血压的问题（见第三十三 B 章）。吞咽的评估和处理、交流能力、创伤性脑损伤导致认知功能障碍的处理均需要得到关注。

急性期的社会心理问题
评估

在入院后和整个急性期临床干预期间应关注患者的精神健康问题和可能出现的社会心理问题的风险。应特别注意目前或曾经是否有严重抑郁症、急性应激障碍或创伤后应激障碍（posttraumatic stress disorder，PTSD）、物质中毒和戒断、社会支持网络、认知功能和学习方式、应对方式的偏好以及同时存在的生活压力源等。

要求停止维持生命的治疗或自杀意念

医生对于患者的自杀意念、协助自杀的要求、拒绝接受治疗的要求以及停止治疗的要求，都应非常认真地对待。虽然自杀意念和自杀未遂在脊髓损伤患者中比一般人群更为普遍，但这类事件仍然很少发生，不应视为对脊髓损伤的正常反应。在四肢瘫的情况下，有证据表明，急性医疗和急救人员可能严重低估了这些患者的潜在生活质量。因此，在脊髓损伤后短期内任何要求撤销生命支持的决定都需要仔细审查。

　　如果患者表达这样的要求，对医生而言，适合的做法是做出诚实和真诚的反应，承认患者的痛苦。应该继续就脊髓损伤之后的恢复过程和回归有意义生活的可能性进行沟通。在考虑公开拒绝或要求退出治疗时，必须平衡若干因素。这包括平衡患者的自我裁决权利和治疗人员承担有益于患者和防止伤害的义务（见第四十八章）。要注意评估和治疗潜在的抑郁症。应该评估患者的决策能力，对于有能力明确表示坚决要求停止呼吸机等维持生命治疗的患者，建议进行限时试验（time-limited trial，TLT）性的谈判。这是医生或治疗团队与患者之间的一项相互协议，目的是重新审视治疗目标和在一段预先确定的时间后停止治疗的可能性。它使患者有机会反思，适应脊髓损伤患者的生活，减轻其症状和痛苦，有时间建立信任，设定目标，评估趋势和进展，招募支持资源，并促使康复和功能的改善。在适当的时候应该咨询机构的伦理委员会。如果冲突继续或者患者的要求有任何不确定性，可能需要咨询法律顾问（见第四十八章）。

应对策略

　　通过有效的应对策略、健康促进行为和包括使用辅助设备在内的各种干预措施来培养患者的独立性。打破关于脊髓损伤的传闻，回答问题和提供关于预后的信息可能是具有挑战性的，但沟通是非常重要的（见第四十八章）。通常最好实事求是地提供医疗和预后信息，但同时也要留有希望。应尊重希望的表达意见，并应避免直接否认损伤的可能影响。已证明患者保有希望的感觉有助于其明确未来的方向，并在康复过程中帮助患者向前迈进。随着时间的推移，希望变得更加现实，尽管时间框架因人而异。帮助患者及其家属认识到过去给予的治疗是有效的，这对于他们来说是有益的。努力建立患者、家庭和卫生保健团队的合作关系有助于促进患者参与治疗计划并优化患者的结局。

难点与展望

尽管在对脊髓损伤患者的早期及急性治疗方面仍在持续取得重大进展，但仍有许多领域存在争议，且缺乏一致的证据，需要进行进一步的系统研究。

例如，血压升高对脊髓损伤后的预后是否有影响这一问题很重要，值得进一步研究。如果确定 MAP 的增加有潜在的好处，则需要进一步定义 MAP 的最合适阈值水平和增加治疗的时长。进一步研究手术时机以检验特定脊髓损伤亚组的疗效，并评估减压术与其他脊髓损伤治疗的协同效应，将有助于制订最佳实践指南。

参考文献

Consortium for Spinal Cord Medicine. *Early Acute Management in Adults with Spinal Cord Injury. Clinical Practice Guidelines for Health Care Professionals.* Washington, DC: Paralyzed Veterans of America; 2008.

Consortium for Spinal Cord Medicine. *Prevention of Thromboembolism in Spinal Cord Injury.* 2nd ed. Washington, DC: Paralyzed Veterans of America; 1999.

Dhall SS, Hadley MN, Aarabi B, et al. Deep venous thrombosis and thromboembolism in patients with cervical spinal cord injuries. *Neurosurgery.* 2013;72(suppl 2):244-254.

Dhall SS, Hadley MN, Aarabi B, et al. Nutritional support after spinal cord injury. *Neurosurgery.* 2013;72(suppl 2):255-259.

Fehlings MG, Vaccaro A, Wilson JR, et al. Early versus delayed decompression for traumatic cervical spinal cord injury: results of the Surgical Timing in Acute Spinal Cord Injury Study (STASCIS). *PLoS One.* 2012;7(2):e32037.

Hadley MN, Walters BC. Introduction to the guidelines for the management of acute cervical spine and spinal cord injuries. *Neurosurgery.* 2013;72(suppl 2):5-16.

Hadley MN, Walters BC, Aarabi B, et al. Clinical assessment following acute cervical spinal cord injury. *Neurosurgery.* 2013;72(suppl 2):40-53.

Hurlbert RJ, Hadley MN, Walters BC, et al. Pharmacological therapy for acute spinal cord injury. *Neurosurgery.* 2013;72(suppl 2):93-105.

Kirshblum S, Fichtenbaum J. Breaking the news in spinal cord injury. *J Spinal Cord Med.* 2008;31(1):7-12.

Liu JC, Patel A, Vaccaro AR, Lammertse DP, Chen D. Methylprednisolone after traumatic spinal cord injury: yes or no? *PM R.* 2009;1(7):669-673.

McMahon D, Tutt M, Cook AM. Pharmacological management of hemodynamic complications following spinal cord injury. *Orthopedics.* 2009;32(5):331.

Ryken TC, Hurlbert RJ, Hadley MN, et al. The acute cardiopulmonary management of patients with cervical spinal cord injuries. *Neurosurgery.* 2013;72(suppl 2):84-92.

第九章　脊柱矫形器

基本原则

矫形器是用于人体以限制身体特定部分运动的外部装置。

脊柱矫形器的分类

脊柱矫形器根据其要限制的区域或身体部分进行大体分类，包括颈椎矫形器（cervical orthoses，CO）、颈胸矫形器（cervicothoracic orthoses，CTO）、颈胸骶矫形器（cervicothoracolumbosacral orthoses，CTLSO）、胸腰骶矫形器（thoracolumbosacral orthoses，TLSO）、腰骶矫形器（lumbosacral orthoses，LSO）和骶矫形器（sacral orthoses，SO）。

脊柱矫形器可以是刚性的或柔软的。通常，软的脊柱矫形器在脊髓损伤的治疗中作用非常有限，因此不再进一步讨论。例如，虽然软（泡沫）颈圈可以作为运动学角度的限制提醒，但它们本身并没有明显的运动限制。这同样适用于主要用于腰痛但在脊髓损伤中几乎没有效用的软 LSO 或紧身胸衣。CTLSO 的主要例子是密尔沃基支架，用于治疗未成熟骨骼的进行性和显著性（25°～35°）特发性胸腰椎侧凸，然而不适用于脊髓损伤，因此不会进一步讨论。本章的其余部分主要关注适用于脊髓损伤的脊柱矫形器（表 9.1）。

脊柱矫形器的作用机制

提供反作用力的一个或多个三点压力系统（即一个方向上的力与不同方向上的两个力平衡作用）是脊柱矫形器运动控制中涉及的主要原理。在一些类型矫形器中起作用的其他机制包括：全面的控制、增加腹内压，使压力自椎间盘向周围软组织转移牵引分散力。

表 9.1　脊柱矫形器在脊髓损伤治疗中的应用

类别	示例	适应证	注意事项
颈椎矫形器（CO）	J 形颈托，费城，阿斯彭，迈阿密	稳定的中段颈椎损伤；中低位颈椎手术或器械；等待手术或 HCTO 固定时的临时措施	主要限制屈曲 - 伸展，在限制旋转或侧向屈曲方面效果较差
颈胸矫形器（CTO）	四柱矫形器，颅骨枕骨下颌固定器，耶鲁	稳定的颈椎骨折；寰枢椎不稳或 C2 弓形骨折（主要目标是限制屈伸）	不适用于高度不稳定的损害（需要额外加入头部限制）
头颈胸矫形器（HCTO）	Halo，密涅瓦	不稳定的颈椎或上胸椎损害	Halo 在限制 C1—C2 运动方面特别有效；定制模压的密涅瓦夹克可以为大多数颈椎运动（横向弯曲除外）提供良好或更好的限制，如 Halo；虽然 Halo 对颈椎的整体运动有限制作用，但有保留节段性运动（摆头）的可能性

续表

类别	示例	适应证	注意事项
胸腰骶矫形器（TLSO）	定制模压身体夹克，十字形脊柱前部过伸矫形器，Jewett 延长支撑	定制 TLSO 用于 T6—L1 骨折手术治疗的辅助手段，或在相对稳定的椎体损伤时单独使用；当曲度 < 20° 时，TLSO 的预防性支撑可能会延缓小儿脊髓损伤手术中的脊柱侧凸；CASH 或 Jewett 支具可用于稳定的椎体压缩骨折	不能有效地控制下腰部运动，或涉及两列或三柱的高度不稳定性损伤
腰骶矫形器（LSO）	椅背矫形器，威廉姆斯屈曲支具	在脊髓损伤中的角色有限；威廉姆斯支具可用于限制创伤性椎弓峡部裂或腰椎滑脱的腰椎过伸；术后用于腰椎椎板切除术或融合术的椅背支架	即使用 LSO 限制整体脊柱运动，对脊柱节段运动的限制作用亦有限；长期使用导致躯干肌肉的适应性差
骶矫形器（SO）	骶骨束带粗隆带	骨盆或耻骨联合损伤	在脊髓损伤中的应用有限

表 9.2 脊柱矫形器应用的脊柱生物力学考虑

C1—C2（寰枢椎）关节提供近 50% 的颈椎轴向旋转

C2—C3、C3—C4 和 C4—C5 对颈椎侧向弯曲起主要作用

C5—C6 是在颈椎中发生最大屈曲的节段

T1—T10 运动受到胸腔的显著限制，没有肋骨附着的下胸段更容易移动

T12—L1 和 T11—T12 的运动促进脊柱屈曲和伸展，T12—L1 充当固定胸椎和骶椎的支点

T1—T2 是胸椎轴向旋转最多的一部分，胸椎位置越向下，则旋转逐渐下降

　　理解脊柱生物力学的某些方面对于考量脊柱矫形器的适用性和有效性是大有裨益的（表 9.2）。

临床思路

脊髓损伤应用脊柱矫形器的适应证

　　脊柱矫形器用于限制脊柱运动、稳定、支撑和重新复位脊柱，和（或）在急性创伤或手术后保护脊柱。

　　使用的持续时间随着脊髓损伤的性质和稳定性、愈合的证据以及明确了某些临床治疗而发生变化，如脊柱手术和内固定植入。通常脊柱矫形器在脊柱手术或骨折后佩戴 10 ～ 12 周以促进愈合。对于某些活动和动作可能存在相应的限制，以避免损害脊柱的稳定性。

脊髓损伤中使用的特定矫形器（表 9.1）

颈椎矫形器

　　费城和迈阿密 J 形颈托提供了一些屈曲和伸展的限制，但在控制侧向弯曲和颅骨旋转方面效果要差得多。这些矫形器是预制的，由两块用尼龙带固定的部件组成。它们被用于稳定的颈椎骨折或韧带损伤，限制中低颈椎手术或内固定后的运动，以及（与其他限制相结合）在等待手术或头颈胸矫形器（HCTO）固定中作为临时措施。胸椎矫形器延伸后可以与颈椎矫形器结合，即转换为颈胸矫形器。

颈胸椎矫形器

　　颈胸椎矫形器的例子包括颅骨枕骨下颌固定器（sternal occipital mandibular immobilizer，SOMI）、耶鲁和四柱矫形器。它们被用于稳定的颈椎骨折，但不适用于高位不稳定性损伤，需要额外加入头部限制。SOMI 矫形器可以在仰卧位穿戴，用于限制卧床的人。耶鲁矫形器在后部区域延伸得稍高一些。

头颈胸矫形器

此类矫形器提供了颈椎运动的最大限制，包括 Halo 矫形器和密涅瓦夹克。它们适用于更加不稳定的颈部损伤，并且适用于术后需要显著限制颈部运动的情况。

Halo 矫形器

Halo 矫形器包括一个预制的圆环（有不同的尺寸）、立柱、背心和钢针。在成人中，通常使用 4 个钢针，具有 6 ~ 8 英寸 / 磅的扭矩设定。将前针放在眉毛的外侧 1/3 上方不到 1 英寸处，以避开鼻窦和脑神经，并且将后针放在耳朵上方和后方不到 1 英寸处。当需要较小的扭矩力时（例如，幼儿和婴儿或存在颅骨骨折的患者），别针的数量增加。放置后 1 ~ 2 天应检查钢针以确认密封性，并且应每天清洁 2 次针头部位。研究显示，尽管 Halo 固定的颈椎运动在总体上受限，但是各个颈椎节段之间仍然存在潜在的运动（摆头）。

定制模压密涅瓦矫形器

正确安装的热塑性定制模压密涅瓦矫形器可以提供比 Halo 更大或更好的颈椎运动限制，无须钢针固定。与较旧的石膏版密涅瓦矫形器不同，轻质热塑性夹克可提供更好的卫生条件和自我护理能力。

胸腰骶矫形器

刚性定制模压的胸腰骶矫形器可用于治疗中下胸椎或上腰椎的创伤性或病理性骨折，但可能无法对下腰椎或高度不稳定损伤提供足够的限制。胸腰骶矫形器也有预制的现成版本。十字形脊柱前部过伸（CASH）或 Jewett 矫形器主要用于下胸椎和胸腰椎稳定压缩骨折，但不适用于不稳定或爆裂骨折。

腰骶矫形器和骶部矫形器

　　这两种矫形器在脊髓损伤中的作用非常有限。威廉姆斯过屈支架可用于限制创伤性脊柱滑脱或脊柱前移患者的腰椎伸展。椅背型支架可以用于腰椎椎板切除术和融合术后。

脊柱矫形器使用的注意事项和并发症

　　虽然使用限制性矫形器可能会产生一些不适，而这些矫形器通常需要贴合才能有效，但边缘不应深压皮肤，并且在移除矫形器后10 ~ 15 min 应该几乎没有持续发红。矫形器可能限制某些运动和活动，但理想情况下应允许患者在佩戴时舒适地坐着，并且不应限制呼吸、消化或咀嚼。肠系膜上动脉综合征（见第三十六章）是过度使用限制性胸腰骶矫形器的罕见并发症。警惕皮肤损伤的可能性是很重要的。如果不能充分散热，可能会出现过多汗液。长期使用脊柱矫形器可能会加剧躯干肌无力。虽然矫形器可以有效地限制特定区域或身体节段的总运动，但仍可能存在节段性运动所致脊柱对线的"摆动"。

难点与展望

　　可用于制造脊柱矫形器材料的改进促使矫形器在设计性上亦显著提高。计算机辅助设计（computer-aided design，CAD）和计算机辅助制造（computer-aided manufacturing，CAM）的使用可以提高脊柱矫形器的设计和生产效率。

阅读建议

Consortium for Spinal Cord Medicine. *Early Acute Management in Adults with Spinal Cord Injury. Clinical Practice Guidelines for Health Care Professionals.* Washington, DC: Paralyzed Veterans of America; 2008.

German JW, Hart BL, Benzel EC. Nonoperative management of vertical C2 body fractures. *Neurosurgery.* 2005;56(3):516-521.

Hadley MN, Walters BC. Introduction to the guidelines for the management of acute cervical spine and spinal cord injuries. *Neurosurgery.* 2013;72(suppl 2):5-16.

Hrodyski MB, DiPaoloa CP, Rechtine GR. Cervical collars are insufficient for immobilizing an unstable cervical spine injury. *J Emerg Med.* 2011;41(5):513-519.

Rechtine GR. Nonsurgical treatment of thoracic and lumbar fractures. *Instr Course Lect.* 1999;48:413-416.

第十章 创伤性脊髓损伤神经学评估分类

本章重点介绍由美国脊柱损伤学会（ASIA）发布的《脊髓损伤神经学分类国际标准》（ISNCSCI），其中包括运动和感觉评估。

脊髓损伤后残存自主神经功能国际标准（International Standards to Document Remaining Autonomic Function after Spinal Cord Injury，ISAFSCI）将在其他章节讨论（见第三十三章）。

基本原则

定义

四肢瘫和截瘫

颈脊髓损伤导致四肢瘫。四肢瘫（"tetraplegia"较"quadriplegia"更合适）指的是由于脊髓颈段在椎管内的神经结构受损所导致的运动或感觉功能损害或丧失。四肢瘫导致上肢、躯干、下肢和盆腔器官的功能损害。

截瘫（paraplegia）指脊髓胸段、腰段或骶段在椎管内的神经结构受损所致的运动或感觉功能的损害或丧失，为椎管内神经结构的损伤。截瘫患者保留上肢功能，但躯干、下肢和盆腔器官可能受累。

在上述定义中，有几点需要注意。

- 这些术语仅指椎管内神经结构的损伤。累及椎管外的感觉和运动功能损害（如臂丛神经损伤或周围神经损伤）不应被称为四肢瘫。同样，截瘫也可用于脊髓圆锥和马尾损伤（因为这些结构位于椎管内），但不应用于腰骶丛损伤或周围神经损伤（这些神经结构位于椎管外）。

- 对于由于椎管内神经结构受损所致的脊髓节段内运动或感觉功能的损害，无论其损害程度如何，四肢瘫或截瘫均适用。不鼓励使用轻四肢瘫（tetraparesis）和轻截瘫（paraparesis）。因为这个术语对不完全性损伤的描述不够准确，并且错误地暗示四肢瘫和截瘫只可用于神经学完全性损伤。相反，ASIA 损伤分级（ASIA Impairment Scale，AIS）对描述脊髓损伤的严重程度（即是否为完全性损伤）提供了更为准确的表达。

皮节和肌节

通过对全身皮节和肌节的体格检查进行神经系统检查。皮节（dermatome）指的是每个脊神经根或脊髓节段内的感觉神经轴突支配的皮肤区域。肌节（myotome）指的是指每个脊神经根的运动神经轴突支配的肌纤维束。大多数肌肉接受不止一个神经根的支配，大多数神经根支配不止一块肌肉。通常如果一块肌肉的肌力为 3 级或以上，被认为支配该肌肉的脊髓节段中更靠近端节段的神经支配未受损。

描述神经系统损伤的指标（表 10.1）

使用国际标准体格检查判定感觉平面、运动平面和神经损伤平面，得出运动评分和感觉评分，并判定是否为完全性损伤。深入理解和正确使用这些源自 ISNCSCI 的神经系统损伤指标定义，对沟通的准确性和一致性均至关重要。这些指标包括感觉平面、运动平面、神经损伤平面（neurological level of injury，NLI）、感觉评分、运动评分、不完全性损伤、完全性损伤和部分保留区（zone of partial preservation，ZPP），具体定义见表 10.1。

表 10.1　描述神经系统损伤的指标，源自 ISNCSCI

指标	定义
感觉平面	针刺觉（锐和钝辨别觉）和轻触觉均正常的最低脊髓节段
运动平面	在仰卧位徒手肌力检查中肌力为 3 级或 3 级以上的最远端关键肌所代表的节段，并且其近端节段的关键肌功能均为正常（5 级）
神经损伤平面	身体两侧感觉和肌肉抗重力功能均正常的最远端脊髓节段，其近端节段的感觉和运动功能均正常（未受损）
感觉评分	指感觉功能的总分。身体每侧轻触觉和针刺觉（锐和钝辨别觉）检查的总分最高为 56 分（28 个感觉关键点，每个评分为 0～2 分），身体每侧感觉评分总分最高为 112 分
运动评分	指运动功能的总分。单侧上肢或下肢的总分最高为 25 分（单侧上肢或下肢 5 块关键肌，每块评分为 0～5 分），上肢总分（上肢运动评分）为 50 分，下肢总分（下肢运动评分）为 50 分
不完全性损伤	神经损伤平面以下，包括最远端骶髓节段（S4—5），保留任何感觉和（或）运动功能（即存在"骶残留"）
完全性损伤	最远端骶髓节段（S4—5）感觉和运动功能丧失
部分保留区	仅用于完全性损伤，指感觉平面和运动平面以下保留部分神经支配的皮节和肌节。通过存在部分感觉和（或）运动功能的最远端节段分别定义感觉部分保留区和运动部分保留区的范围

临床思路

神经系统检查

用于脊髓损伤神经学分类的国际标准体格检查包括感觉检查和运动检查部分，直肠的神经学检查也是感觉和运动检查的一部分。

在几乎所有临床环境和治疗阶段下，体格检查可以在使用最少量设备（安全别针和棉签丝）的情况下进行。应该在患者仰卧位进行检查（除了直肠检查可以在侧卧位进行），以使多次检查的评分能进行有效的比较。

可将检查结果记录在标准化的工作表中（图 10.1）。工作表可在 ASIA 网站（www.asia-spinalinjury.org）上免费下载和影印（但不能对其做修改）。ASIA 网站还提供下列基于网络的教学模块（InSTeP）：如何进行体格检查和评分以及体格检查细节的额外培训资料。

感觉检查

感觉检查包括必查项目和选查项目。必查项目是基于国际标准进行分类所必需的项目。

必查项目

通过对身体两侧每侧 28 个皮节（从 C2 至 S4—5）的关键点进行检查，完成感觉检查的必查部分，通过骨性解剖标志可较易定位这些关键点。每个皮节的关键点详见表 10.2，并如图 10.1 所示。

在每个关键点，检查感觉的两个部分：轻触觉和针刺觉（锐和钝辨别觉）。

使用三分法对每个关键点的轻触觉和针刺觉分别进行评分（以患者脸颊的感觉作为正常参照进行对比）：

0 = 丧失。

1 = 改变（受损或部分感知，包括感觉过敏）。

2 = 正常或未受损（与脸颊相同）。

NT = 无法检查。

在闭眼或视线被阻挡的情况下，使用逐渐变细的棉签丝在皮肤表面划过不超过 1 cm（与感觉输入一致），进行轻触觉检查。使用打开的一次性安全别针进行针刺觉（锐和钝辨别觉）检查。这样安全别针的两端均可用于检查。使用尖端检查锐痛觉，使用圆形端检查钝痛觉。

进行直肠深压觉（deep anal pressure，DAP）检查时，将检查者的示指插入患者的肛门，对直肠壁施加轻柔的压力，检查直肠深压觉。或者使用拇指在插入的示指上轻轻挤压肛门，以施加压力。始终将感知的压力分级为存在或消失。该项检查中患者在肛门区域感觉到的任何可重现的压觉，均表明为感觉不完全性损伤。对于 S4—5 存在轻触觉或针刺觉的患者，不一定需要评估直肠深压觉。

选查项目

感觉选查项目包括：

1. 关节运动觉和位置觉 可以检查的关节包括拇指指间关节、小指近指间关节、腕关节及跗趾趾间关节、踝关节和膝关节。

2. 深压觉或深部疼痛觉 通过紧压腕关节、手指、踝关节或足趾等不同部位皮肤 3 ~ 5 s 进行检查。

运动检查

运动检查也包括必查项目和选查项目。

必查项目

通过对与肌节（C5—T1 及 L2—S1）相对应的 10 对关键肌的功能进行检查，完成运动检查的必查部分。每块关键肌的选择是因为可以在仰卧位时对其肌力的每个分级进行检查，无须变化体位并且其在上肢或下肢仅代表一个肌节（表10.3、表10.4）。

作为 ISNCSCI 的一部分，肌力检查与传统的徒手肌力检查（manual muscle testing，MMT）存在不同之处（表10.5）。

表 10.2 感觉关键点（身体两侧进行检查），见图 10.1	
平面	感觉关键点
C2	枕骨隆突外侧 1 cm（或耳后 3 cm）
C3	锁骨上窝（锁骨后方）与锁骨中线交点
C4	肩锁关节
C5	肘窝外侧（桡侧）（肘横纹外侧近端）
C6	拇指近节指骨背侧
C7	中指近节指骨背侧
C8	小指近节指骨背侧
T1	肘窝内侧（尺侧），肱骨内上髁近端
T2	腋窝顶点
T3	锁骨中线第 3 肋间隙，触诊定位第 3 肋及其下方相应的第 3 肋间隙
T4	锁骨中线第 4 肋间隙（乳头水平）
T5	锁骨中线第 5 肋间隙（T4 和 T6 的中点）
T6	锁骨中线第 6 肋间隙（剑突水平）
T7	锁骨中线第 7 肋间隙（T6 和 T8 的中点）
T8	锁骨中线第 8 肋间隙（T6 和 T10 的中点）
T9	锁骨中线第 9 肋间隙（T8 和 T10 的中点）
T10	锁骨中线第 10 肋间隙（脐）
T11	锁骨中线第 11 肋间隙（T10 和 T12 的中点）
T12	锁骨中线腹股沟韧带中点
L1	T12 与 L2 感觉关键点之间的中点
L2	大腿前内侧，腹股沟韧带中点（T12）与股骨内侧髁连线的中点

续表

平面	感觉关键点
L3	膝关节上方股骨内侧髁
L4	内踝
L5	足背第 3 跖趾关节
S1	足跟（跟骨）外侧
S2	腘窝中点
S3	坐骨结节或臀下皱襞
S4—5	肛周区域，皮肤与黏膜交界处外 1 cm 以内（记为 1 个平面）

表 10.3　上肢关键肌

平面	肌群	关键肌 4 级或 5 级肌力检查体位
C5	肘屈肌（肱二头肌和肱肌）	将患者的手臂位于体侧，前臂旋后并屈肘 90°
C6	腕伸肌（桡侧腕长伸肌和桡侧腕短伸肌）	将腕关节完全背伸
C7	肘伸肌（肱三头肌）	将肩关节位于旋转中立位，内收并前屈 90°，肘关节屈曲 45°
C8	中指指屈肌（指深屈肌）	将近指间关节固定于伸展位，远节指骨于完全屈曲位
T1	小指外展肌（小指展肌）	使小指完全外展位

表 10.4　下肢关键肌

平面	肌群	关键肌 4 级或 5 级肌力检查体位
L2	髋屈肌（髂腰肌）	髋关节屈曲 90°
L3	膝伸肌（股四头肌）	L3：膝关节屈曲 15°
L4	踝背屈肌（胫前肌）	L4：踝关节完全背屈位
L5	踇趾伸肌（踇长伸肌）	L5：踇趾完全伸展
S1	踝跖屈肌（腓肠肌和比目鱼肌）	髋关节位于旋转中立位，膝关节完全伸展，踝关节完全跖屈

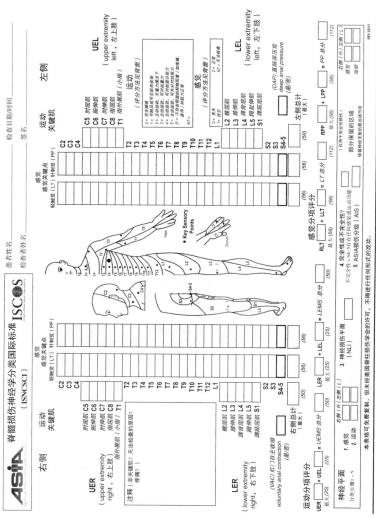

图 10.1　脊髓损伤神经学分类国际标准检查表

肌肉功能分级

0 = 完全瘫痪。

1 = 可触及或可见肌肉收缩。

2 = 无重力情况下，可全关节活动范围主动运动。

3 = 对抗重力情况下，可全关节活动范围主动运动。

4 = 主动运动于特定体位，可对抗重力和适度阻力全关节活动范围主动运动。

5 = （正常）肌肉处于特定体位，可对抗重力及如正常人的充分阻力全关节活动范围主动运动。

5* = （正常）不存在明显的抑制因素（如疼痛或废用）时，对抗重力和被认为是正常的充分阻力的情况下，可全关节活动范围主动运动。

NT = 无法检查（如由于制动或严重疼痛而使患者不能进行记录，肢体截肢或挛缩超过关节活动度的 50%）。

感觉分级

0 = 丧失。

1 = 改变，既可为感觉减退和（或）受损，也可为感觉过敏。

2 = 正常。

NT = 无法检查。

非关键肌功能（选查）

可用于判定运动平面，以区分 AIS B 级和 AIS C 级

活动	神经根平面
肩关节：前屈、后伸、外展、内收、内旋、外旋	C5
肘关节：旋后	
肘关节：旋前	C6
腕关节：掌屈	
手指：近指间关节屈曲、伸展	C7
拇指：屈曲、伸展、拇指平面外展	
手指：掌指关节屈曲	C8
拇指：对掌、垂直手掌平面内收、外展	
手指：示指外展	T1
髋关节：内收	L2
髋关节：外旋	L3
髋关节：伸展、外展及内旋	L4
膝关节：屈曲	
踝关节：内翻、外翻	
足趾：跖趾关节及趾间关节伸展	
踇趾和足趾：远、近趾间关节屈曲及外展	L5
踇趾：内收	S1

ASIA 损伤分级

A = 完全性损伤：S4—S5 节段无感觉和运动功能保留。

B = 感觉不完全性损伤：在神经损伤的 S4—S5 节段保留感觉功能，但无运动功能；并且身体两侧运动平面以下距离超过 3 个节段无运动功能保留。

C = 运动不完全性损伤：在神经损伤平面以下保留运动功能**，并且神经损伤平面以下超过一半关键肌的肌力 < 3 级（0 ~ 2 级）。

D = 运动不完全性损伤：在神经损伤平面以下保留运动功能**，并且神经损伤平面以下至少一半（一半或以上）关键肌的肌力 ≥ 3 级。

E = 正常：如果 ISNCSCI 检查的各个节段的感觉和运动功能均正常，并且该患者之前存在神经功能缺陷，那么 AIS 分级为 E 级。最初不存在脊髓损伤的患者不进行 AIS 评级。

**对评级为 C 级或 D 级的患者，即运动不完全性损伤，其必须具有下列情况之一：①随意肛门括约肌收缩；或②骶部感觉残留（S4—S5 或直肠深压觉），并且在身体同侧运动平面以下距离超过 3 个节段保留运动功能。目前国际标准允许检测运动平面以下甚至超过 3 个节段的肌肉非关键肌功能，来判定运动不完全性损伤（区分 AIS B 级与 C 级）。

注意：评估损伤平面以下运动残留的范围，区分 AIS B 级和 AIS C 级时，使用身体每侧的运动平面；而区分 AIS C 级和 AIS D 级（根据肌力 ≥ 3 级的关键肌所占的比例）时，使用神经损伤平面。

ISNCSCN

ISCOS

神经学分类步骤

推荐使用下述顺序确定脊髓损伤患者的神经学分类。

1. 确定身体两侧的感觉平面

感觉平面是针刺觉和轻触觉均未受损的最远端节段。

2. 确定身体两侧的运动平面

运动平面是（仰卧位）肌力至少 3 级，并且其近端关键肌功能均为正常（5 级）的最远端关键肌。

注意：在没有肌节用于检查的部位，如果感觉平面以上可检查的关键肌功能也正常，运动平面可以假定为与感觉平面一致。

3. 确定神经损伤平面

神经损伤平面是感觉正常和存在抗重力运动功能（3 级或 3 级以上），并且其近端的感觉和运动均正常（未受损）的最低脊髓节段。神经损伤平面是在步骤 1 和步骤 2 中确定的所有感觉和运动平面中最高的平面。

4. 确定损伤为完全性损伤或不完全性损伤（骶残留存在与否）

如果随意肛门收缩 = "无"，并且全部 S4—5 感觉评分 = 0，并且肛门深压觉 = "无"，损伤为完全性损伤。

否则，损伤为不完全性损伤。

5. 确定 ASIA 损伤分级（AIS）：

是否为完全性损伤？————————如果"是"，可以记录部分保留区（身体两侧保留某些功能的最低皮节或肌节）

↓否

是否为运动完全性损伤？如果是运动完全性损伤，为 AIS B 级

↓否（否 = "随意肛门收缩，或如果患者为感觉不完全性损伤，身体某侧运动平面以下距离超过 3 个节段保留运动功能"）

是否神经损伤平面以下至少 1/2（1/2 或 1/2 以上）的关键肌肌力为 3 级或 3 级以上？

↓否　　　　　↓是

AIS C 级　　**AIS D 级**

如果所有节段的感觉和运动功能均正常，为 AIS E 级

注意：AIS E 级用于已记录为脊髓损伤的患者在随访检查时恢复正常功能的情况。如果最初的检查没有发现缺陷，患者为神经功能未受损，则 ASIA 损伤分级不适用。

图 10.1 续　脊髓损伤神经学分类国际标准检查表

表 10.5 国际标准中肌力检查与传统徒手肌力检查的区别

用于脊髓损伤分类的所有徒手肌力检查均在仰卧位进行

在对肌力分级为 0 级至 5 级时，不推荐使用 + 和 –

在不能进行检查时（如由于肢体制动），则为 NT（无法检查）

使用 5*（尽管徒手肌力检查时存在肌肉无力，但检查者认为肌肉为正常神经支配，无力是由于非神经源性原因所致，如废用或疼痛）

每块肌肉的肌力使用 6 分法进行分级（0 ~ 5 级）。

0 ＝完全瘫痪。

1 ＝可触及或可见肌肉收缩。

2 ＝无重力情况下，可进行全关节活动范围主动运动。

3 ＝对抗重力情况下，可进行全关节活动范围主动运动。

4 ＝肌肉处于特定体位，可对抗重力和适度阻力进行全关节活动范围主动运动。

5 ＝（正常）肌肉处于特定体位，可对抗重力及如正常人的充分阻力进行全关节活动范围主动运动。

5* ＝（正常）不存在明显的抑制因素（如疼痛、废用）时，对抗重力和被认为是正常的充分阻力的情况下，可进行全关节活动范围主动运动。

NT ＝无法检查（即由于制动或严重疼痛而使患者不能进行分级，肢体截肢或挛缩超过关节活动范围的 50%）。

肛门自主收缩（voluntary anal contraction，VAC）：检查肛门外括约肌是否存在可重复的环绕检查者手指的随意收缩，评级为存在或消失。建议给予患者的指令为"紧紧夹住我的手指，就像排便时憋住一样"。如果存在肛门自主收缩，那么患者为运动不完全性损伤。应该注意区分肛门自主收缩和肛门反射性收缩。

选查项目

出于脊髓损伤评估的目的，可评估其他非关键肌，如膈肌、三角肌、指伸肌、髋内收肌和腘绳肌。尽管这些肌肉的功能不用于判定运动平面和评分，也不用于区别 AIS C 级与 AIS D 级，但是目前的国际标准允许使用非关键肌判定运动不完全性损伤，即区别 AIS B 级与 AIS C 级。表 10.6 列出了检查工作表中所包含的建议检查的非关键肌功能。

神经系统体格检查中的误区（表 10.7）

表 10.7 总结了国际标准体格检查中感觉检查和运动检查部分评估中的常见误区。

在徒手肌力检查过程中，适当固定和摆放所进行检查的关节以防止其他肌肉的代偿动作造成的混淆非常重要。代偿动作可能会造成所检查的肌肉功能未受损的错误感知（表 10.8）。

表 10.6 可用于指定运动平面以区别 AIS B 级和 AIS C 级的非关键肌功能（选查）	
活动	神经根平面
肩关节：前屈、后伸、外展、内收、内旋、外旋	C5
肘关节：旋后	
肘关节：旋前	C6
腕关节：掌屈	
手指：近指间关节屈曲，伸展	C7
拇指：屈曲、伸展、拇指平面外展	
手指：掌指关节屈曲	C8
拇指：对掌，垂直手掌平面内收、外展	
手指：示指外展	T1
髋关节：内收	L2

活动	神经根平面
髋关节：外旋	L3
髋关节：伸展、外展、内旋	L4
膝关节：屈曲	
踝关节：内翻、外翻	
足趾：跖趾关节、趾间关节伸展	
蹞趾和足趾：远及近趾间关节屈曲、外展	L5
蹞趾：内收	S1

表 10.7　国际标准神经系统体格检查中的常见误区

感觉检查

- 在对针刺觉进行评分时，即使患者有针刺感觉，但不能区别锐端和钝端，也应该评分为 0 分（消失）。如果患者在 10 次中有 8 次能够区别锐端和钝端，但是锐端的感觉与脸部不同（减弱或增强），则针刺觉评分为 1 分

- T3 皮节感觉保留，而 T1、T2 及 T4 皮节感觉消失，应该评分为消失，因为其可能代表的是 C4 的感觉（来自锁骨下神经，其向下可延伸至前胸壁的不同位置，最远可达第 3 肋间隙）

运动检查

- 所检查肢体不适当的摆放和固定，可能会导致肌肉代偿动作。按照建议始终准确地放置固定肢体和施加阻力的双手非常重要

- 如果触诊不准确，可能会忽略细微的收缩功能

- 进行徒手肌力检查前应检查被动关节活动度，以发现任何存在的挛缩。否则可能导致肌力评级下降，因为患者将不能够完成全关节活动范围的活动（即使不一定是因为肌肉无力，而是因为挛缩）

- 反射退缩或痉挛可能会模拟肌肉随意收缩。患者应该能够单独进行运动，并且能够随意重复运动

- 肌肉代偿动作引起的关节运动可导致错误地感知到不存在的肌肉功能（表 10.8）

表 10.8　　可能导致错误地解释肌肉功能的肌肉代偿动作 [a]
前臂旋后（并使用重力）可能会模拟腕关节伸展
肩关节外旋可能会模拟肘关节伸展
肘关节快速屈曲和放松可能会模拟肘关节伸展
腕关节伸展可能会模拟中指屈曲（由于肌腱固定）
手内在肌或指浅屈肌收缩可能会模拟中指屈曲（指深屈肌）
手指伸展可能会模拟手指外展
髋内收肌或腹肌收缩可能会模拟髋关节屈曲
趾长伸肌可能会模拟踝关节背屈
踇趾主动屈曲后放松可能会模拟踇趾伸展
髋关节屈曲可能会模拟踝关节跖屈

[a] 采取适当的技术，包括对所进行检查肢体的摆放和固定，将可以避免在进行肌肉功能检查过程中的代偿动作

检查的信度

总体上，在由经过训练的检查人员进行检查时，已证实运动和感觉检查的项目具有良好的观察者间信度和重测信度。在一项研究中，针刺觉评分的信度略低于轻触觉评分。已证实完全性损伤患者的运动和感觉检查的观察者间信度好于不完全性损伤患者。多个研究已证实，尽管经过训练的检查人员之间在某个单个皮节或肌节评分（通常相差肌力分级1级以内）上存在差异并不少见，但运动总分和感觉总分的可靠性更好。应该随访体格检查，以进一步明确这些差异。如以下所述，某些情况可能会影响体格检查的信度。

影响体格检查实施和结果解释的情况（图 10.9）

许多情况（如幼儿，可能存在脊柱不稳或挛缩，以及合并疾病或并发症）可能会影响分类标准体格检查的实施和结果解释。表10.9总结了针对这些情况的具体指导。

神经学分类

脊髓损伤分类步骤（表 10.10 及图 10.1）

推荐使用下述顺序来确定脊髓损伤患者的神经学分类。

1．确定身体两侧的感觉平面（即针刺觉和轻触觉均未受损的最远端皮节）。

2．确定身体两侧的运动平面 [即肌力至少为 3 级，并且其近端关键肌功能均为正常（5 级）的最远端关键肌]。

注意：在没有肌节用于检查的部位，如果在感觉平面以上可检查的关键肌功能也正常，则可以假定运动平面与感觉平面一致。

3．确定神经损伤平面 [即感觉正常和存在抗重力运动功能（3 级或 3 级以上），并且其近端的感觉和运动功能均正常（未受损）的最远端脊髓节段。神经损伤平面是在步骤 1 和步骤 2 中确定的所有感觉和运动平面中最为近端的平面]。

4．确定损伤为完全性损伤还是不完全性损伤（即是否存在骶残留）。

■ 如果随意肛门收缩 ＝"无"，并且全部 S4—5 感觉评分 ＝0，并且肛门深压觉 ＝"无"，则损伤为完全性损伤。

■ 否则，损伤为不完全性损伤。

5．确定 ASIA 损伤分级（AIS）（表 10.10）

■ 是否为完全性损伤？如果"是"，为 AIS A 级。

■ 是否为运动完全性损伤？如果是，为 AIS B 级。

■ 如果否，为 AIS C 级或 AIS D 级（否 ＝"肛门自主收缩，或如果患者为感觉不完全性损伤，则身体某侧运动平面以下距离超过 3 个节段保留运动功能"）。

■ 是否神经损伤平面以下至少 1/2（1/2 或 1/2 以上）的关键肌肌力为 3 级或 3 级以上？如果否，为 AIS C 级；如果是，为

AIS D 级。

[注意：评估损伤平面以下运动残留的范围，用于区分 AIS B 级和 AIS C 级时，使用身体每侧的运动平面；而区分 AIS C 级和 AIS D 级时（根据肌力 ≥ 3 级的关键肌所占的比例），使用神经损伤平面]。

■ 如果所有节段的感觉和运动功能均正常，为 AIS E 级。

表 10.9　影响国际标准检实施和结果解释的情况	
情况	解决方案
幼儿	– 基于 ISNCSCI 的神经系统检查不适用于年龄小于 4 岁的患儿，不应该尝试对其进行检查
	– 可尝试对年龄大于 5 岁的患儿进行单个部分检查（如肛门直肠检查或针刺觉检查），但对于年龄小于 10 岁的患儿可能很难完成，也很难解释其可靠性
挛缩	– 如果活动度 ≥ 正常关节活动范围的 50%，可在能获得的活动范围内按照通常使用的 0 ～ 5 级的评分对肌肉功能进行分级
	– 如果关节活动度受限至小于正常关节活动范围的 50%，无法给予数字评级，应记录为无法检查（NT）
可能存在脊柱不稳	– 在对怀疑为 T8 平面以下急性创伤性损伤的患者进行体格检查时，不允许髋关节屈曲超过 90°，因为其对腰椎施加的后凸应力会增加。此时应该通过单侧等长收缩进行检查，这样对侧髋关节可保持伸展，稳定骨盆
	– 在可能存在颈椎不稳定的情况下，应该避免肩关节屈曲或外展超过 90°，或肩关节抗阻运动
	– 进行肛门直肠检查时，如果存在脊柱不稳定但没有充分的矫形稳定性，患者应该向其一侧进行轴向翻身（因此脊柱不产生扭转），或者可以在仰卧位进行简化的检查
急性期合并损伤（如脑损伤、臂丛神经损伤和肢体骨折）	– 当合并损伤而影响体格检查时，仍应该尽可能准确地判定神经损伤平面。但是，应该将获得感觉和运动评分和损伤分级推迟至随后的体格检查

表 10.10　美国脊柱损伤学会（ASIA）损伤分级		
分级	类别	定义
A	完全性	S4—5 节段无感觉和运动功能保留
B	感觉不完全性	在神经损伤平面以下，包括 S4—S5 节段保留感觉功能，但无运动功能；并且身体两侧运动平面以下距离超过 3 个节段无运动功能保留
C	运动不完全性[a]	在神经损伤平面以下保留运动功能，并且神经损伤平面以下超过一半关键肌的肌力小于 3 级（0 ~ 2 级）
D	运动不完全性[a]	在神经损伤平面以下保留运动功能，并且神经损伤平面以下至少一半（一半或以上）关键肌的肌力 ≥ 3 级
E	正常	感觉和运动功能均正常，并且患者之前存在神经功能缺陷

[a] 对评级为 C 级或 D 级的患者，即运动不完全性损伤，其必须具有下列情况之一：①随意肛门括约肌收缩；或②骶部感觉残留（S4—S5 皮节存在感觉或直肠深压觉），并且在身体同侧运动平面以下距离超过 3 个节段保留运动功能。即使运动平面以下超过 3 个节段的非关键肌功能，也可用于判定运动不完全性损伤（区分 AIS B 级与 C 级）。

注意：评估损伤平面以下运动残留的范围，用于区分 AIS B 级和 AIS C 级时，使用身体每侧的运动平面；而区分 AIS C 级和 AIS D 级时（根据肌力 ≥ 3 级的关键肌所占的比例），使用神经损伤平面。

（注意：AIS E 级用于已记录为脊髓损伤的患者在随访检查时恢复正常功能的情况。如果最初的检查没有发现缺陷，患者为神经功能未受损，则 ASIA 损伤分级不适用）。

难点与展望

脊髓损伤分类标准自建立以来的明确目的是促进工作于脊髓损伤一线的临床医生与研究人员之间的准确沟通。这一点始终没有改变。但是，分类标准并不总是一成不变的，而是在数年间进行了多次调整、修订和补充说明。

编写本书时，能够获得的最近期的标准是 2011 年修订的标准。2013 年，提供了 ISNCSCI 工作表的更新版本。新版工作表将非关键肌功能列为选查项目，用于判定运动平面以区分 AIS B 级和 AIS C 级（图 10.1 及表 10.6）。表 10.11 总结了 2011 年版标准修订和 2013 年工作表更新中做出的主要变化。

我们预计国际标准在未来的修订和更新中将会继续有更多的变化和改进。

表 10.11　ISNCSCI 和相关体格检查工作表近期进行的修订和更新

- 使用术语直肠深压觉（deep anal pressure，DAP）替代直肠深感觉。新的术语将会强化检查者用拇指远端和示指对肛门直肠壁施加压力这一技术，而不是其他更用力的方法

- 已明确如果 C2 感觉异常而面部感觉正常，感觉平面应定为 C1（临床医生与研究人员之间保持一致）

- 已明确对 S4—5 存在轻触觉或针刺觉的患者，直肠深压觉不再是必查项目

- 已将神经学完全性损伤（AIS A 级）患者部分保留区的定义进行修订。具体而言，用于判定部分保留区节段的方式变化为在神经学完全性损伤患者中包括"身体两侧感觉平面和运动平面远端仍保留部分神经支配的皮节和肌节"。在前一版的 ISNCSCI 中，部分保留区通过神经损伤平面判定。这一区别在讨论部分保留区残留的节段时具有重要意义

- 更加详细地描述了运动和感觉检查，包括用于 4 级和 5 级肌力检查的特定体位（表 10.3 及 10.4）

- 对工作表中的部分图例进行了更新，调整了工作表，使其更易于使用。例如，2013 年版的工作表将身体右侧的运动和感觉功能放在工作表的左侧 1/2，将身体左侧的运动和感觉功能放在工作表的右侧 1/2（替代之前版本，即将身体两侧的运动功能放在工作表的左侧 1/2，感觉功能在右侧 1/2）

- 2013 年版工作表的背面列出了 C5—T1 和 L2—S1 神经根平面的非关键肌功能，作为判定运动平面用以区分 AIS B 级和 AIS C 级的选查项目（图 10.1）

推荐阅读

American Spinal Injury Association: *International Standards for Neurological and Functional Classification of Spinal Cord Injury, Revised 2011*. Atlanta, GA.

Marino RJ, Jones L, Kirshblum S, Tal J, Dasgupta A. Reliability and repeatability of the motor and sensory examination of the international standards for neurological classification of spinal cord injury. *J Spinal Cord Med*. 2008;31:166-170.

Zariffa J, Kramer JL, Jones LA, et al. Sacral sparing in SCI: beyond the S4-S5 and anorectal examination. *Spine J*. 2012;12(5):389-400.

第十一章 儿童创伤性脊髓损伤

基本原则

本章的重点是突出儿童创伤性脊髓损伤的特有表现。其他儿童脊髓疾病，如包括脊髓脊膜膨出在内的发育性疾病（见第二十二章），将在其他章节讨论。

儿童和青少年脊髓损伤的许多方面与成人相似，但是也有许多独特的差异，影响儿童脊髓损伤的评估和治疗（表 11.1）。

表 11.1 与成人相比，儿童脊髓损伤的特有表现	
病因	■ 虽然交通事故是成人最常见的损伤原因，但也有一些独特的儿童损伤原因，如安全带受伤、出生伤害或虐待儿童
性别分布	■ 在 3 岁以下男女比例相等，3 岁以上男性占所占比例逐渐增加（与成人的 80% 左右是男性不同）
损伤的神经学分类	■ 完全性截瘫多见于 10 岁以下儿童（约 2/3 为截瘫，2/3 为完全性脊髓损伤）
	■ 高位颈椎损伤常见于 0 ～ 2 岁婴儿（头部相对较大，颈部肌肉发育不良）
病理生理学	■ 在儿童脊柱弹性增加，脊髓的柔韧性较低。椎体解剖结构的差异导致对韧带施加更大的阻力。这些因素导致无放射学损伤的骨髓损伤的比例增加
	■ 迟发性神经系统异常可能在儿童中更常见

临床评估	■ 引起幼儿颈部不适的病史可能会带来困难，神经系统体格检查可能不太可靠。这些因素对排除颈椎损伤带来了挑战
影像学	■ 无放射学损伤的脊髓损伤的发生率较高（尽管在 MRI 上经常可以观察到异常）
	■ 儿童中的正常表现（如椎体正常的前部楔形构造，寰椎未见前部骨化，寰椎距牙齿间隙 3 ~ 4.5 mm），在成人可被认为是病理表现，可导致对 X 线平片的误读
转运和固定	■ 考虑到 8 岁以下儿童的头部尺寸比例较大，需要使用带枕部凹槽的背板（或肩部下放置填充物，以抬高躯干），并保持脊柱中立位对线
	■ 儿童使用 Halo 支架固定时，由于颅骨较薄，需要更多的固定针进行固定，以减少扭矩和固定针压力
并发症	■ 脊柱侧凸、髋关节不稳和肢体生长问题，在骨骼发育尚未成熟的年龄小于 8 ~ 10 岁的脊髓损伤患儿中常见
	■ 在损伤后的最初 3 个月，制动性高钙血症在青少年男性患者中尤其常见
	■ 乳胶过敏常见，可能与初次接触时的年龄小和长期接触有关
	■ 静脉血栓栓塞在 12 岁以下的儿童中较少见
心理问题	■ 与每个年龄发展阶段相关的独特问题，如上学、青春期以及向成年的过渡
康复治疗	■ 需要基于发展的目标，在每个发展阶段对不断变化的需求做出积极的反应
	■ 特别需要家庭和学校参与康复治疗团队
	■ 将娱乐和游戏纳入康复计划尤为重要

病因

与成人一样，机动车交通事故是造成儿童脊髓损伤的最常见原因，其次是暴力和体育运动。暴力所致的损伤在青春期增加，特别是在西班牙裔和黑人青年中。行为差异和风险暴露是造成儿童和成人脊柱损伤病因学差异的部分原因。第五章讨论了预防脊髓损伤的具体措施，包括特别适用于儿童的措施。

儿童脊髓损伤的一些独特的病因包括：

*安全带损伤：*这在体重 40 ~ 60 磅的儿童中最常见。膝盖安全带可在撞击过程中作为一个支点，造成对腰椎中部的屈曲分离应力。这通常与儿童没有使用助推器座椅有关。因为儿童太矮，没有助推器座椅，就不能坐稳，而且安全带也不合适。脊髓损伤可伴有腹部挫伤或腹腔内出血。椎体损伤最常发生在 L2—L4。典型的损伤为贯穿椎体及后部结构的横行骨折（Chance 骨折）。25% ~ 30% 的脊髓损伤患者没有放射学异常（SCI without radiological abnormalities，SCIWORA）。预防措施包括为 4 ~ 8 岁儿童（以及身高不超过 4 英尺 9 英寸的儿童）适当固定助推器座椅，并正确放置安全带。

*出生伤害：*新生儿脊髓损伤的发生率为 1/60 000 例。上颈椎损伤发生在分娩时的扭转损伤（例如，在困难的产钳分娩时），而下颈椎和（或）上胸椎损伤发生在臀位分娩时。可能有伴随损伤（臂丛损伤或缺氧性脑损伤）。

*虐待儿童：*与非意外创伤相关的脊柱损伤通常是摇晃婴儿或幼儿导致的。如果没有临床表现，脊柱损伤可能被忽视。椎体和终板前部更易发生与过屈损伤相符合的损伤。

儿童脊髓损伤的其他相关疾病包括伴有寰枢椎不稳定的唐氏综合征、幼年类风湿关节炎和骨骼发育异常。

流行病学

在美国，3% ~ 5% 的脊髓损伤发生在 15 岁以下的儿童。在 3 岁以下幼儿中脊髓损伤的男女比例相等。随年龄增加，男性所占比例逐渐增加。

年龄小于 8 ~ 10 岁的儿童比成人更可能出现截瘫和完全性损伤。

婴儿和 0 ~ 2 岁的幼儿发生高位颈椎（C1—C4）的损伤比例更高，这可能与不成比例的头部过大和颈部肌肉发育不全有关（见下文）。

病理生理学

儿童存在相对的头颈比例失调。在婴儿头部的平均重量占身体重量的 25%，而在成人中这一比例为 10%。加之，婴儿颈椎肌肉系统发育不良，使其颈椎处于机械上的劣势，这也是婴儿高位颈椎损伤发生率相对较高的原因。

在儿童脊柱的弹性增加，脊髓的柔韧性较低，以及椎体解剖结构的差异（如椎体的前部呈楔形方向，关节突关节呈水平方向，以及椎体上没有钩突），导致施加到韧带而不是骨骼更大的阻力。这有助于解释儿童中 SCIWORA 的高发病率。据报道，超过 60% 的脊髓损伤发生于 5 岁以下的儿童。SCIWORA 通常发生在颈髓，最常见的是在 C5—C8 水平。

迟发性神经异常在儿童中更常见，包括患有 SCIWORA 的儿童。可能的因素包括反复创伤的隐匿性损伤、脊髓肿胀或创伤后根动脉阻塞。

儿童脊髓损伤的合并症和并发症

像对成人的影响一样，脊髓损伤影响儿童的每个身体系统，包括膀胱和肠道功能障碍、自主神经和心血管功能障碍、呼吸问题、代谢问题、压疮和痉挛。

某些并发症在儿童中更为常见。脊柱侧凸、髋关节不稳和瘫痪肢体生长受损在骨骼发育尚未成熟的年龄小于 8 ～ 10 岁的脊髓损伤患儿中常见。对于患有四肢瘫和相关体温调节问题的幼儿和婴儿，由于其体表面积相对较大，并且沟通和解决问题的能力较差，特别容易受到环境极端温度的影响。可能发生乳胶过敏，这可能是由于经常接触含有乳胶的医疗设备或用品所致。初次接触的年龄小和接触时间长均是危险因素。受伤后最初 3 个月高钙血症在青春期男性中尤为常见，是由于高骨转换率所致（第三十九 B 章表 39B.1）。

临床思路

评估

病史和体格检查

对儿童脊柱损伤的临床评估可能会带来特殊的挑战。引起幼儿颈部不适的病史可能会带来困难。

应该按照脊髓损伤神经学分类国际标准进行脊髓损伤的神经学评估分类，但是神经系统体格检查在儿童中可能不太可靠，也难以解释，并且对 4 岁以下的儿童无效。某些检查内容（肛门直肠检查和针刺觉检查）在 10 岁以下的儿童中往往很难完成和进行解释。在评估运动功能时，重要的是要考虑到儿童的正常肌力不同于年龄更大的青少年或成年人。

因为这些原因，在儿童中除外颈椎损伤可能会特别困难。

影像学检查

在评估儿童的脊柱 X 线平片时需要考虑一些特殊因素。儿童中的正常表现（如椎体正常的前部楔形构造，寰椎未见前部骨化，寰椎距牙齿间隙 3 ～ 4.5 mm），在成人可被认为是病理表现，可导致对儿童 X 线平片阅读不熟悉医生的误读。

如前所述，在儿童中有很高的 SCIWORA 发生率，尽管在平片上观察到的情况正常，但通常可以在 MRI 上观察到异常。

治疗

儿童脊髓损伤治疗的基本原则与成人一致，但也存在一些重要的差异。

最初治疗

在院前医疗护理中，重点是复苏、气道、呼吸、循环、评估和固定，以及安全、迅速地将患者转运至最终的医疗机构。对于 8 岁以下儿童的脊柱固定，应使用儿童专用的脊柱板，在枕后有开口凹槽。将患者固定在标准的脊柱板上可能会导致颈部过度弯曲。因为与身体其他部位相比，儿童头部的尺寸相对较大。如果使用标准的脊柱板，将躯干较头部抬高 2 ~ 4 cm，在肩关节和胸部下方放置填充物，可以避免颈部过度屈曲。

手术治疗

对于成人，手术治疗的主要考虑是神经结构减压和稳定脊柱，以防止进一步的损伤。在计划手术时，重要的是需要考虑某些解剖和发育因素。脊柱融合和相关的生长停滞对脊柱的发育有重要影响，因此需要尝试限制融合节段的数目。重要的是要考虑孤立的融合对后来发展为过度后凸的影响。由于儿童的恢复能力相对较好，一些在成人需要手术固定的损伤在儿童可能只需要固定。

Halo 支架牵引即使在幼儿也是可行的。首要考虑的是避免使用过大的压力和固定针对颅骨的侵蚀。对于婴儿和幼儿的 Halo 支架，使用 8 ~ 10 个固定针，而不是像成人一样使用 4 个，并且施加更小的扭矩力。目前更常用的稳定脊柱的方法是使用热塑性材料定制构造矫形器。

康复治疗

除了适用于成人脊髓损伤患者的康复治疗原则外，儿童脊髓损伤患者的康复治疗也有一些独特的方面。必须认识到儿童在不同发育阶段的特殊需要，并纳入以发育为基础的目标（表 11.2）。

个体从婴儿期到儿童期到少年期的特殊需求各异，并持续过渡到成人期。对不同发育阶段不断变化的需求做出反应至关重要。设备的需求也会随着患儿的成长而变化。青春期的生长突增会增加脊柱侧凸发生的可能。

家庭在脊髓损伤康复中的作用至关重要，在儿童中更为重要。重要的是要对儿童脊髓损伤对家庭的影响保持敏感，并通过各种方法对父母提供支持，并让其参与和配合康复治疗。

表 11.2　年龄相关的功能发育目标	
功能目标或技能	起始年龄
站立辅助装置（如截瘫站立架）	1 ~ 1.5 岁
步行辅助装置	2 ~ 3 岁
独立轮椅移动	2 ~ 3 岁
制订肠道管理计划	2 ~ 4 岁
自我导尿的能力	5 ~ 6 岁
独立进行肠道管理计划	5 ~ 7 岁
成人水平的基础日常生活活动技能	7 岁

除了为不同年龄的脊髓损伤患者提供多学科康复服务的不同参与者和学科外，教师和儿童生活专家也是儿童康复治疗团队的重要补充成员。康复治疗工作的一个重要部分是使儿童重返最适当的学校环境。学校根据需要提供治疗和支持。与学校的持续沟通非常重要，特别是在过渡阶段。

排便和排尿训练可以从学龄前开始，此时孩子们通常要进行如厕训练。在发育到 5 ~ 6 岁时，手功能良好、坐姿平衡良好的患儿可以独立进行自我导尿。如果需要肠道护理，可以在随后不久学习插入栓剂。有时考虑通过手术对儿童进行膀胱或肠道管理。Mitrofanoff 手术是在腹壁上造瘘，通常通过脐，以方便膀胱置管。儿童排便的外科选择是 Malone 手术或顺行性可控性灌肠（antegrade continence enema，ACE），即通过造瘘（可置管的阑尾造口术），允许顺行使用灌肠剂来排便。

儿童康复通常将娱乐和游戏作为重要组成部分。进行适应性体育运动是非常有益的。

社会心理因素

由于脊髓损伤后活动受限，导致以适合发育的方式探索环境的能力下降，可能会对社会心理、教育或职业产生重大影响。同龄人的影响在学生时代变得尤为显著。在青春期孩子可能会尤其动荡不安，可能会出现愤怒或逆反情绪，也可能出现外表和人际关系问题。在这个阶段，支持团体和性咨询均很重要。

持续医疗管理和持续护理

将一般儿科和健康护理纳入医疗管理非常重要。除了一般的免疫接种计划外，肺炎球菌和流感疫苗接种被认为可以降低肺部感染的风险。注意营养是至关重要的，既要避免营养不良，也要避免肥胖。

预防、快速识别和并发症治疗是持续管理的重要组成部分，在许多方面与成人脊髓损伤患者相似。

儿童自主神经反射异常（autonomic dysreflexia，AD）可发生于神经损伤平面为 T6 以上的脊髓损伤，与成人的病因和病理生理相似。幼儿可能不能很容易地表达头痛的症状。使用合适尺寸的袖带测量儿童血压（袖带宽度约为臂围的40%）非常重要。过大的袖带往往低估血压，过小的袖带则往往高估血压。记住儿童基线血压的发育变化非常重要。如青少年收缩压高于基线 15 ~ 20 mmHg，儿童收缩压高于基线 15 mmHg，可能是自主神经反射异常的迹象。

乳胶过敏可能是由于经常接触含有乳胶的医疗设备或用品所致。初次接触的年龄小和接触时间长均是危险因素。临床特征包括荨麻疹、血管性水肿、喘息和过敏反应。术中反应（如接触乳胶手套）可能由于手术部位皮肤覆盖铺巾而不会出现，并可能表现为过敏反应、不明原因的低血压和心动过速。病史（如接触气球产生皮疹，或对某些水果过敏）可能提供线索。皮肤试验有助于诊断。预防措施包括保持无乳胶的环境，使用医疗警报识别，以及随时获得可自动注射的肾上腺素（EpiPen），以备紧急时使用。

如果脊髓损伤发生在骨骼成熟之前，脊柱侧凸非常常见，有很大比例需要手术矫正。建议在青春期前每 6 个月及之后每年一次拍摄脊柱 X 线片以监测脊柱侧凸。问题包括骨盆倾斜和坐位上肢功能降低、压疮、疼痛、胃肠和心血管功能障碍。

■ 预防性胸腰骶矫形器（thoracolumbosacral orthosis，TLSO）可能会延迟角度小于 20° 侧凸患者的手术需求（但是可能会影响活动和自我护理）。

对 10 岁以上儿童，侧凸角度大于 40° 的需要手术矫正。在年龄较小的儿童，即使侧凸角度高达 80°，如果存在柔韧性且使用 TLSO 角度减小，可以进行保守治疗，否则需要手术。

髋关节不稳定（半脱位、脱位或挛缩）在 8 ~ 10 岁以下的脊髓损伤患儿中常见。为了改善功能，或存在并发症（压疮、痉挛和自主神经反射异常）时可能需要手术矫正。预防措施包括软组织牵伸、痉挛管理和使用预防性（外展）支具。

在向成年过渡时需要多方面的规划和整合，包括独立生活、就业、经济独立、社会参与以及成年后的持续健康医疗护理。

难点与展望

需要更多的前瞻性研究来更好地描述儿童脊髓损伤手术减压的最佳时机和适应证。尚需要进一步研究 SCIWORA 的病因和治疗方案。纵向研究将有助于确定儿童神经系统恢复的自然史。

脊髓损伤儿童向成人期的过渡是一个研究相对较少、需要进一步研究的领域。

推荐阅读

Calhoun CL, Schottler J, Vogel LC. Recommendations for mobility in children with spinal cord injury. *Top Spinal Cord Inj Rehabil.* 2013;19(2):142-151.

Mulcahey MJ, Gaughan JP, Betz RR, Samdani AF, Barakat N, Hunter LN. Neuromuscular scoliosis in children with spinal cord injury. *Top Spinal Cord Inj Rehabil.* 2013;19(2):96-103.

Parent S, Dimar J, Dekutoski M, Roy-Beaudry M. Unique features of pediatric spinal cord injury. *Spine (Phila Pa 1976).* 2010;35(21 suppl):S202-S208.

ParentS, Mac-Thiong JM, Roy-Beaudry M, Sosa JF, Labelle H. Spinal cord injury in the pediatric population: a systematic review of the literature. *J Neurotrauma.* 2011;28(8):1515-1524.

Rozzelle CJ, Aarabi B, Dhall SS, et al. Management of pediatric cervical spine and spinal cord injuries. *Neurosurgery.* 2013;72(suppl 2):205-226.

Vogel L, Samdani A, Chafetz R, Gaughan J, Betz R, Mulcahey MJ. Intra rater agreement of the anorectal exam and classification of injury severity in children with spinal cord injury. *Spinal Cord.* 2009;47:687-691.

Vogel LC, Betz RR, Mulcahey MJ. Spinal cord injuries in children and adolescents. *Handb Clin Neurol.* 2012;109:131-148.

第三篇
非创伤性脊髓病变

第十二章　非创伤性脊髓病变：概述与治疗途径

基本原则

累及脊髓的非创伤性病变多种多样（表 12.1）。在美国及其他发达国家，非创伤性脊髓病变最常见的类型为脊柱退行性疾病，其次为脊柱肿瘤。而在许多发展中国家，包括结核和 HIV 在内的感染是非创伤性脊髓病变的主要病因。

在过去的数十年中，除个别情况以外，针对创伤性脊髓损伤患者的医疗服务体系已经不断发展，而针对非创伤性脊髓病变的评估及管理的医疗服务体系尚未能很好地建立。尽管这类疾病的总体发病率相对较高，但尚未得到充分研究。

不过，目前各脊髓损伤中心报道的过去数年来非创伤性脊髓损伤患者的收治比例正在不断升高，因此，需要对这类疾病有更加全面的研究和认识。

创伤性和非创伤性脊髓损伤在临床表现、结局、并发症和管理上具有很多共同点。不过，两者之间也有一些显著的不同之处（表12.2）。

表 12.1 非创伤性脊髓病变的原因

1. 强直或退变

   a. 脊髓型颈椎病

   b. 腰椎管狭窄或椎间盘相关的马尾综合征

2. 肿瘤

   a. 脊柱转移瘤

   b. 原发性脊柱肿瘤

3. 血管

   a. 缺血性

   b. 出血性

4. 感染（细菌、病毒、支原体和寄生虫）

5. 炎症

   a. 多发性硬化

   b. 急性横贯性脊髓炎、急性播散性脑脊髓炎（acute disseminated encephalomyelitis，ADEM）

   c. 视神经脊髓炎

   d. 结缔组织病

      i. 系统性红斑狼疮

      ii. 干燥综合征

      iii. 结节病

      iv. 血管炎

   e. 蛛网膜炎

6. 代谢或营养

   a. 维生素 B_{12} 缺乏（亚急性联合变性）

   b. 铜缺乏

7. 中毒或环境因素

   a. 化学物质

   b. 辐射

 c. 电

 d. 光

 e. 减压病

8. 发育和遗传问题

 a. 脊髓空洞症（常伴有 Chiari 畸形）

 b. 脊髓脊膜膨出

 c. 脊髓栓系综合征

 d. 遗传性代谢性疾病

 e. 脊髓小脑变性

 f. 遗传性痉挛性截瘫

 g. 脊肌萎缩症

9. 运动神经元病或肌萎缩侧索硬化

表 12.2　非创伤性与创伤性脊髓病变的特点

	创伤性	非创伤性
发病年龄	较年轻（但在老年人群中的发病率逐渐升高）	取决于具体病因，但整体年龄偏大
性别比例	男性 80%，女性 20%	女性比例更高
神经平面	四肢瘫或截瘫	截瘫更常见
损伤完全性	完全性或不完全性	不完全性损伤更常见
神经系统检查和分类	以《脊髓损伤神经学分类国际标准》（ISNCSCI）为依据	尽管以 ISNCSCI 为基础的体格检查可以用于部分非创伤性脊髓病变，但对于另一些情况则并不适用，如多发性硬化（横贯性脊髓炎例外）或肌萎缩侧索硬化
合并症	年龄越小，合并症越少	年龄相关的合并症患病率更高，可能对疾病管理和预后产生影响

	创伤性	非创伤性
并发症	多种并发症，可累及所有器官系统	有许多与创伤性脊髓损伤相同的并发症，但报道的自主神经反射异常、体位性低血压、静脉血栓栓塞性疾病和肺炎患病率相对较低

临床思路

评估

评估方法的选择因临床表现和实际情况而定。

通常首先进行的是排除可以治疗的脊髓压迫（表 12.3）。颈背部疼痛、膀胱功能异常和感觉症状通常伴随或先于硬膜外压迫导致的瘫痪而出现。针对临床可疑部位进行钆增强 MRI 扫描通常是首选的辅助检查。

表 12.3　压迫性脊髓病变的原因
创伤后
硬膜外、硬膜下或髓内肿瘤
硬膜外脓肿
出血
颈椎病、椎管狭窄
中央型椎间盘突出、半脱位或脱位

一旦排除了脊髓压迫，通常需要进一步检查，以明确急性脊髓病变的原因，包括实验室检查和腰椎穿刺（表 12.4）。

表 12.4　急性横贯性脊髓病的评估	
需要评估的原因或病因	辅助检查
压迫性因素（表 12.3）	脊柱影像学，MRI 平扫和增强扫描
鞘内炎症或感染	脑脊液检查，包括细胞计数、蛋白质、葡萄糖、IgG 指数或合成率、寡克隆带、性病实验室检查（venereal disease research laboratory，VDRL）、革兰氏染色、抗酸染色、印度墨汁染色，以及 PCR 病毒检测，包柔氏螺旋体、支原体、衣原体抗体、病毒、细菌、分枝杆菌及真菌培养
感染性因素	血液感染指标检测，如 HIV、梅毒快速血浆反应素、肠道病毒抗体，以及腮腺炎病毒、麻疹病毒和风疹病毒抗体
免疫介导因素	红细胞沉降率（erythrocyte sedimentation rate，ESR）、抗核抗体（antinuclear antibodies，ANA）、双链 DNA（double-stranded DNA，dsDNA）、类风湿因子、补体水平、抗磷脂抗体及抗心磷脂抗体
	怀疑干燥综合征时，进行泪液分泌试验、唾液腺闪烁显像、唾液腺或泪腺活检
	患有结节病时进行以下检查：进行血清血管紧张素转换酶、血清钙、24 h 尿钙、X 线胸片、胸部 CT、全身镓扫描以及淋巴结活检
脱髓鞘疾病	颅脑 MRI、诱发电位和寡克隆带
血管性因素	CT 脊髓造影和脊髓血管成像

尽管以 ISNCSCI 为基础的评估和分级可以用于存在神经平面的部分非创伤性脊髓病变，但对于诸如多发性硬化（除存在明确的感觉平面的横贯性脊髓炎以外）或肌萎缩侧索硬化等疾病，则不适用这一标准。

治疗

治疗方式取决于潜在病因、相关神经损害和功能受限情况。

非创伤性脊髓病变可以导致许多与创伤性脊髓损伤相同的并发症，包括皮肤、肠道和膀胱功能障碍。不过，据报道部分并发症的发生率明显低于创伤性脊髓损伤，包括自主神经反射异常、直立性低血压、静脉血栓栓塞性疾病和肺炎。非创伤性脊髓病变的神经平面相对较低和损伤更不完全可能是造成这些差异的原因。

难点与展望

针对非创伤性脊髓病变的评估及管理的医疗服务体系尚未能很好地建立，因而对这类疾病尚未得到充分的研究。

推荐阅读

McKinley WO. Nontraumatic spinal cord injury/disease: etiologies and outcomes. *Top Spinal Cord Inj Rehabil.* 2008;14(2):1-9.

McKinley WO, Seel RT, Hardman JT. Nontraumatic spinal cord injury: incidence, epidemiology, and functional outcome. *Arch Phys Med Rehabil.* 1999;80(6):619-623.

New PW, Cripps RA, Bonne Lee B. Global maps of non-traumatic spinal cord injury epidemiology: towards a living data repository. *Spinal Cord.* 2013 Jan 15. Epub 2013 Jan 15.

第十三章　脊髓型颈椎病

基本原则

脊髓型颈椎病（cervical spondylotic myelopathy，CSM）是由各种因素导致的脊髓损害，可以是创伤性压迫和异常运动造成的直接损伤，也可以是动脉受压、静脉淤滞或其他以颈椎关节僵硬为特点的退行性改变导致缺血的间接损伤。

C3—C7 水平的椎管前后径平均值约为 17 mm。其中脊髓所需的空间平均为 10 mm。当椎管矢状径少于 10 mm 时为椎管绝对狭窄，矢状径在 10 ~ 13 mm 时为相对狭窄。

病因

颈椎病是由颈椎的退行性改变所致，包括椎间关节、椎间盘、韧带和结缔组织的退行性变。

先天性椎管狭窄使轻微创伤或早期退行性改变即可导致脊髓病变。

较少见的病因包括后纵韧带骨化，这一情况在亚裔或日本人群中的发生率明显增高。

流行病学

脊髓型脊椎病是北美地区 55 岁以上人群脊髓功能障碍的最常见原因。男性受累多于女性。

最常累及的节段是活动度较大的节段：C5—C6、C6—C7 及 C4—C5。

60 岁以上的患者通常存在多个节段的病变。

病理生理学

静态和动态因素均在脊髓型颈椎病的发病机制中起作用。

静态因素

静态因素包括以下因素导致的椎管变窄：椎间盘退变导致其高度降低，矢状径增宽，椎间盘膨出，以及椎体终板的反应性增生和骨赘形成。骨赘从钩突和关节面突出，关节囊和黄韧带增生肥厚。

动态因素

动态因素也可能影响椎管的直径。颈椎过伸时黄韧带向椎管方向膨出，退变的椎间盘也会向后方膨出，使脊髓周围的空间减少。如果存在矢状位序列上的后凸，则颈椎前屈时虽然椎管直径变宽，但脊髓仍会被僵直的前方结构压迫。随着受累脊柱节段因强直性改变而变得僵硬，邻近节段可能出现相对过度活动甚至半脱位，从而对脊髓产生撞击。

病理改变

脊髓型颈椎病的脊髓病理学表现包括灰质及白质结构破坏，伴有上行性或下行性脱髓鞘。前角结构通常会得到相对保留。

神经结构受到的直接机械性压迫和神经缺血对病理改变的影响程度尚不清楚。随着压迫的进展，脊髓前动脉在脊髓内的终末分支血流可能会被阻断。

颈椎病引起的继发性脊髓损伤可能与多种机制相关，包括谷氨酸毒性、自由基介导的细胞损伤及凋亡等。

病程

脊髓型颈椎病的自然史具有高度变异性，目前尚未得到明确的界定。典型变现为隐匿起病，但也可急性起病，如跌倒引起的过伸损伤。

部分患者表现为良性病程，神经功能可改善，但完全恢复正常并不常见。不过，大部分患者不会出现自发恢复，而是随着时间推移神经症状逐渐加重。神经功能渐进性恶化并间断出现相对静止的稳定时期是常见的发展过程。少数患者表现为缓慢持续进展。

预后指示因素

预后良好的指示因素包括症状持续时间少于 1 年，发病时脊髓症状较轻，以及初次发病时年龄较小等。运动功能症状通常更容易进展，与感觉症状相比更难以恢复。

相关疾病和并发症

脊髓型颈椎病通常合并有神经根型颈椎病。估计有超过 5% 的脊髓型颈椎病患者同时存在腰椎管狭窄，使评估和诊断更为复杂。脊髓型颈椎病患者即使受到相对较轻微的过伸损伤（如跌倒），也可能出现以中央索综合征为表现的急性脊髓压迫症状。

临床思路

评估
病史

由于脊髓功能障碍的程度和持续时间不同，患者的表现可以从没有明显症状到严重残疾。脊髓型颈椎病患者的症状和体征多种多样。

早期症状包括手灵活性变差，腿部僵硬、动作不协调和（或）乏力导致的平衡和步态的轻微改变。患者可以表现为反复跌倒。初始的感觉症状主诉通常以上肢为主。

膀胱或肠道功能改变相对少见。但一旦出现，提示病变程度较严重。

同时存在的神经根症状如枕部头痛、颈部和（或）上肢疼痛等较为常见。

体格检查

痉挛性截瘫是反映皮质脊髓束早期受累的典型表现。

病理反射如霍夫曼征、巴宾斯基征，以及下肢肌肉牵张反射活跃和阵挛均提示脊髓受压。下颌反射正常有助于鉴别脊髓型颈椎病和颅内病变。如果同时存在腰椎管狭窄，则有可能掩盖下肢反射活跃的表现。

上运动神经元体征和下运动神经元体征可以同时存在，如脊髓或神经根受压节段对应的上肢反射减低和肌束震颤（如C5—6受压引起肩带肌萎缩和肌束震颤，或C8—T1受压引起手内在肌萎缩）。

感觉改变因脊髓受压的位置和程度而异。振动觉和本体感觉改变常见。后索功能障碍可以导致共济失调、龙贝格征阳性以及宽基底步态。

过伸伤导致中央索综合征的脊髓型颈椎病患者典型表现为上肢无力程度明显比下肢重，而骶部感觉相对保留。

颈椎关节活动度受限反映的是潜在的关节强直。患者可以在颈部前屈时出现 L'hermittes 现象，其特点为向脊柱和四肢放射的短暂电击样感觉。

损伤程度和功能的评估

测力计评估握力、10 s 踏步试验及 10 s 握拳 - 展开试验是评估损伤程度的有效方法，也是反映自然病史和治疗效果的有用工具。健康受试者 10 s 踏步试验及 10 s 握拳 - 展开试验应分别在 15 次和 20 次以上。

包括步速变化在内的步态分析是监测治疗效果的有效方法。

评估脊髓型颈椎病的量表包括改良日本骨科学会（modified Japanese Orthopedic Association，mJOA）量表，其中包含评估上下肢运动及感觉功能和膀胱功能的条目。脊髓病功能障碍指数（myelopathy disability index，MDI）是另一种评估常因脊髓型颈椎病而受到影响的各种日常生活活动的量表。

诊断性检查

影像学检查

影像学检查是诊断的关键。怀疑脊髓型颈椎病者应检查前后位、侧位及斜位平片。

强直性改变如椎间隙变窄、骨赘形成和滑脱也是常见的表现（不过阅片时应考虑到即使不存在脊髓型颈椎病，随着年龄增长，这类改变也较常见）。注意是否存在节段性或整段腰椎前凸角度的减少。

椎管绝对矢状径是测量从椎体后缘中点到棘突椎板线的距离。C3 至 C7 节段椎管矢状径 ≤ 13 mm 时为狭窄。但绝对矢状径的测量受到平片放大倍数的影响。在标准侧位片上，椎管矢状径与椎体中位直径的比值（Torg-Pavlov 比值）≤ 0.8 也可以视为椎管狭窄的证据（表 13.1）。计算这一比值可以避免不同平片之间放大倍数差异的影响，从而提供了通用的可比较的数值。尽管有研究提示了一定程度的相关性，但 Torg-Pavlov 比值在临床上预测创伤事件后发生脊髓损伤的相对风险的作用尚未得到明确结论。

侧位屈伸平片可以评估活动度和稳定性。

MRI 是评估软组织和神经结构的有用工具。需要评估脊髓型颈椎病对脊髓直径和形状的影响。据研究报道，脊髓型颈椎病的临床严重程度与 T2 加权像上的局灶性高信号影具有相对较好的相关性。CT 脊髓成像的作用有限，但可以提供关于骨骼立体结构和狭窄的骨性结构的细节信息。

表 13.1 Torg-Pavlov 比值
在常规侧位平片上测量
测量：
a. 椎管矢状径（从椎体后缘中点至棘突椎板线的最短距离）
b. 椎体矢状径（椎体前后缘中点之间的距离）
a/b 比值＜ 0.8 认为存在明显的颈椎管狭窄（正常的 a/b 比值约为 1.0）
用这一比值代替椎管绝对矢状径可以避免不同平片之间放大倍数差异的影响
局限性：
被认为高度灵敏，但预测价值较低
无法反映椎间盘周围区域的强直性改变以及软组织对椎管变窄的影响
独立预测创伤后脊髓病的临床相关性尚不确定
不能单独作为预防性手术治疗的指征

　　腰椎影像学检查适用于怀疑同时存在腰椎管狭窄者。

　　实验室检查主要用于在鉴别诊断时排除其他病因。

　　电诊断对于评估神经根受累有帮助，还可以排除和鉴别同时存在的其他疾病，如肌萎缩侧索硬化或神经病变。

　　在某些特定情况下诱发电位检查有助于做出诊断和判断预后，也可用于在高风险脊柱手术时进行术中监测。躯体感觉诱发电位（somatosensory evoked potential，SSEP）可以反映后索功能，但无法提供关于运动传导束的信息，也不足以精确地定位受累的脊髓节段。利用经颅磁刺激引出的运动诱发电位（motor evoked potential，MEP），可以评估运动传导束功能，已经证明其与临床表现和影像学检查具有相关性。一项针对有 MRI 表现但无临床症状的脊髓型颈椎病患者的研究结果表明，MEP 正常提示预后较好。

鉴别诊断

尽管脊髓型颈椎病是颈脊髓病变的最常见原因，但与其他多种疾病的鉴别诊断仍十分重要，包括运动神经元病、多发性硬化及其他脱髓鞘疾病、其他因素导致的脊髓功能障碍（如肿瘤、脊髓空洞症、感染、炎症及营养性脊髓病）、周围神经病及卡压性神经损伤、颅内病变和全身性因素引起的反射活跃。

重要的是，应记住这些疾病可能与脊髓型颈椎病同时存在。

治疗

本病自然病史的多变性给不同治疗选择的评估带来了挑战。公认的脊髓型颈椎病治疗指南非常有限，部分领域仍然存在争议而缺乏共识。

药物和康复治疗

对于没有严重的神经功能受损但存在脊髓受压影像学证据的患者，可以接受保守治疗并定期复查。这类患者进行手术减压的效果尚存争议。软颈托可以限制颈椎的过度活动而减少额外损伤。有研究报道使用软颈托与神经功能的改善具有相关性，不过证据有限。硬质颈托一般不宜长期佩戴。应避免高风险和高冲击性运动。非甾体抗炎药（nonsteroidal anti-inflammatory drugs，NSAIDs）可用于控制疼痛症状。

康复干预措施应根据神经症状的程度和类型而定。移动能力评估、步态训练和跌倒风险管理是针对有明显下肢神经功能受损患者的重要举措。上肢无力和手灵活性差的患者可进行日常生活能力评估和训练，并应配备合适的辅具。有证据表明，有脊髓功能障碍的脊髓型颈椎病患者通过住院康复可以使功能得到明显改善，并达到与创伤性脊髓损伤患者相似的功能结局。

并发症（尿失禁、泌尿系感染、压疮和静脉血栓栓塞性疾病）

的及时治疗和二级预防对有明显脊髓症状的患者非常重要。

手术治疗

对于神经症状进行性加重的脊髓型颈椎病患者应考虑手术减压，不过关于手术干预远期疗效和具体手术入路的循证共识仍非常有限。

前路和后路手术在脊髓型颈椎病的治疗中均有应用。选择入路依据的因素包括主要压迫性损伤的位置、是否存在脊柱不稳、脊柱序列、受累节段数以及外科医生的倾向性。前路手术包括颈前路颈椎间盘切除椎体融合术和颈椎椎体次全切术。存在颈椎后凸时通常需要进行前路手术。存在广泛椎管狭窄及多节段脊髓受压、黄韧带肥厚或存在干扰前路手术的技术性或机械性因素时，可以考虑经后路减压。单纯椎板切除术会带来手术后形成后凸畸形的风险，而其他经后路术式的这一风险较低，如椎板切除植骨融合术或椎板成形术。据报道，椎板成形术后 C5 运动神经根麻痹的发生率较高。人工椎间盘置换术与减压相结合被认为可以降低邻近节段病变的发生率，尽管初期结果较有前景，但仍需要进行更长期的随访，以证明由此带来的额外费用的价值，并发现潜在的远期并发症。

患者教育

应充分告知患者各种手术及非手术治疗选择的风险、获益和局限性，使其能够参与到自身治疗计划的知情决策中来。

实践要点

老年患者出现无法解释的轻微步态异常或发射活跃时，应常规将脊髓型颈椎病作为鉴别诊断之一。

仅有颈椎强直退变的放射学证据而未评估其他情况时，不应直接认为脊髓型颈椎病是造成神经症状的主要原因。

同时存在的腰椎管狭窄有可能掩盖下肢反射活跃等脊髓型颈椎病的典型表现，使诊断容易混淆。

难点与展望

在将来，近期出现的神经影像学技术新进展可能在脊髓型颈椎病的评估和管理中发挥重要作用。通过脊柱弥散张量成像（diffusion tensor imaging，DTI）可以分析白质纤维中细胞外水分子的运动，从而能够将脊髓进行三维重建，有助于对白质传导束损伤的严重程度进行定量评估。磁共振波谱技术（magnetic resonance spectroscopy，MRS）可以提供关于细胞生物化学和脊髓神经结构功能的代谢信息。应用脑功能核磁成像研究脊髓型颈椎病引发的皮质重构，可以为部分患者存在严重脊髓型颈椎病的放射学证据而神经症状相对较轻的现象提供解释。这一技术正在引起人们越来越浓厚的兴趣。

鉴于部分患者接受手术治疗后 MRI 上显示脊髓受压得到缓解而神经功能无明显改善的情况，对于影响脊髓功能的细胞学机制正得到越来越多的关注。目前正在尝试建立恰当的慢性脊髓损伤动物模型，用于研究从分子水平直接作用于生物学损伤的治疗靶点。

对于脊髓型颈椎病的自然史和有轻微症状患者接受保守与手术治疗的效果及远期预后，目前仍然存在争议。尚缺乏对于手术入路选择的统一共识。这些问题将需要通过随机临床试验来解决。

推荐阅读

Aebli N, Wicki AG, Rüegg TB, Petrou N, Eisenlohr H, Krebs J. The Torg-Pavlov ratio for the prediction of acute spinal cord injury after a minor trauma to the cervical spine. *Spine J.* 2013;13(6):605-612.

Edwards CC II, Riew KD, Anderson PA, Hilibrand AS, Vaccaro AF. Cervical myelopathy. Current diagnostic and treatment strategies. *Spine J.* 2003;3(1):68-81.

Ghogawala Z, Whitmore RG. Asymptomatic cervical canal stenosis: is there a risk of spinal cord injury? *Spine J*. 2013;13(6):613-614.

Karadimas SK, Erwin WM, Ely CG, Dettori JR, Fehlings MG. The pathophysiology and natural history of cervical spondylotic myelopathy. *Spine (Phila Pa 1976)*. October 15, 2013;38(22)(suppl 1):S21-S36

Klineberg E. Cervical spondylotic myelopathy: a review of the evidence. *Orthop Clin North Am*. 2010;41(2):193-202.

Matz PG, Anderson PA, Holly LT, et al. Joint Section on Disorders of the Spine and Peripheral Nerves of the American Association of Neurological Surgeons and Congress of Neurological Surgeons. The natural history of cervical spondylotic myelopathy. *J Neurosurg Spine*. 2009;11(2):104-111.

McKinley WO, Tellis AA, Cifu DX, et al. Rehabilitation outcome of individuals with nontraumatic myelopathy resulting from spinal stenosis. *J Spinal Cord Med*. 1998;21(2):131-136.

Nikolaidis I, Fouyas IP, Sandercock PA, Statham PF. Surgery for cervical radiculopathy or myelopathy. *Cochrane Database Syst Rev*. 2010;(1):CD001466.

Sabharwal S. *Cervical Spondylotic Myelopathy*. PM&R Knowledge NOW/American Academy of Physical Medicine and Rehabilitation. http://now.aapmr.org/cns/sci-disorders/Pages/Cervical-Spondylotic-Myelopathy.aspx. Published November 3, 2012. Modified June 8, 2013.

第十四章　非创伤性马尾综合征

基本原则

马尾综合征（cauda equina syndrome，CES）是由累及腰椎管内多个腰骶神经根的病变而导致，可以引起神经功能障碍。症状可以包括膀胱及肠道功能障碍、鞍区感觉受损、不同程度的下肢无力和反射改变。

病因

马尾综合征可以由脊柱创伤引起，也可以是由多种非创伤性因素所致，其中最常见的是中央型腰椎间盘突出。导致马尾综合征的腰椎间盘突出最常见部位是 L4—5 水平。其他非创伤因素包括椎管狭窄、肿瘤、血肿和脓肿，以及医源性损伤如手术中直接损伤马尾神经、手术后血肿或整脊推拿造成压迫等。

流行病学

尽管认为马尾综合征相对罕见，但其报道的发病率有很大差异，目前尚未完全明确。据估计，在接受手术治疗的腰椎间盘突出症患者中本病的发生率为 1% ~ 6%。

病理生理学

构成马尾的神经根因为相对缺少保护性结缔组织的覆盖而对机

械压迫造成的损伤尤为敏感。与有神经外膜及神经内膜覆盖的周围神经不同，马尾神经根仅有神经内膜覆盖。除了原发的压迫性损伤以外，可能还存在神经根缺血等继发损伤机制。机械性压迫还可能影响神经根的营养，导致静脉淤滞和轴浆流受阻。如果存在先天性椎管狭窄，或由于椎间盘退变、节段性后方关节退变及黄韧带肥厚导致的获得性椎管狭窄，则患者是发生马尾损伤的风险增高。

病程

本病可急性起病，症状突然发生，也可以表现为数周或数月内逐渐进展的神经功能受损。

临床思路

评估

病史

患者可以表现为急性尿潴留，伴有突然发作的腰痛和不同程度的下肢放射痛、不同程度的下肢无力和会阴区麻木（表14.1）。肠道功能紊乱可以表现为便秘或失禁，但急性起病者由于直肠感觉丧失，症状通常不明显。

也有部分患者起病更为隐匿，表现为缓慢进展的麻木、疼痛或泌尿系症状。患者的感觉受损症状可能表现为便后擦拭会阴部时发现感觉异常。患者通常不会提及膀胱功能障碍，尤其是未发生尿失禁的患者，但辅助检查有可能发现大量残余尿。

患者可以出现性功能障碍和性感觉异常，表现为阴茎感觉减退或性活动时感觉减退。

部分患者可能有腰椎间盘疾病的长期病史，伴有腰痛。先前存在腰椎管狭窄的患者通常有神经源性跛行的病史，表现为行走或久站后疼痛，休息或弯腰可缓解。

表 14.1 圆锥损伤和马尾损伤的比较 *		
临床特征	圆锥损伤	马尾损伤
疼痛	较少见	常见
症状呈对称性	多为对称	多不对称
感觉丧失	分布在鞍区，可能出现分离性痛觉和温度觉丧失	根性分布的感觉丧失，无感觉分离
肌肉牵张反射	可能保留	因受累神经根而异，通常消失
肛周反射和球海绵体反射	通常消失，但高位圆锥损伤时可能保留	通常消失
肠道和膀胱反射	通常消失，但高位圆锥损伤时可能保留	通常消失
恢复预后	较难恢复	更有可能恢复

* 由于两者的临床表现有重叠，且腰神经根和圆锥损伤常同时存在，因此临床上通常难以区分圆锥损伤和马尾损伤。单纯圆锥损伤罕见。

体格检查

需要对腰、骶神经根肌节与皮节进行详细的检查，包括会阴区轻触觉与针刺觉检查。直肠神经系统检查包括直肠深压觉和肛门外括约肌随意收缩的检查。需要检查肛周反射和球海绵体反射，以评估骶神经根的情况。运动功能检查可能发现不同程度的下肢无力和反射消失。

圆锥损伤与马尾损伤

神经系统检查结果因病变部位和圆锥马尾的相对受累程度而异（表 14.1）。典型的圆锥损伤可导致骶部皮节的感觉受损（鞍区感觉减退）、肛门括约肌松弛伴肛周反射及球海绵体反射消失，有时也可出现下肢肌力下降。根据损伤平面的不同，这类损伤可以表现为上运动神经元损伤与下运动神经元损伤体征混合出现。例如，高位圆锥损伤可能保留球海绵体反射及肛周反射，而低位圆锥损伤时则通常消失。马尾损伤更常导致双下肢非对称性、萎缩性、反射消失性瘫痪，根性分布的感觉丧失，以及括约肌功能障碍。在部分病例中，可能难以对圆锥损伤与马尾损伤进行临床鉴别。

诊断性检查

MRI 是首选的影像学检查，可以显示包括神经根、硬膜囊、韧带结构和椎间盘等在内的软组织，以及硬膜外及硬膜下血肿。

实践要点

有腰背痛或坐骨神经痛的患者出现肛周感觉改变或膀胱症状等新症状时，应急诊进行恰当的诊断影像学检查并进行必要的会诊。对于长期慢性腰痛的病例，有时患者和医生双方都容易轻视新发的症状。

正在接受抗凝治疗的患者出现膀胱症状或骶部感觉异常时，应高度怀疑血肿压迫马尾神经。与之类似，当脊柱手术后出现腰痛加重或持续存在的排尿困难时同样应高度怀疑血肿形成并及时进行检查。

治疗

通常需要及时注意相关症状。对符合指征者进行手术减压，通常包括椎板切除和（或）椎间盘切除术。非手术治疗的作用有限。减压手术不应过度拖延，目前一致认为应在确诊后 24 ~ 48 h 内进行，不过对于更为积极的干预尚未达到充分共识。有人建议当患者于夜间就诊，而当时不具备最佳手术条件时，等到次日各项设施齐备后再手术要优于立刻进行急诊手术。手术通常对技术要求很高，需首先对患者进行恰当治疗，以避免神经根的进一步损伤。术后应开始进行综合康复计划，针对遗留的神经损害症状和移动及日常生活活动方面的功能障碍进行训练，并关注神经源性膀胱、神经源性肠道和（或）性功能障碍等长期问题。

发病时存在尿失禁者提示预后较差。不伴尿潴留的不完全性马尾综合征患者的预后优于完全性损伤患者。手术后恢复时间可以持续1年以上。

难点与展望

需要对手术干预的时机和迫切性进行进一步评估。目前针对这一问题仍存在争议。部分研究认为功能结局与手术时机无关。不过，也有研究表明延迟手术可能导致运动功能障碍持续存在。马尾综合征的手术方式较多，从微创椎间盘切除术到椎板切除术、椎间盘切除术和神经根开放探查术均有应用，但仍需进一步研究，以比较这些不同手术方式的效果和预后。

推荐阅读

Fraser S, Roberts L, Murphy E. Cauda equina syndrome: a literature review of its definition and clinical presentation. *Arch Phys Med Rehabil.* 2009;90(11):1964-1968.

Hertzler DA II, DePowell JJ, Stevenson CB, Mangano FT. Tethered cord syndrome: a review of the literature from embryology to adult presentation. *Neurosurg Focus.* 2010;29(1):E1.

Lavy C, James A, Wilson-MacDonald J, Fairbank J. Cauda equina syndrome. *BMJ.* 2009;338:b936.

New PW. Cauda equina syndrome. Specialist rehabilitation. *BMJ.* 2009;338:b1725.

Spector LR, Madigan L, Rhyne A, Darden B II, Kim D. Cauda equina syndrome. *J Am Acad Orthop Surg.* 2008;16(8):471-479.

第十五章　脊柱和脊髓肿瘤

基本原则

病因和流行病学

累及脊柱和脊髓的肿瘤可以根据起源（原发性或继发性）或部位（硬膜外或硬膜内，即位于硬膜囊以外或以内）分类。硬膜内肿瘤可以进一步分为髓外或髓内（即来源于脊髓以外或脊髓内部）肿瘤。55%～60%的脊柱肿瘤位于硬膜外，35%～40%位于硬膜内髓外，5%位于髓内。

硬膜外肿瘤

转移瘤占脊柱硬膜外肿瘤的98%以上，其余的一小部分为脊柱原发肿瘤。每20例肿瘤患者中有1例会出现脊髓压迫。几乎所有类型的肿瘤均可转移至脊柱，但最常见的来源为肺、乳腺、前列腺、肾、淋巴瘤和骨髓瘤。胸椎是转移瘤最常累及的脊柱节段，只有前列腺癌更容易转移至腰椎。

硬膜内髓外肿瘤

髓外肿瘤多数为良性，绝大多数为脊膜瘤和神经纤维瘤或神经鞘瘤。脊膜瘤好发于胸髓后方或邻近枕骨大孔处，女性更多见，最常见于胸椎。神经纤维瘤及神经鞘瘤来源于神经根的施万细胞。多发的神经纤维瘤提示神经纤维瘤病可能。

硬膜内髓内肿瘤

髓内肿瘤通常包括室管膜瘤、星形胶质细胞瘤及其他（如血管母细胞瘤，偶见髓内转移瘤）。室管膜瘤更常见于成人，星形胶质细胞瘤则是儿童最常见的髓内肿瘤。室管膜瘤起源于中央管内层细胞，几乎均为良性，最常见的发生部位为颈髓或接近马尾或终丝处。星形胶质细胞瘤的侵袭性程度各异，可以从低侵袭性到高侵袭性，最常见于颈髓。

病程

硬膜外转移瘤通常为急性或亚急性起病。硬膜内肿瘤生长缓慢，多呈逐渐进展。髓内肿瘤多隐匿起病，在数周或数月内逐渐进展。

临床思路

评估

病史和体格检查

脊柱肿瘤最常见的症状为疼痛，通常为持续性疼痛，仰卧位加重，休息时更明显。可以呈局限性或放射性疼痛。

新近出现的胸椎持续性疼痛，夜间影响睡眠，咳嗽或喷嚏时加重，则提示脊柱转移瘤可能。通常有已知的原发肿瘤病史，但有约20%的病例以脊柱转移瘤为首发症状。触诊常可发现局部压痛。

神经功能障碍通常由脊髓受压和（或）局部神经根受累导致。神经症状的分布取决于病变的位置。肿瘤所在平面因脊神经后根受到刺激或压迫而产生相应节段的疼痛和感觉丧失，可以伴有相应节段的下运动神经元损伤表现。肿瘤以下平面则表现为上运动神经元损伤体征，也可出现损伤平面以下的感觉丧失和括约肌功能受累。

髓内肿瘤通常延伸至多个节段，其临床表现与脊髓空洞症相似（如分离性感觉丧失和中央索综合征）。

进行全身体格检查可以为肿瘤的来源提供线索（如转移瘤的原发部位和皮肤牛奶咖啡斑提示神经纤维瘤病）。

诊断性检查

MRI 是首选的影像学检查，可以清晰地显示肿瘤及受累结构，还可以区分肿瘤和其他占位性病变，如脓肿或血肿。标准检查包括钆增强和平扫序列。病变的位置和形状有助于识别脊柱脊髓肿瘤的类型。X 线平片和骨扫描的作用有限，有相当大比例的肿瘤无法通过此类检查识别。

一旦在 MRI 上怀疑转移瘤，应进行全脊柱扫描，以发现其他部位可能存在的无症状转移灶。如果以脊柱转移瘤为首发症状，则需要进行全面检查以发现原发肿瘤的来源，必要时需进行组织活检。

治疗

原发性脊柱肿瘤的手术切除

对于大多数髓外肿瘤（通常为良性），手术切除是首选的治疗方法。大部分病例可以治愈。对髓内肿瘤也可以进行手术切除。室管膜瘤通常界限清晰，因此容易完全切除。星形胶质细胞瘤如果未能完全切除，或组织学检查证实为恶性，则术后应进行放疗。

转移瘤所致脊髓受压的治疗

对于转移瘤所致的脊髓受压需要紧急处理，通常可应用类固醇激素（减轻水肿）和放疗。此外，一旦肿瘤性质得到明确，应立即开始进行针对性治疗。

如果没有禁忌证，对于所有存在神经症状且怀疑或确诊为硬膜外转移瘤压迫脊髓的患者均推荐使用类固醇激素。但关于类固醇激素的剂量仍缺少统一的共识。一般首剂给予 8 ~ 10 mg 地塞米松

（或等效的替代激素），随后按 16 mg/d 的剂量给药（为提高耐受性，通常分为 2 ～ 4 次给药）。完全性截瘫的患者应考虑加大首次剂量（最大推荐剂量高达 100 mg）和维持剂量，但应考虑到发生严重不良反应的风险。如运动功能障碍持续超过 12 h 且 48 h 内未见改善，通常提示预后较差。类固醇激素通常应继续低剂量维持直至放疗结束，随后在若干天内逐渐减量。影像学检查可见压迫但未出现神经症状的患者通常不需要类固醇激素治疗。

直接对产生压迫的肿瘤进行放疗是常用的治疗方法，应尽早开始进行。经典的治疗方案为 3000 cGY 治疗 15 天。椎板切除减压术较少进行，或需要与放疗结合使用。不过，随着手术技术的进步，通过手术干预（包括微创手术）控制神经症状、疼痛和脊柱不稳也成为推荐的治疗选择。有研究认为手术后结合放疗可以为部分患者带来比单纯放疗更好的功能结局，不过在进行决策时应考虑到手术并发症。

康复治疗

若干项研究表明，因肿瘤压迫脊髓导致功能障碍的患者通过住院康复治疗可以得到明显的功能改善。康复治疗的重点是针对转移、自我照护、膀胱和肠道管理（如果有相关症状）、疼痛情绪和（或）疲劳的管理。对于存活的患者，康复治疗的作用可以持续到出院以后。研究表明自我照护及转移功能可维持至出院后数月。

难点与展望

据报道，微创外科技术可以作为脊柱转移瘤的治疗方式，且疗效良好。立体定向放射手术可以将高剂量放射线作用于靶部位，同时减少正常组织受到的放射，目前作为脊柱转移瘤的潜在治疗选择正在不断探索。

推荐阅读

Fattal C, Fabbro M, Gelis A, Bauchet L. Metastatic paraplegia and vital prognosis: perspectives and limitations for rehabilitation care. Part 1. *Arch Phys Med Rehabil*. 2011;92(1): 125-133. Doi: 10.1016/j.apmr.2010.09.017.

Fattal C, Fabbro M, Rouays-Mabit H, Verollet C, Bauchet L. Metastatic paraplegia and functional outcomes: perspectives and limitations for rehabilitation care. Part 2. *Arch Phys Med Rehabil*. 2011;92(1):134-145.

Huang ME, Sliwa JA. Inpatient rehabilitation of patients with cancer: efficacy and treatment considerations. *PM R*. 2011;3(8):746-757.

Loblaw DA, Mitera G, Ford M, Laperriere NJ. A 2011 updated systematic review and clinical practice guideline for the management of malignant extradural spinal cord compression. *Int J Radiat Oncol Biol Phys*. 2012;84(2):312-317. Doi: 10.1016/j.ijrobp.2012.01.014.

Mechtler LL, Nandigam K. Spinal cord tumors: new views and future directions. *Neurol Clin*. 2013;31(1):241-268. Doi: 10.1016/j.ncl.2012.09.011.

Raj VS, Lofton L. Rehabilitation and treatment of spinal cord tumors. *J Spinal Cord Med*. 2013;36(1):4-11. Doi: 10.1179/2045772312Y.0000000015.

Thakur NA, Daniels AH, Schiller J, et al. Benign tumors of the spine. *J Am Acad Orthop Surg*. 2012;20(11):715-724. Doi: 10.5435/JAAOS-20-11-715.

Wald JT. Imaging of spine neoplasm. *Radiol Clin North Am*. 2012;50(4):749-776. Doi: 10.1016/j.rcl.2012.04.002.

Waters JD, Peran EM, Ciacci J. Malignancies of the spinal cord. *Adv Exp Med Biol*. 2012; 760:101-113.

Zairi F, Marinho P, Bouras A, Allaoui M, Assaker R. Recent concepts in the management of thoracolumbar spine metastasis. *J Neurosurg Sci*. 2013;57(1):45-54.

第十六章 血管性脊髓病 ——脊髓梗死

血管因素导致的脊髓病可发生于以下情况：

- 脊髓梗死
- 出血
  - 脊髓内（脊髓出血）。
  - 硬膜外或硬膜下间隙，引起脊髓压迫。

基本原则

病因

脊髓缺血的原因可以是全身性低灌注或局部血供受到破坏。在相当比例的患者中，确切的病因往往并不清楚。

脊髓梗死的最常见原因为：

- 主动脉手术、介入操作或横行夹闭。
- 主动脉夹层动脉瘤。
- 严重的全身性低血压。

其他原因包括：

- 心源性栓塞。
- 动脉粥样硬化、动脉血栓形成及动脉栓塞。

- 颈部创伤或医疗操作导致的椎动脉夹层。
- 椎动脉或主动脉血管造影。
- 动脉炎（如结节性多动脉炎等胶原血管病、系统性红斑狼疮、干燥综合征、结节病、梅毒、结核或使用可卡因所致的动脉炎）。
- 血栓性静脉炎。
- 血液相关原因（高凝状态、血小板增多症或镰状细胞病）。
- 纤维软骨栓塞（椎间盘破裂或创伤后的髓核引起栓塞）。
- 硬膜外注射并发症。
- 气体栓塞（发生减压病时的氮气气泡栓塞）。

流行病学

脊髓梗死是脊髓病变较罕见的原因。年龄和性别分布因潜在病因而异，由最常见病因导致的梗死多见于中老年人群。

由于中段胸髓是最常受累的节段，因此截瘫明显多于四肢瘫。对于主动脉瘤手术，胸腹主动脉瘤修复术导致脊髓梗死的比例高达 5% ~ 10%，而在肾动脉以下水平的手术操作中非常罕见。

病理生理学

可能对脊髓缺血的病理生理过程有影响的脊髓血供重要来源见结于表 16.1。

病程

典型表现为急性起病，快速进展。首先为弛缓性瘫痪，在疾病发展过程中可逐渐演变为有上运动神经元损伤体征的痉挛性瘫痪，或上、下运动神经元损伤体征混合出现。完全性瘫痪者的神经恢复预后差。有研究认为括约肌功能和感觉受损比肌肉无力更难改善。

表 16.1　脊髓血供的重要临床提示	
脊髓血供	**临床意义**
一根脊髓前动脉以及间断汇入的节段性动脉为脊髓的前 2/3 供血，两根脊髓后动脉接受相对粗壮的节段性动脉并沿脊髓全长走行，为脊髓的后 1/3 供血	脊髓梗死可表现为前索综合征，即肢体瘫痪伴针刺觉及温度觉受损，后索功能（触觉、位置觉及振动觉）相对保留
中段胸髓位于头侧更粗壮的脊髓前动脉供血区与尾侧 Adamkiewicz 动脉供血区之间，存在血供相对较差的分水岭区域	中段胸髓（T4—T8）是脊髓梗死的最常见节段
Adamkiewicz 动脉为供应脊髓下段的主要节段性动脉，最常起自左侧 T10 及 T12 水平，但也可起自 T5 至 L2 的任何节段水平，其供血范围也存在变异	由于血供存在变异，某一特定水平的主动脉损伤、夹层或横行夹闭产生的结果也因人而异
前角细胞因代谢需求高而对缺氧尤为敏感	前角细胞更容易受到缺血性损伤，导致弛缓性瘫痪为主的症状
在不同平面上连接前循环与后循环的穿通动脉之间存在横断面分界区，此处相对缺乏血供	可能是导致中央索综合征的病理生理因素之一

临床思路

评估

病史和体格检查

通常为突然起病。有时存在躯干或背部疼痛或者放射痛等前驱症状，且程度较严重。根据受累部位的不同，疼痛可以位于肩胛间区并向肩部或胸部（与心肌梗死的疼痛相似）、腹部、大腿前侧或臀部放射。

无力和感觉丧失与缺血的节段及范围有关。前索综合征的典型表现为痛觉和温度觉丧失，肌肉瘫痪，而触觉、振动觉和位置觉保留。神经症状也可表现为其他损伤类型的分布特点，包括完全性横贯性脊髓病、Brown-Sequard 综合征、中央索综合征及较罕见的后索综合征。瘫痪症状通常首先表现为弛缓性，伴有肌肉牵张反射的消失和括约肌松弛。数天至数周内可逐渐演变为痉挛性瘫痪，并出现反射亢进及病理征。如前角细胞或马尾神经受累为主，则表现为持续存在的下运动神经元损伤或上、下运动神经元损伤混合症状。

膀胱、肠道及性功能障碍常见。与肢体瘫痪的表现类似，初期多表现为弛缓性膀胱、尿潴留、肠麻痹及肠梗阻，可以逐渐转变为上运动神经元受损症状。尽管当病变累及更靠近头侧的颈髓或高位胸髓时，可以伴有自主神经功能障碍的症状和体征，如体位性低血压、体温调节异常和自主神经反射异常，虽然较为少见（取决于典型的脊髓受累区域）。

诊断性检查

MRI 是首选的影像学检查，但在发病后最初的数小时内可能没有异常表现。随后可在 T2 序列上看到病变，表现为局部水肿，有时可延伸数个节段。钆增强扫描可见部分强化。在慢性期，脊髓梗死区域通常会发生萎缩，在 MRI 上表现为低信号。其他诊断性检查可用于发现未能明确的梗死病因，包括免疫介导疾病、结节病或感染等的检查（见第十二章，表 12.4）。

由于膀胱功能障碍的性质多变且临床上难以确定，通常需进行尿流动力学检查。通常在发现发病后最初数周内表现为逼尿肌无反应，随后可以出现逼尿肌过度活动和逼尿肌 - 括约肌协同失调。

治疗

如果情况允许，治疗潜在的原发疾病。

不过，大多数病例的治疗主要局限于对症处理和防治并发症。与其他原因导致的脊髓病变类似，需要恰当处理的问题包括移动和日常生活活动、膀胱、肠道、性功能障碍，以及并发症的预防和治疗，如压疮、疼痛和痉挛，还需要关注患者的心理社会功能和参与。

对于医源性损伤或认为是医源性损伤的情况，应注意恰当处理患者和（或）家属对医生及治疗团队的责备或敌意。对于患者自主选择手术后发生的损伤，则应注意恰当处理其自责和悔恨情绪。

难点与展望

目前已经发明和实施了多种技术以避免或减少主动脉手术中脊髓缺血的发生，但大部分技术在推广使用前还需要对其效果进行进一步的评价和验证。

已经有研究对脊髓梗死的预后进行了较为系统的评价，据报道其恢复程度较创伤性脊髓损伤更为有限。该领域尚有待进一步研究。

推荐阅读

Kamin S, Gurstang S. Vascular disease of the spinal cord. *Top Spinal Cord Inj Rehabil.* 2008;14(2): 42-52.

Novy J, Carruzzo A, Maeder P, Bogousslavsky J. Spinal cord ischemia: clinical and imaging patterns, pathogenesis, and outcomes in 27 patients. *Arch Neurol.* 2006;63(8):1113-1120.

Salvador de la Barrera S, Barca-Buyo A, Montoto-Marqués A, Ferreiro-Velasco ME, Cidoncha-Dans M, Rodriguez-Sotillo A. Spinal cord infarction: prognosis and recovery in a series of 36 patients. *Spinal Cord.* 2001;39(10):520-525.

第十七章 脊髓出血和脊髓动静脉畸形

基本原则

累及脊髓的出血情况包括：

- 脊髓实质内出血（脊髓出血）。
- 硬膜外或硬膜下出血造成的外侧压迫。蛛网膜下腔出血不会引起脊髓受压，因为血液可以沿蛛网膜下腔在脑脊液中扩散。

病因

引起脊髓实质内、硬膜外或硬膜下间隙出血的原因包括：

- 动静脉畸形（arteriovenous malformations，AVM）。
- 抗凝治疗。
- 出血性疾病。
- 脊柱或脊髓血管瘤出血。
- 血管炎。
- 硬膜外穿刺或腰椎穿刺的罕见并发症。
- 创伤。

动静脉畸形有若干种分类方法，从形态学上可以分为：

- 动静脉瘘，即动脉和静脉直接形成连接，不伴有病理性血管巢形成。

■ 真性血管瘤，在滋养动脉与引流静脉之间形成畸形血管网。

动静脉畸形也可根据位置进行分类，分为硬膜、硬膜内和髓内动静脉畸形。硬膜动静脉瘘也称为Ⅰ型动静脉畸形，为最常见的类型。髓内动静脉畸形可在脊髓内部形成血管巢，也称Ⅱ型动静脉畸形。

流行病学

动静脉畸形可以为先天性或获得性。年龄及性别分布特点与类型有关，但总体上更常见于中老年男性。Ⅰ型动静脉畸形最常见，大多数病例为获得性，好发部位为下胸髓或圆锥。

病理生理学

动静脉畸形可以通过多种方式影响脊髓，包括脊髓压迫、静脉高压引起的血液淤滞、盗血和出血等（表17.1）。一般认为静脉高压在Ⅰ型动静脉瘘相关脊髓病的病理生理过程中起主要作用。Ⅱ型动静脉畸形可以引起髓内出血。

表 17.1　动静脉畸形引起脊髓病变的机制
静脉淤滞和静脉高压
盗血
占位效应导致压迫
脊髓内出血（脊髓出血）
硬膜外出血导致脊髓受压

病程

病程通常为逐渐进展，尤其是Ⅰ型引起的病变。阶梯性病程也被认为是典型的临床表现，但仅见于一小部分病例。这种跳跃式进展可能与脊髓内静脉瘀滞程度的波动有关。发生严重出血时也可表现为急性起病。

临床思路

评估

病史和体格检查

感觉受损和（或）无力是常见的首发症状。下肢无力和肌肉萎缩及同一支配区的麻木和感觉异常可以同时出现。部分患者可能出现背痛或坐骨神经痛。也有出现跛行症状的报道。有时可出现步态异常和排尿问题。

有时可在发生动静脉畸形的部位闻及血管杂音。患者可能同时存在其他部位的皮肤血管瘤，或者在动静脉畸形所在位置的体表皮肤存在色素痣。

病情进展情况多变，可以表现为爆发性症状，也可在数月内逐渐加重。随着病情的渐进性或阶梯性发展，症状可以在确诊之前持续存在数年。症状的严重程度和范围也因人而异。

诊断性检查

MRI 或 CT 脊髓成像可以显示异常增大的匐行状血管团，但在部分病例中可能难以发现。MRI 还可以显示脊髓软化、水肿或出血。血液在 MRI 上的外观和信号强度可以帮助判断发病时间，但其可靠性不稳定。

脊髓血管造影为确诊手段，还可以显示血管解剖结构，以便制订手术计划。这一检查在技术上具有一定的挑战性，可能需要在专业化的中心机构进行。

治疗

急性硬膜外血肿的治疗包括急诊手术减压以及治疗所有可识别的潜在凝血障碍。

需要对动静脉畸形相关的进行性神经症状和反复出血进行评价，以确定有效的治疗干预措施。血管内介入技术、栓塞和动静脉畸形微创手术矫形的应用越来越广泛。部分病例可能需要更开放的手术切除或结扎，且并非所有病例都能完全治愈。局部放疗也在临床上有应用，但疗效尚不清楚。

对于持续存在的症状，需要进行针对神经症状和功能障碍的持续支持治疗。

实践要点

MRI 并不能发现所有的血管畸形，因此当出现无法解释的脊髓病变时，即使在 MRI 上仅表现为脊髓淤血水肿或未见明显病变，也应考虑到本病的可能，并通过进一步检查进行鉴别诊断。

难点与展望

选择性脊髓血管造影和微创手术的不断发展为精确显示和治疗血管损伤提供了越来越多的途径。进一步研究需要对已有技术和新技术的疗效及远期预后进行比较。

推荐阅读

Bostroem A, Thron A, Hans FJ, Krings T. Spinal vascular malformations—typical and atypical findings. *Zentralbl Neurochir.* 2007;68(4):205-213.

Caragine LP Jr, Halbach VV, Ng PP, Dowd CF. Vascular myelopathies-vascular malformations of the spinal cord: presentation and endovascular surgical management. *Semin Neurol.* 2002;22(2):123-132.

Rodesch G, Lasjaunias P. Spinal cord arteriovenous shunts: from imaging to management.

Eur J Radiol. 2003;46(3):221-132.

Spetzler RF, Detwiler PW, Riina HA, Porter RW. Modified classification of spinal cord vascular lesions. *J Neurosurg.* 2002;96(2 suppl):145-156.

Zozulya YP, Slin'ko EI, Al-Qashqish II. Spinal arteriovenous malformations: new classification and surgical treatment. *Neurosurg Focus.* 2006;20(5):E7.

第十八章　多发性硬化

基本原则

多发性硬化是一种中枢神经系统慢性疾病，以免疫介导的炎症、脱髓鞘、胶质瘢痕和神经元丢失为特征。其典型表现为时间和空间上的多发性，即病变发生在不同的时间和中枢神经系统的不同部位。

病因

遗传因素和环境因素均起一定作用。单卵双胞胎研究和家族聚集性研究为本病的基因易感性提供了证据。流行病学数据和移民研究提示在 15 岁之前暴露于某些环境因素可能会触发多发性硬化的后续发病。维生素 D 水平偏低和感染性因素，尤其是 EB 病毒感染，是目前认为密切相关的环境因素。

流行病学

多发性硬化是导致年轻人群神经功能残疾的主要疾病之一。过去四五十年中，多发性硬化在世界多个地区的发病率逐年上升。美国约有 40 万人受累，全球患者共有约 250 万。

儿童起病者罕见，但从青春期至 35 岁的发病率逐渐上升，随后逐渐下降。65 岁以后发病者罕见。女性患者为男性的 2 ～ 3 倍。白种人的发病风险高于黑人和亚洲人。多发性硬化在温带气候国家更为常见，在美国北部和加拿大的发病率高于南方。高海拔和日照时间短等环境因素与发病的相关性验证了低维生素 D 水平在发病机制中的作用。

病理生理学

新发的多发性硬化病灶表现为血管周围 T 细胞和巨噬细胞浸润。B 细胞也可能参与这一过程，证据是在受损的髓鞘上可以检测到髓磷脂特异性抗体。血脑屏障的破坏可以持续存在 6 ~ 8 周，在钆增强 MRI 上可以发现。

脱髓鞘斑块为本病的特征性表现，新形成的斑块可以通过周围存在炎症反应而识别。随着病灶的进展，逐渐演变为以星形胶质细胞增生和胶质增生为主。可以出现一定程度的髓鞘再生修复，但仅为部分修复，表现为再生的轴突髓鞘厚度比正常髓鞘薄。髓鞘缺失导致正常的跳跃式传导被破坏，造成神经传导速度降低甚至传导阻滞。传导阻滞可以为不完全性，主要影响高频冲动而不累及低频冲动。

体温升高和代谢活动加快可以加重传导阻滞，这也许可以解释在发热、环境温度升高或剧烈运动后临床症状会出现加重的原因。

星形胶质瘢痕会干扰髓鞘再生的完全性。尽管可以观察到典型的轴突保留现象，但多发性硬化的病变并不仅限于髓鞘。人们逐渐认识到，在部分病例中，伴随的神经元损伤和白质受累对永久性神经功能残疾和脊髓及脑组织萎缩的发生具有重要作用。缺少适当的髓鞘保护会对神经元的营养支持产生不良影响，钠离子通道沿轴突的重新分布导致郎飞结处失去了正常的钠离子通道密度，对自由基损伤的易感性增加，最终造成神经元损伤。

多发性硬化的常见病灶部位包括：

■ 大脑半球脑室旁白质。

- 脊髓（尤其是软脊膜下区域）。
- 脑干。
- 小脑。
- 视神经。

病程

多发性硬化可以为急性起病或隐匿起病。疾病严重程度和病程有很大的个体差异。根据病程，可以分为四种临床形式：

- 复发 - 缓解型（relapsing-remitting MS，RRMS），为最常见的类型。85% 以上的病例发病时表现为此型。患者会出现分次发作病，持续约数小时、数天或数周，随后在数周至数月内恢复，两次复发之间神经功能稳定。
- 继发进展型（secondary progressive MS，SPMS）。该型在起病时表现为 RRMS。随着病程进展，开始出现与急性复发不相关的渐进性加重。估计 RRMS 型患者每年转变为 SPMS 的风险约为 2%，因此大部分 RRMS 型患者最终会演变为 SPMS 型。
- 原发进展型（primary-progressive MS，PPMS）。该型约占多发性硬化全部病例的 10% ~ 15%。患者表现为神经症状和功能障碍持续性加重，但不会出现急性发作。与其他三型相比，PPMS 通常发病年龄更大，性别比例差异更小。
- 进展 - 复发型（progressive-relapsing MS，PRMS），约占全部病例的 5%。特点为起病后症状逐步加重，同时叠加以类似 SPMS 的急性发作。

此外，还有一种临床孤立综合征（clinically isolated syndrome，CIS），是指发生过一次脱髓鞘事件，MRI 和脑脊液检查支持多发性硬化诊断，仅有一次炎症过程（单灶性或多灶性），无法诊断为多发性硬化的情况。部分患者将不再出现新的发作或新的诊断证据，但大多数病例最终仍会复发并被诊断为多发性硬化，在20年内转变为多发性硬化的风险估计在60%左右。若最初的MRI上存在除对应主要临床症状以外的其他部位的异常，则这一风险将升高至80%。

远期残疾预后

关于远期残疾预后的不利因素和有利因素总结于表18.1。

表 18.1　多发性硬化远期残疾的预后因素

有利因素	不利因素
发病年龄小	发病年龄大
女性	男性
起病时出现感觉功能障碍（感觉异常）	起病时表现为小脑功能障碍（共济失调），以隐匿的运动症状起病
复发 - 缓解型病程	进展型病程
两次发病之间相隔时间较长，首次复发率低	前两次发作之间相隔时间短
基线 MRI 上病灶较少	发病时 MRI 上病灶数量多，范围大

Kurtzke 扩展残疾状态量表（Kurtzke expanded disability status scale，EDSS）可以用于评价残疾状态（表18.2）。该量表主要评价移动能力，分数从0分（没有损害）到10分（死亡），以0.5分递进。虽然本表有助于定量评价与多发性硬化相关的残疾程度，但也存在明显的局限性（例如，量表得分为非线性，得分较低时变化1分与得分较高时变化1分的程度并不相等，而且无法评价认知功能）。

表 18.2　Kurtzke 扩展残疾状态量表（EDSS）

0 分 = 神经系统体格检查正常（所有功能方面均为 0 级）

1.0 分 = 无残疾，在某一项功能方面存在极轻微的体征（即 1 级）

1.5 分 = 无残疾，在两项及以上功能方面存在极轻微的体征（两项及以上功能为 1 级）

2.0 分 = 在一项功能方面存在极轻微的残疾（一项功能为 2 级，其余为 0 或 1 级）

2.5 分 = 在两项功能方面存在极轻微的残疾（两项功能为 2 级，其余为 0 或 1 级）

3.0 分 = 在一项功能方面存在中度残疾（一项功能为 3 级，其余为 0 或 1 级），或三四项功能存在极轻微的残疾（三至四项功能为 2 级，其余为 0 或 1 级），但能够完全独立步行

3.5 分 = 能够完全独立步行，但一项功能存在中度残疾（一项 3 级），且一两项功能为 2 级；或两项功能为 3 级；或五项功能为 2 级（其余为 0 或 1 级）

4.0 分 = 能够在无辅助且中途不休息的情况下移动约 500 m

4.5 分 = 能够在无辅助且中途不休息的情况下移动约 300 m

5.0 分 = 能够在无辅助且中途不休息的情况下移动约 200 m

5.5 分 = 能够在无辅助且中途不休息的情况下移动约 100 m

6.0 分 = 在中途休息或不休息的情况下，步行 100 m 需要依赖一侧辅助

6.5 分 = 在中途休息或不休息的情况下，步行 100 m 需要依赖双侧持续辅助

7.0 分 = 即使在帮助下也无法步行超过 5 m；基本依赖轮椅；可以独立驱动轮椅和完成转移

7.5 分 = 仅能迈几步；依赖轮椅；转移时可能需要辅助

8.0 分 = 需要卧床或长期坐轮椅，但一天中大部分时间为非卧床状态；保留大部分自我照护功能；上肢功能总体良好

8.5 分 = 一天中大部分时间卧床；上肢有部分功能；保留部分自我照护功能

9.0 分 = 卧床；能够交流和进食

9.5 分 = 完全卧床；无法交流和进食

10.0 分 = 因多发性硬化而死亡

多发性硬化的变异型

视神经脊髓炎（neuromyelitis optica，NMO）：也称 Devic 病，是一种主要累及视神经和脊髓的坏死性炎症性疾病。目前认为该病与多发性硬化有本质区别，是由多种原因（包括系统性自身免疫障碍和急性病毒感染等）引起的一种综合征，但通常为特发性。随着病程延长，可以导致残疾，最终发生失明和永久性瘫痪的比例较高。

急性播散性脑脊髓炎（acute disseminated encephalomyelitis，**ADEM**）**和急性横贯性脊髓炎**：孤立的横贯性脊髓炎可以是多发性硬化首次发病的表现，但通常为感染后出现。ADEM 是一种以脑和脊髓内广泛的脑室（中央管）旁炎症和脱髓鞘为特征的自身免疫性疾病，最常见于前驱病毒感染后发病。据报道，该病也是接种疫苗后的罕见并发症之一，在儿童中比在成人中更常见，表现为单相病程。神经系统永久性后遗症常见，但部分患者也能有明显的恢复。

临床思路

病史和体格检查（表 18.3）

多发性硬化的起病形式多样，可以为急性或隐匿性起病。

表 18.3 多发性硬化的临床表现

临床表现	受累结构或过程	特征
感觉		
感觉丧失，感觉异常	感觉传导束	是多发性硬化最常见的首发症状
出现感觉平面	脊髓	通常伴随躯干束带感
疼痛	多种可能	疼痛在病程中常见，部位可随时间而发生改变。可以是伤害感受性或神经病理性疼痛

临床表现	受累结构或过程	特征
感觉		
Lhermitte 征	颈脊髓	颈部前屈时出现向后背放射的电击样感觉，也可见于累及颈脊髓的其他疾病
面部疼痛或三叉神经痛	三叉神经的神经根入口区	短暂的面部撕裂样疼痛，通常被面部或牙齿的感觉传入所触发。多数病例与多发性硬化无关，但当发病年龄较小、双侧受累或体格检查发现感觉丧失时应怀疑多发性硬化
运动		
无力	皮质脊髓束	肢体无力，灵活性下降，可以出现步态异常
痉挛	皮质脊髓束	下肢受累常见，伴有反射亢进和巴宾斯基征阳性，可导致痛性痉挛，影响功能
共济失调	小脑传导束或脊髓后索	通常伴有小脑体征
震颤	小脑传导束	意向性震颤，表现为越接近目标时震颤越严重，常伴有头部和躯干的姿势性震颤
面肌无力	面神经或脑桥神经核	伴有同侧味觉丧失，不伴耳后疼痛，可与 Bell 麻痹鉴别
面肌颤搐	皮质脑干束或面神经在脑干走行的部分	眼轮匝肌和其他面部肌肉的慢性颤抖样收缩
视觉		
视敏度和色觉下降	视神经炎	一般为单眼出现症状，也有双眼同时受累的情况，症状可以从轻微的视力受损到视觉完全丧失；可以有前驱或伴随的眼周疼痛；视野中心出现盲点；视神经盘可以正常、水肿或苍白

续表

临床表现	受累结构或过程	特征
视觉		
复视	内侧纵束引起核间性眼肌麻痹；或累及第六、三、四对脑神经而导致眼肌麻痹	核间性眼肌麻痹表现为同侧眼球内收无力，伴有对侧眼球外展位眼震；双侧核间性眼肌麻痹高度提示多发性硬化；遮住一眼时另一眼视物模糊症状消失，可以与视神经炎鉴别
言语和吞咽		
构音障碍	小脑、脑干或皮质脑干束	构音障碍常见；断续语言见于小脑性构音障碍，舌肌无力见于低位脑干受累，痉挛性构音障碍见于皮质脑干束受累
吞咽困难	脑干	可在病程后期出现，有饮水呛咳
自主神经		
膀胱和肠道功能障碍	自主神经传导束	可以出现尿频、尿急、夜尿增多、尿失禁或排尿困难。便秘是多发性硬化最常见的肠道症状，药物副作用或为了避免排尿问题而减少饮水会使程度进一步加重
性功能障碍	自主神经传导束	男性勃起和射精功能障碍，女性阴道润滑能力下降；性欲减退；内收肌痉挛会妨碍性活动
全身症状		
认知功能障碍	大脑皮质	可以表现为信息处理、注意、解决问题能力、多任务处理、抽象思维、短期记忆或找词方面的障碍。在进展型患者中更常见，与脑萎缩和 MRI 上显示的"黑洞"有关。抑郁和疲劳可以引起或加重认知问题。部分患者可以出现淡漠或异常兴奋
抑郁	多因素导致	终生患病率约为50%；可以是反应性、内源性或疾病本身的一部分；可能与多发性硬化的其他症状重叠而易造成混淆

全身症状		
疲劳	多因素导致	常见，可使人衰弱；是疾病临床表现的一部分，或由抑郁、睡眠障碍引起或加重
其他症状		
热敏感 Uhtoff 现象	传导障碍加重	洗热水澡、运动或发热时症状加重
发作性症状	可能与脱髓鞘斑块边缘的异常（非突触）传导和自发放电有关	持续数秒至数分钟，通常为丛集性发作；可以是身体某一部位的阵发性感觉障碍（如面部疼痛或肢体感觉减退），或阵发性痉挛

　　常见的首发症状（按常见程度由高到低）为感觉丧失、视力损害、肢体无力、感觉异常、步态或平衡障碍、复视和眩晕。一小部分患者以阵发性发作或膀胱功能障碍起病。

　　超过 80% 的患者在病程中会出现肢体无力、感觉障碍、共济失调及膀胱症状。随着疾病进展，还可能出现多种其他症状（表18.3）。受热或运动后常会出现疲劳和症状加重。其他附加症状包括 Lhermitte 征（颈部前屈时出现向背部放射的电击样感觉）、发作性症状和三叉神经痛。此外，还有可能出现认知功能障碍和抑郁。

　　体格检查的结果与病灶部位有关，关键特征总结于表 18.3。除了基于症状进行有针对性的体格检查以外，还应全面仔细评估神经系统的情况，包括脑神经、运动、反射、姿势、平衡、协调性、感觉和意识状态检查，以便识别其他神经损害和疾病的播散效应。通过完整的体格检查可以识别疾病的继发效应，必要时还应对抑郁或认知功能障碍进行更为全面的评价。

　　需对移动和日常生活活动进行评估，以确定神经系统损害对功能的影响，发现需要采取的干预措施，并为监测后续病情变化和治疗效果建立基线。详细的心理社会评估可以识别社会参与的障碍与促进因素。

诊断性检查

MRI 的应用使多发性硬化的诊断和处理理念产生了转变。不过，尽管 MRI 在诊断中的核心地位使多发性硬化的诊断标准随之进行了调整，但做出诊断的基本原则并未改变，即符合多发性硬化的神经系统损害特征，除外其他病变，并且病灶具有时间和空间上的播散性。

大多数患者在 MRI 上存在异常，但有相当一部分病灶并未表现出症状。对于出现脊髓脱髓鞘症状的患者，通常应同时进行脊柱和脑 MRI 检查。尽管多发性硬化的病灶具有某些特定的典型特征（表 18.4），但这些特征并非多发性硬化所特有的，有些其他疾病也可能出现形态相似的病灶。

表 18.4　多发性硬化病灶的 MRI 特点

多灶性白质损害

T2 加权像上为高信号

通常为椭圆形或圆形

新发的（或慢性复发的）病灶可以强化，体现了炎症和血脑屏障破坏导致的渗出

典型病灶常位于脑室旁、白质、脑干、胼胝体、小脑或脊髓

在矢状位影像上病灶常与脑室呈垂直角度，体现了围绕静脉的脱髓鞘过程（Dawson 手指征）

更新后的 McDonald 多发性硬化诊断标准体现了 MRI 的核心地位（表 18.5）。MRI 可以用于展示病灶在时间和空间上的播散性。

表 18.5　诊断多发性硬化的 McDonald 标准（基于空间和时间上的播散性特点）

临床表现	诊断多发性硬化需要的附加条件
两次及以上发作；存在两处及以上病灶的客观临床证据，或存在一处病灶的客观临床证据以及既往出现过一次发作的可靠病史证据	无
两次及以上发作；存在一处病灶的客观临床证据	空间上的播散性，表现为： – 在多发性硬化的四个好发区域（脑室旁、皮质下、幕下和脊髓）中至少有两个区域各有一处 MRI T2 高信号病灶 或 – 等待第二次发作提示中枢神经系统内存在另一处不同的病灶
一次发作；存在两处及以上病灶的客观临床证据	时间上的播散性，表现为： – 在任一时间点同时存在可强化的无症状病灶和无强化的病灶 或 – 在随访 MRI 上发现新的 T2 高信号和（或）可强化病灶，与距离基线 MRI 扫描的时间长短无关 或 – 等待第二次临床发作
一次发作；存在一处病灶的客观临床证据（临床孤立综合征）	空间和时间上的播散性，表现为： 空间上具有播散性： – 在多发性硬化的四个好发区域（脑室旁、皮质下、幕下和脊髓）中至少有两个区域各有一处 MRI T2 高信号病灶 或 – 等待第二次发作提示中枢神经系统内存在另一处不同的病灶 且 时间上具有播散性：

临床表现	诊断多发性硬化需要的附加条件
一次发作；存在一处病灶的客观临床证据（临床孤立综合征）	- 在任一时间点同时存在可强化的无症状病灶和无强化的病灶 或 - 在随访 MRI 上发现新的 T2 高信号和（或）可强化病灶，与距离基线 MRI 扫描的时间长短无关 或 - 等待第二次临床发作
提示多发性硬化的隐匿进展性神经系统症状	病情持续进展 1 年（回顾性或前瞻性发现） 且 满足以下三项标准中的两项： - 空间播散性证据：在多发性硬化的四个好发区域（脑室旁、皮质下、幕下和脊髓）中至少有两处 T2 高信号病灶 - 空间播散性证据：在脊髓内有两处及以上 T2 高信号病灶

空间播散性的 MRI 标准需在脑和脊髓影像上满足以下四项标准中的三项：

1. 一处可强化病灶，或未见可强化病灶，但存在九处 T2 高信号病灶。

2. 至少存在一处幕下病灶。

3. 至少存在一处近皮质病灶。

4. 至少存在脑室旁病灶。

注意：脊髓内病灶视同于脑内幕下病灶；脊髓内的可强化病灶视同于脑内可强化病灶；脊髓内病灶数量可以与脑内病灶数量进行累计，以判断是否达到标准中要求的 T2 高信号病灶数量。

时间播散性的 MRI 标准需满足以下两项标准中的一项：

1. 在首次临床发作后间隔至少 3 个月，检测到与首次发作病灶无关的可强化病灶，或

2．与首次临床发作后间隔至少 30 d 时的 MRI 影像相比，在任一时间点发现新的 T2 高信号病灶。

MRI 对评价疾病严重程度和判断预后也具有重要作用。对于多发性硬化病史较长的患者，可以在 MRI 上发现脑萎缩的证据。

诱发电位，包括视觉诱发电位、脑干听觉诱发电位和躯体感觉诱发电位，有助于在没有临床表现时验证病灶在空间上的播散性。不过，脑部和脊髓 MRI 的广泛应用在很大程度上限制了诱发电位的应用。

脑脊液电泳检测到免疫寡克隆带有助于做出诊断，但并非所有患者都必须进行此项检查。如脑脊液中存在寡克隆带而血清中未检出（提示鞘内 IgG 合成），结合 MRI 上的典型改变和临床表现，可以强烈支持多发性硬化的诊断。大多数多发性硬化患者脑脊液 IgG/白蛋白比值升高，IgG 指数（脑脊液和血清 IgG/白蛋白比值比）异常，但不能作为确诊标准。

多发性硬化的鉴别诊断范围广泛，包括感染性、自身免疫性、血管性、肿瘤性和遗传性疾病，以及其他脱髓鞘疾病，如视神经脊髓炎（Devic 病）和急性播散性脑脊髓炎。除了脑和脊髓 MRI，用于排除导致神经系统症状的其他疾病的检查项目通常还包括抗核抗体、莱姆病螺旋体滴度检测、性病研究实验室试验（VDRL）和梅毒快速血浆反应素试验（rapid plasma regain，RPR）、维生素 B_{12} 水平和促甲状腺激素等。此外，还应根据临床表现和指征选择其他检查项目。详见第十二章表 12.4 中用于急性脊髓病鉴别诊断的检查项目。

治疗

多发性硬化的治疗可以归纳为三个主要策略：急性复发的治疗，利用免疫调节药物进行疾病 - 缓和疗法以延缓疾病的潜在进展，以及对症治疗。

急性复发的治疗

- 急性复发的常规治疗为静脉应用类固醇激素，500 ~ 1000 mg/d，疗程 3 ~ 5 天，随后根据情况停药或改为口服泼尼松，在 1 ~ 2 周内逐渐减量。
- 治疗可以减轻发作的严重程度，缩短发作的持续时间，但尚不清楚是否能够带来长期获益。
- 急性复发应与假性恶化（由受热、感染或过度活动导致）相鉴别，类固醇激素对于假性恶化无效。
- 对抗短效类固醇激素副作用的治疗包括：低盐富钾饮食，预防胃炎或消化性溃疡，治疗情绪不稳、焦虑或睡眠障碍的恶化（如应用碳酸锂）。
- 除静脉应用类固醇激素以外，急性复发的替代治疗选择包括：口服类固醇激素（但发生胃肠道和精神副作用的风险更高），注射促肾上腺皮质激素（adrenocorticotropic hormone，ACTH）（现已较少使用），血浆置换（将循环血浆进行提取、分离和置换，用于对类固醇激素治疗无反应的患者），以及静脉应用免疫球蛋白（intravenous immunoglobulin，IVIg）。
- 同时给予短期的物理治疗和作业治疗干预也有帮助。

疾病 - 缓和疗法（表 18.6）

　　三种剂型的 β- 干扰素和醋酸格拉替雷均显示对降低复发率有一定作用（降低约为 30%），均为注射给药，且副作用相对轻微。通常选择其中一种作为复发 - 缓解型多发性硬化的起始一线用药，基于给药方式和副作用进行选择（表 18.6）。干扰素 β-1a 或 1b 能够抑制辅助 T 细胞应答，格拉替雷能够改变 T 细胞活性。

表 18.6   多发性硬化的疾病缓和药物

药物 （商品名）	给药途径和 频率	作用机制 [a]	副作用
干扰素 -β- 1a（阿沃纳 斯）	肌内注射， 每周 1 次	抑制 T 细胞应答， 抑制 T 细胞穿过血 脑屏障	流感样症状，注射部位 反应，中和抗体会降低 疗效
干扰素 -β- 1a（利比）	皮下注射， 每周 1 次		
干扰素 -β- 1b（倍泰龙）	皮下注射， 每周 3 次		
醋酸格拉替 雷（克帕松）	皮下注射， 每日 1 次	改变 T 细胞活性， 减少炎性细胞因子 合成	注射部位反应，注射后 反应
米托蒽醌 （诺安托）	静脉注射， 每 3 个月 1 次	抑制细胞复制的免 疫抑制剂	剂量限制性心脏毒性， 感染，白细胞减少
那他珠单抗 （Tysabri）	静脉注射， 每月 1 次	抗淋巴细胞黏附分 子的单克隆抗体， 阻断 T 细胞通过血 脑屏障	罕见，但可能致死的进 行性多灶性白质脑病
芬戈莫德 （Gilenya）	口服，每日 1 次	将淋巴细胞在外周 俘获，避免其到达 脑内	I 度心脏传导阻滞和心 动过缓，肝功能异常或 白细胞计数异常（通常 程度较轻）
富马酸 二甲酯 （Tecfidera）	口服，每日 2 次	增强对氧化应激的 细胞应答	皮肤潮红，胃肠道反 应，淋巴细胞减少
特立氟胺 （Aubagio）	口服，每日 1 次	嘧啶合成抑制剂；对 多发性硬化的疗效 可能与减少中枢神 经系统内霍华德淋 巴细胞的数量有关	肝功能异常和白细胞计 数异常；黑框警告：肝 细胞毒性，潜在致畸作 用（基于动物研究数据）

[a] 表中所列的一部分药物作用机制目前尚未完全明确。

那他珠单抗是一种能够阻断 T 细胞通过血脑屏障的单克隆抗体，在减少复发方面比前述一线药物更为有效（降低约 70%）。不过，该药的严重副作用包括罕见但可能致死的进行性多灶性白质脑病（progressive multifocal leukoencephalopathy，PML）。

米托蒽醌是一种能够抑制细胞复制的免疫抑制剂，是目前可能对进展 - 复发型和继发进展型有效的药物，但具有严重的剂量限制性心脏毒性。因此，剂量越大，副作用就越严重，因而为患者确定恰当的治疗方式和剂量尤为重要。

芬戈莫德是一种鞘氨醇 -1 受体激动剂，该药于 2010 年通过审批，代表着多发性硬化口服药物的里程碑，为患者提供了一种更为方便的给药途径。不过，该药与心血管并发症具有一定的相关性，因此开具处方时应慎重考虑。

富马酸二甲酯和特立氟胺是 2013 年通过审批的另外两种用于治疗复发 - 缓解型多发性硬化的口服药物。富马酸二甲酯为肠溶剂，能够通过激活 Nrf2 通路增强对氧化应激的细胞应答。副作用包括皮肤潮红、胃肠道反应和淋巴细胞减少。

特立氟胺是一种口服的嘧啶合成抑制剂，对多发性硬化的作用机制可能是减少了中枢神经系统内的活化淋巴细胞数量。该药可能导致肝功能异常，并且有肝细胞毒性黑框警告。其他副作用包括白细胞计数减少和潜在的致畸作用（基于动物研究数据）。

对症治疗（表 18.7）

由于多发性硬化会导致多种神经系统损害、功能障碍和继发性并发症，因而对症治疗在多发性硬化患者的综合管理中占有重要地位。表 18.7 总结了对多发性硬化主要临床表现的对症治疗措施。对于其中的一些问题，如痉挛、疼痛、膀胱、肠道和性功能障碍的治疗，在本书其他部分的若干章节中分别进行了详细的讲述。

表 18.7	多发性硬化主要临床表现的对症治疗
临床表现	治疗措施
疲劳	– 能量保护技术 – 识别和治疗继发性原因（睡眠障碍、夜尿增多和抑郁）及热敏感（如下所述） – 用于多发性硬化原发性疲劳的药物 ■ 100 mg 金刚烷胺，每日 2 次 ■ 100 ~ 400 mg 莫达非尼，每日晨起服用 ■ 5 ~ 20 mg 利他林，每日 2 次
热敏感	– 避免受热 – 调节室温，使用降温背心
痉挛	– 牵伸，体位摆放，运动，理疗 – 识别和处理加重痉挛的因素（如感染） – 药物：巴氯芬、替扎尼定、地西泮、丹曲林和环苯扎林；鞘内巴氯芬泵；局部神经化学消融 – 详见第三十八 A 章
疼痛	– 识别和处理机械性或伤害性因素 – 神经病理性疼痛可能较严重且难以治疗 – 用于治疗神经病理性疼痛的药物 ■ 抗惊厥药（如卡马西平、苯妥英钠、加巴喷丁和普瑞巴林） ■ 抗抑郁药（如阿米替林） ■ 抗心律失常药（如美西律） – 认知行为治疗 – 详见第三十八 C 章
发作性症状（如三叉神经痛）	– 通常对中等剂量的抗惊厥药物反应良好（卡马西平、加巴喷丁和普瑞巴林） – 局部麻醉软膏可能对程度较轻的三叉神经痛有效
膀胱功能障碍	– 以尿动力学检查结果为依据 – 用抗毒蕈碱药物治疗逼尿肌过度活动 – α 受体阻滞剂＋间歇导尿治疗逼尿肌括约肌协同失调 – 及时识别和治疗泌尿系感染 – 详见第三十四 A 章

临床表现	治疗措施
肠道功能障碍或便秘	– 摄入足量的水分和纤维 – 回顾有导致便秘副作用的药物 – 根据需要给予通便药物或肠道操作 – 详见第三十六 A 章
性功能障碍	– 处理继发性因素，如疼痛、姿势异常、疲劳和痉挛等 – 用前列腺素 E_5 抑制剂（西地那非、他达拉非和伐地那非）治疗勃起功能障碍 – 详见第三十五章
步态异常，无力	– 钾通道阻滞剂 4- 氨基吡啶（4-amino pyridine，4-AP）可以对步行能力有一定改善，是已经通过 FDA 审批的药物，用法为 20 mg/d – 必要时给予辅助装置和任务导向性训练
震颤或共济失调	– 可能对治疗措施反应不佳 – 药物包括氯硝西泮、异烟肼、扑米酮和普萘洛尔，但疗效有限 – 加重腕带、扶手椅和加重助行器可能有帮助 – 可以尝试脑深部电刺激和丘脑毁损术，但成功率有限
功能和日常生活能力受损	– 识别和处理相关的功能障碍 – 物理治疗和作业治疗，任务导向性运动治疗，根据情况使用辅助装置
吞咽困难和构音障碍	– 必要时进行吞咽评估，包括视频喉镜 – 调整饮食，选择合适的体位进食 – 言语治疗
视觉问题	– 对于永久性复视需要佩戴眼罩 – 对于严重的眼震需要佩戴棱镜
抑郁	– 抗抑郁药（选择性 5- 羟色胺再摄取抑制剂，和三环类抗抑郁药） – 行为干预和咨询
认知损害	– 仔细检查，以识别具体障碍 – 代偿措施（记忆清单和电动辅助装置） – 可以尝试胆碱酯酶抑制剂多奈哌齐 10 mg/d，但该药在多发性硬化中的应用尚未通过审批 – 识别和处理继发性因素（疲劳、睡眠障碍和抑郁）

临床表现	治疗措施
生活方式管理	– 健康饮食，纠正营养缺乏 – 根据耐受性进行规律锻炼，通常可以耐受游泳和水中有氧运动，考虑到热敏现象，水温避免超过 30 ℃

难点与展望

现有的评价多发性硬化及相关残疾对功能影响的工具存在一定局限性，需要更好的工具来评价治疗效果。

目前已经用不同的疗效评价标准对新近出现的疾病 - 缓和治疗与安慰剂进行了比较，对不同药物疗效的直接比较研究仍然有限。

如前所述，新的治疗多发性硬化的口服药物最近已经通过审批。一些探索性治疗措施正处于不同的研发阶段或已经进入临床试验，其中包括多种措施联合治疗、以淋巴细胞受体为靶点的单克隆抗体、用髓鞘碱性蛋白诱导抗原特异性耐受、多发性硬化疫苗的开发和骨髓移植等。

推荐阅读

Barten LJ, Allington DR, Procacci KA, Rivey MP. New approaches in the management of multiple sclerosis. *Drug Des Devel Ther*. 2010;4:343-466.

Ben-Zacharia AB. Therapeutics for multiple sclerosis symptoms. *Mt Sinai J Med*. 2011;78(2): 176-191.

Crayton HJ, Rossman HS. Managing the symptoms of multiple sclerosis: a multimodal approach. *Clin Ther*. 2006;28(4):445-460.

Crayton HJ, Heyman RA, Rossman HS. A multimodal approach to managing the symptoms of multiple sclerosis. *Neurology*. 2004;63(11 suppl 5):S12-S18.

Derwenskus J. Current disease-modifying treatment of multiple sclerosis. *Mt Sinai J Med*. 2011;78(2):161-175.

Freeman JA. Improving mobility and functional independence in persons with multiple sclerosis. *J Neurol*. 2001;248(4):255-259.

Hartung HP, Montalban X, Sorensen PS, Vermersch P, Olsson T. Principles of a new treatment algorithm in multiple sclerosis. *Expert Rev Neurother*. 2011;11(3):351-362.

Khan F, Turner-Stokes L, Ng L, Kilpatrick T. Multidisciplinary rehabilitation for adults with multiple sclerosis. *Cochrane Database Syst Rev.* 2007 Apr18;(2):CD006036.

Matsuda PN, Shumway-Cook A, Bamer AM, Johnson SL, Amtmann D, Kraft GH. Falls in multiple sclerosis. *PM R.* 2011;3(7):624-632.

Noseworthy JH, Lucchinetti C, Rodriguez M, Weinshenker BG. Multiple sclerosis. *N Engl J Med.* 2000;343(13):938-952.

Samkoff LM, Goodman AD. Symptomatic management in multiple sclerosis. *Neurol Clin.* 2011;29(2):449-463.

Souza A, Kelleher A, Cooper R, Cooper RA, Iezzoni LI, Collins DM. Multiple sclerosis and mobility-related assistive technology: systematic review of literature. *JRRD.* 2010;47(3):213-224.

第十九章　脊髓蛛网膜炎

基本原则

蛛网膜炎是发生于脊膜的炎症，可导致蛛网膜下腔中的纤维组织增多。

病因

蛛网膜炎可以由脊柱手术、鞘内注射药物（如某些用于脊髓造影的增强剂）、感染性脊膜炎或蛛网膜下腔出血等原因导致。

流行病学

目前在临床实践中发现的蛛网膜炎最常见的受累结构往往局限于马尾或单个神经根。

病理生理学

虽然蛛网膜本身无血管分布，但由刺激性因素或损伤导致的反应性炎症会在相邻的含血管的软脊膜和硬脊膜中发生，引起蛛网膜粘连和慢性增厚以及蛛网膜下腔闭塞。邻近的神经根和脊髓可能会因为纤维结缔组织造成的直接压迫或血管闭塞而发生损伤。

病程

临床表现可能会在暴露于病因后的数周、数月甚至 1 年时延迟出现。在比较罕见的情况下，蛛网膜炎可能合并脊髓空洞症的发生，一般认为与脑脊液流通异常有关。

临床思路

评估

病史和体格检查

潜在的前驱疾病史可能为诊断提供线索，但临床表现可能会延迟出现。

当发现病变的放射学证据时临床上可能仍然无明显症状。

症状和体征的分布取决于蛛网膜炎发生的部位和受累的结构。累及感觉神经根时通常引起疼痛，有时呈根性分布，伴有肌肉牵张反射减弱。腰痛伴下肢放射痛是常见的临床表现。累及马尾时可表现为肌萎缩、下肢下运动神经元瘫痪和膀胱肠道功能障碍。脊髓受压可导致痉挛性截瘫，有时可在发现根性症状后数月至数年才出现。

诊断性检查

诊断性影像学检查包括脊髓造影、CT 脊髓成像或 MRI，可以显示粘连成簇的神经根，以及闭塞的蛛网膜下腔和硬膜囊。

治疗

本病通常对治疗措施的反应不佳。目前尚未发现类固醇激素具有确切的疗效。有报道认为对于病灶相对局限的患者，手术治疗可能有一定帮助，但临床应用并不常见。

需要对疼痛及其他慢性症状进行对症治疗。

难点与展望

　　有研究认为个体基因特征可能会增加患蛛网膜炎的易感性，但目前并未得出确切结论，尚需进一步研究。

推荐阅读

Vloeberghs M, Herregodts P, Stadnik T, Goossens A, D'Haens J. Spinal arachnoiditis mimicking a spinal cord tumor: a case report and review of the literature. *Surg Neurol.* 1992;37(3):211-215.

Wright MH, Denney LC. A comprehensive review of spinal arachnoiditis. *Orthop Nurs.* 2003;22(3):215-219.

第二十章　脊柱和脊髓感染

基本原则

累及脊柱和脊髓的感染可以根据部位进行分类，包括脊柱、椎管和脊髓感染。

脊柱感染

脊柱感染包括椎骨骨髓炎（化脓性、结核性和真菌性）和椎间盘感染。化脓性骨髓炎的特点总结于表 20.1。

表 20.1　化脓性椎骨骨髓炎或椎间盘炎	
病因	– 血源性播散最常见，也可由邻近组织播散或细菌直接接触所致（如穿通伤和手术污染） – 金黄色葡萄球菌是最常见的致病菌 – 假单胞菌感染可见于药物滥用者，沙门菌感染可见于镰状细胞贫血患者
流行病学	– 常见于免疫力低下、糖尿病、老年和静脉药物滥用等人群 – 腰椎是最常受累的节段，其次为胸椎
临床表现	– 通常表现为腰痛 – 发热、寒战和盗汗可以为感染诊断提供线索 – 受累脊柱节段局部体表压痛 – 病情进展速度取决于致病菌的毒力 – 可以发现感染的危险因素和来源（如外周血管通路和泌尿系感染）

影像学检查	– X 线平片可显示椎间隙高度变矮，椎体和椎板侵蚀性破坏（为化脓性感染的重要表现），但在发病数天内可能无异常发现 – MRI 增强扫描是早期诊断的首选检查，早期可发现骨髓水肿（T1 加权像低信号，T2 加权像高信号） – 放射性核素扫描（锝、镓）的灵敏度高但特异度低，可以用于监测治疗效果
其他实验室检查	– 红细胞沉降率和 C 反应蛋白通常升高，可用于监测治疗措施的效果
治疗	– 如果情况允许，应在使用抗生素之前先进行组织活检和培养 – 化脓性骨髓炎通常需要静脉应用抗生素 4 ~ 6 周，随后改为口服抗生素维持数周；对于存在脊柱不稳或畸形的患者，需进行手术减压融合

脊柱结核常见于发展中国家。尽管在美国并不常见，但在移民、免疫力低下者和无家可归人群中的患病率相对较高。临床表现可与化脓性感染类似（表 20.1），但起病通常为亚急性或慢性。影像学检查可见椎体破坏和椎旁脓肿形成，但与化脓性感染不同的是，椎体终板和椎间盘通常得以保留。治疗上需要在完成组织活检和培养后进行持续数月的多药联合抗结核化疗。

椎管感染

椎管感染以硬膜外脓肿为主，总结于表 20.2。硬膜下脓肿远少于硬膜外脓肿。

脊髓感染

累及脊髓的感染可以是细菌性、病毒性、真菌性或寄生虫性。脊髓本身的细菌感染和髓内脓肿形成非常罕见。神经梅毒可累及脊髓。未经治疗的梅毒可导致脊髓痨，主要累及后索。若干种病毒可造成脊髓感染。人类免疫缺陷病毒（human immunodeficiency virus，HIV）可以引起空泡性脊髓病，主要累及后索和侧索，通常发生于疾病后期（表 20.3）。HIV 感染者或免疫力低下者还可被其他病毒感染，如巨细胞病毒、单纯疱疹病毒或水痘带状疱疹病毒。脊髓寄生虫感染如弓形体病可见于 HIV 阳性人群。其他寄生虫感染包括囊尾蚴病和血吸虫病，在美国罕见，但世界范围内常见。

表 20.2 硬膜外脓肿	
病因	– 金黄色葡萄球菌是最常见的病原菌
	– 其他病原体包括革兰氏阴性菌、厌氧菌、真菌和分枝杆菌
	– 可以由皮肤、软组织或其他器官感染后的血源性播散所致
	– 也可以来自椎骨骨髓炎或椎间盘炎的直接扩散
流行病学	– 危险因素包括免疫力低下（糖尿病、恶性肿瘤和酒精滥用）、静脉药物滥用以及远距离部位感染
临床表现	– 典型的临床三联征为背部中线疼痛、发热和进行性肢体无力
	– 一旦出现脊髓病变的体征，可能会快速进展，可能出现膀胱功能障碍
影像学检查	– MRI 可以发现脓肿及其范围，并与其他疾病相鉴别
其他实验室检查	– 白细胞计数升高，血培养可能有阳性结果
	– 红细胞沉降率和 C 反应蛋白通常升高，可用于监测治疗效果
治疗	– 通常需要手术减压联合长程抗生素治疗
	– 手术可以预防瘫痪的发生或进展，但对已经出现数天的症状可能无法改善
	– 留取组织培养后可以开始应用广谱抗生素，随后根据培养结果调整用药方案；通常需要维持治疗 4～6 周

表 20.3　HIV 相关脊髓病

原发性 HIV 脊髓病为空泡性脊髓病，通常发生于疾病后期

随着高效联合抗病毒方案的应用，发病率已有所降低

主要累及后索（有时可累及侧索），通常表现为感觉性共济失调和痉挛性无力

发病机制不明。由于脊髓内病理改变的分布特点与维生素 B_{12} 缺乏所致的表现相似，提示可能与维生素 B_{12} 利用不良有关

HIV 阳性患者发生脊髓病的其他原因包括机会性感染或合并感染。可以是细菌性（化脓性、结核和梅毒）、病毒性（如巨细胞病毒、单纯疱疹病毒、水痘带状疱疹病毒）、真菌性（如隐球菌）或寄生虫性（如弓形体）

原发性 HIV 脊髓病的治疗以支持治疗为主，预后较差

推荐阅读

Garg RK, Somvanshi DS. Spinal tuberculosis: a review. *J Spinal Cord Med.* 2011;34(5): 440-454.

Go JL, Rothman S, Prosper A, Silbergleit R, Lerner A. Spine infections. *Neuroimaging Clin N Am.* 2012;22(4):755-772.

Gray F, Gherardi R, Trotot P, Fenelon G, Poirier J. Spinal cord lesions in the acquired immune deficiency syndrome (AIDS). *Neurosurg Rev.* 1990;13(3):189-194.

Ho EL. Infectious etiologies of myelopathy. *Semin Neurol.* 2012;32(2):154-160.

Richie MB, Pruitt AA. Spinal cord infections. *Neurol Clin.* 2013;31(1):19-53.

第二十一章　营养性、中毒性和环境因素导致的脊髓病

基本原则

营养性脊髓病

最主要的营养性脊髓病是维生素 B_{12} 所致的亚急性联合变性（subacute combined degeneration，SACD）（表 21.1）。铜缺乏是导致脊髓病的罕见原因，临床表现与 SACD 类似，近十年来才对其有所认识。有病例报道认为发病与上消化道减容手术、吸收不良和锌摄入过量等因素影响铜吸收有关。

中毒性脊髓病

如第十二章表 12.1 所示，许多毒性物质和环境因素可导致脊髓病。尽管在美国并不常见，但在世界范围内，主要是亚洲、非洲和加勒比海的部分地区，山黧豆中毒是中毒性脊髓病的重要原因之一。该病是因大量食用豆科作物山黧豆所致。该作物中含有一种神经毒素，可导致痉挛性截瘫。

导致脊髓病的物理和环境原因（电、减压和放射线）
电伤和雷击伤

电伤和雷击伤属于脊髓损伤的罕见原因，确切的发病率不明。脊髓损伤可以是由电流直接引起的损伤或受到电击后从高处坠落导

致的间接损伤。关键特征总结于表 21.2。

表 21.1	维生素 B_{12} 缺乏所致亚急性联合变性的关键特征
病因	– 维生素 B_{12}（钴胺素）缺乏所致 – 最常见的原因是恶性贫血，内因子抗体阻止了维生素 B_{12} 在回肠末端的吸收 – 其他原因包括吸收不良、胃切除、回肠末端病和膳食缺乏。有报道认为一氧化氮麻醉或吸入会通过抑制维生素 B_{12} 代谢而导致本病
流行病学	– 不同人群中的患病率有较大差异 – 老年人群或酒精滥用者中的维生素 B_{12} 缺乏发生率更高
病理生理	– 维生素 B_{12} 参与髓磷脂和神经递质的酶促反应，但这一机制在亚急性联合变性发病机制中的作用尚不明确 – 神经毒性细胞因子表达上调和神经营养因子表达下调可能参与本病的发病机制
病理表现	– 周围和中枢神经系统可见变性（髓鞘降解和空泡化，后索较早受累，后期可累及皮质脊髓束）
相关疾病	– 维生素 B_{12} 缺乏的其他效应还包括巨细胞贫血、周围神经病和痴呆
临床表现	– 早期以下肢感觉症状为主，振动觉和位置觉消失 – 下肢可能同时存在上运动神经元和下运动神经元受累的表现（踝反射消失而膝反射亢进，肌萎缩伴痉挛及巴宾斯基征阳性） – 可能以感觉性共济失调和（或）痉挛性截瘫为突出表现 – 括约肌受累不常见
诊断性检查	– 血维生素 B_{12} 水平降低 – 电生理检查发现感觉神经传导速度减慢 – MRI 表现为以后索受累为主
治疗	– 补充维生素 B_{12}（口服每日 1000 µg 或肌内注射）

表 21.2 电伤和雷击伤所致的脊髓损伤	
病因和病理生理	– 电伤或雷击伤是脊髓病的罕见原因 – 脊髓实质暴露于电流，可因热效应、细胞膜通透性改变或细胞蛋白质变性而引起组织破坏 – 受到电击后从高处坠落造成的机械性损伤是发生脊髓损伤的另一种间接机制

合并损伤	– 电击或雷击还将导致
	  • 皮肤灼伤
	  • 心跳、呼吸骤停和缺氧导致的脑损伤
	  • 电流或骨 - 筋膜室综合征引起的周围神经损伤
	  • 肌肉损伤导致无力、肌红蛋白尿、肾损伤或骨 - 筋膜室综合征
	  • 血管损伤，如静脉壁损伤，引发静脉血栓形成的风险
	  • 自主神经功能障碍导致心律失常、心动过缓或心搏骤停

临床表现	– 临床表现多样
	  • 急性一过性弛缓性瘫痪，24 h 内可缓解
	  • 立即出现瘫痪，永久性功能障碍
	  • 迟发性脊髓病，伤后数天或数周出现感觉运动症状，通常为永久性
	  • 电击后坠落导致的脊髓病变表现为创伤性脊髓损伤
	– 合并损伤的临床表现

诊断性检查	– 影像学检查上可以看到坠落导致的脊柱创伤和脊髓损伤
治疗	– 由于存在上述合并损伤，治疗方案可能非常复杂 – 部分病例后期可出现神经症状的恶化或进展

减压病

当水肺潜水员从深水中快速返回水面时会发生减压病，脊髓病是其临床表现之一，特征总结于表 21.3。

表 21.3　减压病相关脊髓病	
病因和病理生理	- 发生于水肺潜水员从深水中快速返回水面时，也有在飞机机舱失压时发生本病的报道 - 随着快速上升和减压，原本因高压而溶于血液中的氮气被重新释放出来，在血流和组织中产生气泡 - 确切的发病机制不明，一般认为与静脉淤滞有关
合并损伤	- 相关症状因气泡所在部位而异 - 累及大关节可导致酸痛（"减压痛"） - 累及脑部可引起谵妄或行为改变、头痛或视觉异常 - 累及皮肤可表现为瘙痒、烧灼感或潮红 - 累及肺部可出现气短或咳嗽 - 累及内耳可导致头晕、眩晕、恶心和呕吐
临床表现	- 通常为即刻发病，但也可能在数小时后延迟发病（有时会在后续乘坐飞机的爬升阶段发病） - 腰痛和（或）束带样分布的疼痛 - 脊髓病可导致瘫痪、感觉异常和括约肌受累 - 上述合并损伤的症状
诊断性检查	- MRI 可以显示白质和后索受累，但异常表现通常具有较大差异且无特异性
治疗	- 及时发现和治疗对于改善预后非常重要 - 治疗措施主要是在专门的房间内快速恢复压力 - 高压氧治疗也可带来获益

放射性脊髓病

　　放射性脊髓病是一种罕见的脊髓病，是脊髓或邻近组织的原发性或转移性肿瘤接受放疗时导致脊髓暴露于放射线所致。在做出诊断前需要排除肿瘤累及脊髓的可能。放射性脊髓病可以是早发型（通常为一过性）或迟发型（通常为永久性）。两种类型放射性脊髓病的特征在表 21.4 中进行了比较。

表 21.4　放射性脊髓病：早发型与迟发型

特征	早发型	迟发型
起病	放疗后 6 周至 6 个月	放疗后 6 个月以上，6 个月内发病者罕见；平均在放疗后 1～2 年，最晚可在 4 年后发病
病程和预后	一过性，可完全恢复	通常遗留永久的神经症状
发病率	不多见，但比迟发型常见	罕见
剂量关系	无明显剂量关系	剂量依赖性。通常在辐射剂量超过 5000 cGY 时出现
临床表现	肢体感觉异常，颈部前屈时出现向后背放射的电击样感觉（Lhermitte 征），可以间断出现，数月后缓解	放射平面以下的渐进性痉挛性瘫痪和感觉受损。可能出现括约肌功能障碍
病理	一般认为是白质传导束的一过性脱髓鞘，后索尤为明显	白质受累（脱髓鞘、细胞浸润）和血管受累（血栓形成和局灶性梗死）
治疗	通常无须治疗	以支持治疗为主。目前尚未发现特效治疗措施，但有报道认为类固醇激素、抗凝药物、高压氧和血管生成抑制剂可能有效

推荐阅读

Jaiser SR, Winston GP. Copper deficiency myelopathy. *J Neurol*. 2010;257(6):869-881.

Kumar N. Metabolic and toxic myelopathies. *Semin Neurol*. 2012;32(2):123-136.

Lammertse DP. Neurorehabilitation of spinal cord injuries following lightning and electrical trauma. *NeuroRehabilitation*. 2005;20(1):9-14.

Scalabrino G. Subacute combined degeneration one century later. The neurotrophic action of cobalamin (vitamin B12) revisited. *J Neuropathol Exp Neurol*. 2001;60(2):109-120.

Schwendimann RN. Metabolic, nutritional, and toxic myelopathies. *Neurol Clin*. 2013;31(1):207-218.

Vollmann R, Lamperti M, Magyar M, Simbrunner J. Magnetic resonance imaging of the spine in a patient with decompression sickness. *Clin Neuroradiol*. 2011;21(4):231-233.

第二十二章 脊柱裂和脊髓脊膜膨出

基本原则

脊柱裂也称脊柱闭合不全，是由脊柱后弓闭合失败导致的先天性神经管缺陷。本病可大致分为开放性（体表皮肤缺损，神经组织外露）和闭合性（神经组织外面有皮肤覆盖）两类。

本病最严重的情况是脊髓脊膜膨出（myelomeningocele，MMC），约占开放性脊柱裂患者的90%，同时伴有神经功能障碍。

病因

目前认为遗传和环境因素均参与本病的发生，有阳性家族史者发病风险升高。尽管大多数脊髓脊膜膨出患儿出生于既往无此类患儿的家庭，但已有一例患儿出生的家庭再次出现患儿的概率将升高至2%～5%。若已有两例同胞患儿，则这一概率可升高至10%～15%。若父母一方患有脊柱裂，则生出脊柱裂患儿的风险约为4%。许多环境因素也是脊髓脊膜膨出的病因，包括叶酸缺乏、妊娠早期暴露于某些药物（尤其是卡马西平和丙戊酸）、某些有机溶剂的职业暴露和孕期患糖尿病等。

流行病学

脊髓脊膜膨出在全世界范围和美国国内的发病率正在逐渐下

降。可能的原因包括育龄女性叶酸补充增加，强制摄入谷物和孕期筛查，以及选择性终止妊娠的广泛开展。据估计，美国脊髓脊膜膨出的发生率为 2 例 /1000 例新生儿，但不同地区间可能存在差异。

病理生理学

脊髓脊膜膨出及其他神经管缺陷的发生是由于妊娠第 3 至 4 周神经管闭合失败所致。

预防和产前咨询

所有育龄女性均推荐服用叶酸补充剂（每日 0.4 mg）。对于已有脊柱裂患儿妊娠史的女性，应推荐从计划怀孕前 1 个月至妊娠前 3 个月补充更大剂量的叶酸。

产前咨询应进行妊娠 16 ~ 18 周母体血清甲胎蛋白检测。高水平超声可以对大多数患儿做出确定诊断。对于一小部分无法获取良好图像而不能确诊的情况，可以进行羊膜腔穿刺，以检测羊水甲胎蛋白水平。一旦确诊，应进行遗传咨询并讨论决定应采取的措施。

临床思路

评估和治疗

脊髓脊膜膨出对全身多个系统具有直接或间接的影响。对于最重要的症状和并发症的评估及治疗要点总结于表 22.1。

相关的神经系统问题

神经系统的症状取决于病变部位，可包括运动、感觉、肠道和膀胱的功能障碍。与原发性脊髓脊膜膨出相关的神经症状可维持在出生时的状态而不再继续进展。不过，通常会发生一些相关的继发问题，导致新的神经功能障碍。相关的神经系统异常包括脑积水、合并 Chiari 畸形（Ⅱ 型，见第二十三章）、脊髓积水和脊髓栓系综合征等。多数患者需要进行脑脊液分流以治疗脑积水，但分流功能不佳的情况较常见。上述神经功能问题的临床表现和治疗总结于表 22.2。

表 22.1　脊髓脊膜膨出的多系统症状和并发症

躯体系统或障碍	注意事项
神经系统	
原发性神经功能缺陷	– 腰骶水平最常见（约 70%） – 建议早期闭合背部缺损（出生后 72 h 以内）以预防感染
相关或继发性神经系统异常	– 包括脑积水、脊髓积水、Chiari 畸形和脊髓栓系综合征（表 22.2）
躯体或功能	– 移动能力取决于神经损伤平面 – 胸段脊髓脊膜膨出在一般无步行能力，病变位于上中段腰椎者在儿童时期有一定的步行能力，但随年龄增长，逐渐失去步行能力。下腰段及骶段膨出者可以有社区步行能力，但耐力可能会逐渐下降
肌肉骨骼	
脊柱侧凸	– 可以是先天性（由于脊柱畸形）和（或）瘫痪所致（最常见于胸段膨出者） – 也可能与脊髓空洞症和脊髓栓系综合征有关
挛缩或脱位	– 挛缩性髋关节屈曲内收可以导致髋关节脱位，特别是病变位于胸段至 L4 水平时（位于 L3 水平时最为常见） – 足部畸形常见（以马蹄足或马蹄内翻足为主） – 通常需要进行跟腱延长或肌腱转移等手术矫形
骨折	– 可发生骨质疏松和病理性骨折
膀胱或泌尿生殖系统	– 神经源性膀胱（顺应性差和挛缩）常见 – 括约肌无力导致的失禁常见；部分患者可出现逼尿肌 - 括约肌协同失调 – 可发生上尿路反流和肾积水 – 需要尽早发现并持续关注，以尽量避免上尿路并发症（见第三十四 A 章）

躯体系统或障碍	注意事项
肠道功能	– 神经源性肠道常见 – 参照肠道管理原则（见第三十六 A 章），顺行性灌肠是可供选择的手术操作之一
皮肤	– 压疮是重要并发症之一（见第三十七章）
乳胶过敏	– 在脊髓脊膜膨出患儿中高发 – 与反复暴露于含乳胶的制品和医疗用品有关 – IgE 介导的过敏反应
乳胶过敏	– 过敏反应可以在手术过程中因手术操作导致黏膜接触乳胶制品而发生。如果未能及时识别和治疗，将威胁生活 – 应在无乳胶的医疗环境中接受治疗，需佩戴医疗警示标识，随身携带可自动注射的肾上腺素
内分泌和代谢	– 身高过矮和生长受阻常见，可能与生长激素异常有关 – 肥胖常见，可由多种因素导致 – 可出现性早熟（可能与下丘脑过度活动导致的早熟反应有关） – 女性生殖功能正常；男性不育发生率高
认知和行为	– 平均智商水平低于正常同龄人 – 行为问题常见
心理社会问题	– 看护者的负担和花费较大 – 存在学习困难和健康问题，并影响患儿的教育 – 在向成人过渡的时期可能对治疗有多重挑战 – 经常出现职业、人际关系和独立生存等方面的问题

步行和移动

功能目标和移动能力结局取决于脊髓脊膜膨出的节段。

胸段脊髓脊膜膨出患者需要借助轮椅完成移动。1～2 岁可使用动力性或静态助步器。低龄儿童可以尝试往复式步态矫形器，但通常必须在童年期停止使用。脊柱侧凸在胸段脊髓脊膜膨出患者中很常见，需要考虑使用胸腰脊柱矫形器（TLSO）和（或）手术矫正。

表 22.2　脊髓脊膜膨出相关的神经功能问题

疾病	要点	临床表现
脑积水	- 90% 以上的患者均会发生 - 多数需要进行脑室腹腔分流 - 分流功能不佳常见，表现与脑积水相似	- 头痛、易激惹、淡漠和呕吐 - 婴儿头围增大，前囟膨隆 - 可能出现斜视 - 可能存在潜在的认知功能改变
Chiari 畸形（Ⅱ型）	- 90% 以上的患者均会发生 - 是造成脊髓脊膜膨出患儿死亡的最主要原因之一 - 小脑蚓部、扁桃体、第四脑室和延髓畸形，经枕骨大孔向下疝出 - 症状可因脑积水腹腔分流而发生变化。部分患者需要进行颅后窝减压术	- 脑干下段功能异常症状 - 吞咽困难、鼻腔反流和呛咳 - 嗓音沙哑或声嘶 - 发绀 - 呼吸暂停、呼吸等待和睡眠呼吸暂停 - 眼球震颤 - 上肢无力 - 角弓反张和斜颈
脊髓积水或脊髓空洞症	- MRI 检查可确诊	- 可无明显症状 - 进行性脊柱侧凸 - 新发的运动功能障碍 - 痉挛症状改变
脊髓栓系综合征	- 与脊髓脊膜膨出修复后的蛛网膜炎和纤维化有关，脊髓被栓系于低位腰椎或骶椎节段 - 在 MRI 上常见。仅在出现症状时才需要手术治疗 - 可能在青春期快速生长时加重	- 下肢无力和（或）步态异常加重 - 进行性脊柱侧凸 - 腰背部或下肢疼痛 - 下肢肌肉萎缩 - 腱反射消失 - 膀胱和肠道功能改变 - 新发的挛缩（如高足弓）

　　上腰段脊髓脊膜膨出常伴有髋关节脱位，因为屈髋及内收肌群得不到有效拮抗。通常需要将踝足矫形器或膝 - 踝 - 足矫形器与步态辅助工具（如助行器或拐杖）配合使用。随着患儿年龄的增长，大多需要过渡到使用轮椅。

下腰段（L4—5）脊髓脊膜膨出的儿童可以使用拐杖和支具行走，但也有部分患儿最终需要坐轮椅。

骶段脊髓脊膜膨出者通常可以不借助支具或步态辅具而独立行走。足内在肌无力可导致足部畸形，可能对步行耐力造成负性影响。

其他全身效应

包括骨质疏松和发生病理性骨折的风险，下肢挛缩，压疮，神经源性肠道、膀胱和性功能障碍，以及内分泌问题，包括身材矮小和青春期早熟（表 22.1）。肥胖较常见，对患儿的健康状况和功能状态具有显著影响。乳胶过敏较常见。认知和行为问题往往并存，并可能对受教育和就学产生不利影响。

向成人期的过渡

目前约 80% 的脊髓脊膜膨出患者可存活至成年。从长期且往往较复杂的儿科医疗护理过渡到较宽松的成人保健，可能在获取和协调医疗资源方面存在挑战。

成年后持续存在的问题包括迟发的神经功能变化、过度使用所致的肌肉骨骼损伤、病理性骨折和持续的泌尿系统并发症。从青春期开始关注人际关系、性和生殖健康有重要意义。性生活较活跃的女性患者应服用比一般推荐剂量更高的叶酸（每日 4 mg）。患者通常需要解决与就业和独立生活有关的问题。应将定期预防保健和对其他健康问题的管理作为持续初级保健的一部分。

难点与展望

一项前瞻性随机对照试验表明，在妊娠 26 周前进行宫内胎儿修复手术可以保护神经功能，逆转 Ⅱ 型 Chiari 畸形的后脑疝，减少出生后进行脑室腹腔分流的需要。不过这类操作存在包括早产在内的重大风险。

　进一步的研究应拓宽对脊髓脊膜膨出的病理生理学认识，评价宫内干预的长期影响，并探索脊髓脊膜膨出胎儿手术治疗的时机选择和所需技术。

推荐阅读

Adzick NS. Fetal surgery for spina bifida: past, present, future. *Semin Pediatr Surg.* 2013;22(1):10-17.

Dicianno BE, Kurowski BG, Yang JM, et al. Rehabilitation and medical management of the adult with spina bifida. *Am J Phys Med Rehabil.* 2008;87(12):1027-1050.

Liptak GS, Dosa NP. Myelomeningocele. *Pediatr Rev.* 2010;31(11):443-450.

Liptak GS, El Samra A. Optimizing health care for children with spina bifida. *Dev Disabil Res Rev.* 2010;16(1):66-75.

Sandler AD. Children with spina bifida: key clinical issues. *Pediatr Clin North Am.* 2010;57(4):879-892.

第二十三章　Chiari 畸形和发育性脊髓空洞症

基本原则

Chiari 畸形为后脑的发育异常，其特征是部分小脑向尾侧移位。在某些情况下，脑干下端经枕骨大孔进入颈椎管。本病可根据后脑突入椎管的程度和相关解剖畸形进行分类。Ⅰ型为小脑扁桃体疝出，是较常见的类型。Ⅱ型为小脑和延髓均发生移位和畸形（表 23.1）。

表 23.1　Chiari 畸形

分型	畸形	脊髓受累
Ⅰ型	小脑扁桃体疝入枕骨大孔以下	超过 30% 的病例存在脊髓空洞症
Ⅱ型	小脑扁桃体、小脑蚓和延髓畸形并向枕骨大孔以下移位	脊髓脊膜膨出常见，通常存在脊髓栓系综合征，可伴有终丝脂肪瘤

病因和流行病学

脊髓受累程度因 Chiari 畸形的类型而异（表 23.1）。

- 脊髓空洞症，即脊髓内的空腔形成，存在于超过 30% 的 Ⅰ型 Chiari 畸形病例中，大多数发育性脊髓空洞症病例伴有 Ⅰ型 Chiari 畸形。

- 另一方面，Ⅱ型 Chiari 畸形通常伴有脊髓脊膜膨出（见第二十二章）。

部分患者可能伴有脑积水，不过在 I 型中的发生明显比 II 型畸形少。

病理生理学

尽管脑脊液循环受阻和与此相关的脑脊液压力异常可能是促成因素，但导致脊髓空洞症的确切机制尚不清楚。空洞通常位于中段颈髓，但可能会向头侧或尾侧延伸。

病程

I 型 Chiari 畸形可能为无症状性。青春期或成年时可出现隐匿症状，通常在 20 ~ 30 岁发病。病程多变而不易预测。

II 型畸形通常在婴儿期或幼儿期发病，已在第二十二章中与脊髓脊膜膨出一起进行了深入讨论。

临床思路

评估

病史和体格检查

在 I 型 Chiari 畸形中，颈部疼痛或枕部疼痛是常见的起始症状，并且可能因活动、弯腰或 Valsalva 动作（如打喷嚏或咳嗽）而加剧。类似症状在不伴有脊髓空洞症的 Chiari 畸形也有可能发生，可能与颈神经根受到压迫或牵拉有关。

伴有脊髓空洞症时常有酸痛或灼痛，通常为非对称性，可累及颈部、肩部和上肢，往往出现在感觉障碍区域的边缘。

脊髓空洞症的典型表现为痛觉和温度觉分离性感觉障碍，即在颈部、肩部和上肢呈斗篷状分布的触觉和振动觉保留（表 23.2）。

大多数病例以非对称性症状起病，并可能因感觉受损而出现手部外伤或烧伤。当空洞扩大至灰质时可导致肌肉无力、萎缩和上肢反射消失。

表 23.2　脊髓空洞症的神经系统表现	
症状	受累脊髓结构
呈"斗篷状"分布的痛觉和温度觉分离性感觉障碍；手部外伤或烧伤	交叉走行的脊髓丘脑束纤维
手部、上肢或肩部肌肉萎缩无力；上肢反射消失	颈髓前角细胞
霍纳综合征	T1 和 T2 节段中间外侧柱中的交感神经元或下行交感神经通路
下肢痉挛性瘫痪	皮质脊髓束
肠道和膀胱功能障碍	下行的交感神经纤维
声带或软腭麻痹，构音障碍，吞咽困难，呛咳；眼球震颤，眩晕，舌肌萎缩无力	病灶向头侧延伸，累及脑干和脑神经核

可能出现爪形手畸形。随着空洞的逐渐扩大和脊髓传导束的受压，可能出现下肢痉挛性瘫痪、肠道和膀胱功能障碍，以及霍纳综合征。空洞延伸到脑干（延髓空洞症）累及脑神经时可导致构音障碍、吞咽困难、呛咳、眼球震颤、眩晕或舌肌萎缩。

当两种疾病共存时，可能很难区分由 Chiari 畸形本身导致的症状和体征（如眼球震颤、共济失调、眩晕、头痛和颈痛）和由脊髓空洞症引起的症状和体征。

患有脊髓空洞症的儿童经常出现渐进性脊柱侧凸。成人由于骨骼已经发育成熟，这种情况并不常见。

部分病例可存在颅椎异常，如 C2 和 C3 椎骨融合以及体格检查发现的短颈和低发际线。

诊断性检查

MRI 可用于明确 Chiari 畸形的诊断，可以显示小脑的移位。应进行全脊柱成像，以识别和明确脊髓空洞症的范围。脊髓空洞的信号通常与脑脊液的信号相似，除非空洞内有间隔，其中含有蛋白或血液分解产物的成分。脑 MRI 检查可以发现可能存在的脑积水。

实践要点

对于"特发性"脊柱侧凸患者，应注意排除潜在的异常，如 Chiari 畸形或脊髓空洞症。

治疗

对于有症状的患者，可进行单纯枕下颅骨切除术，或在此基础上联合硬脑膜成形术和颈椎椎板切除术，对 Chiari 扁桃体疝进行颅后窝手术减压。

空洞分流可能使部分患者的神经症状得到改善或稳定，不过其结果往往不易预测，并且这类手术提供的额外获益并不明确。如果出现脑积水，在试图纠正脊髓空洞症之前应该先进行分流。

难点与展望

直接减压或脊髓空洞症分流的作用和适应证尚不清楚，需要进一步明确。

推荐阅读

deSouza RM, Zador Z, Frim DM. Chiari malformation type I: related conditions. *Neurol Res.* 2011;33(3):278-284.

Roy AK, Slimack NP, Ganju A. Idiopathic syringomyelia: retrospective case series, comprehensive review, and update on management. *Neurosurg Focus.* 2011;31(6):E15.

Sekula RF Jr, Arnone GD, Crocker C, Aziz KM, Alperin N. The pathogenesis of Chiari I malformation and syringomyelia. *Neurol Res.* 2011;33(3):232-239.

第二十四章　遗传性痉挛性截瘫

基本原则

遗传性痉挛性截瘫（hereditary spastic paraplegia，HSP）包括一组具有临床和遗传多样性的遗传性神经退行性疾病，可导致下肢痉挛和无力。

本病分为单纯型和复杂型。单纯型 HSP 最为常见，其特征为单纯的痉挛性截瘫。复杂型 HSP 可伴有多种表现，如耳聋、上肢肌肉萎缩、鱼鳞病、视神经病变、痴呆和精神发育迟滞。

病因

HSP 的遗传学基础复杂而具有异质性。目前已有多个痉挛性截瘫基因（spastic paraplegia gene，SPG）位点已经被定位，并已完成了多个基因的识别。HSP 的遗传方式可以是常染色体显性遗传、隐性遗传或 X 染色体连锁遗传。常染色体显性遗传 HSP 是最常见的形式，占全部病例的大多数。多数非复杂型（单纯型）HSP 为常染色体显性遗传。最常见的 HSP 相关基因为 SPAST（也称为 SPG4）和 SPG3A，超过 50% 的病例由该基因所致。相比之下，常染色体隐性遗传在复杂型病例中更为常见。

流行病学

HSP 的患病率估计为每 10 万人口 3 ~ 10 例。从儿童早期到

70 岁及以上的任何年龄均可能发病。

病理生理学

　　HSP 的常见病理特征是皮质脊髓束和后索最长神经纤维远端的逆行变性。一般认为 HSP 与轴突转运和膜转运的破坏有关，而轴突转运和膜转运对轴突的健康和功能至关重要。皮质脊髓束和后索的长轴突对这一过程尤为依赖。在某些情况下，线粒体功能障碍也可能与 HSP 有关。

病程

　　本病呈缓慢进展的神经退行性改变过程，逐渐导致双下肢痉挛和无力。尽管 HSP 的发病和进展存在一定临床变异性，但一般不以急性起病或症状快速进展为特征。如果出现这种情况，提示应考虑其他诊断。当 HSP 在 2 岁发病时，通常在接下来的几十年里保持稳定，随后缓慢加重。儿童早期或成人阶段延迟发病的特点是缓慢逐渐进展。许多单纯型 HSP 病例的寿命通常不受影响。

　　重要的是需要认识到，在 HSP 家族内部和不同家族之间的疾病严重程度和进展方式往往存在差异。在估计患者的最终残疾程度时需对这种差异加以谨慎考虑。一般来说，来自病史记录确切的单纯型 HSP 家族的患者不太可能发展成复杂型 HSP。这一点有助于预测患者的结局，因为单纯型 HSP 患者发生上肢功能障碍、言语或吞咽问题及寿命显著缩短的可能性远远低于复杂型。

临床思路

评估

病史

　　患者通常有正常的妊娠、分娩史和儿童早期发育过程，随后出现腿部张力增高和步态障碍。

HSP 的发病通常以出现腿部僵硬隐匿起病。这些症状的隐匿进展可能发生在从儿童早期到中老年阶段的任何时间。下肢痉挛往往在天气寒冷、疲劳后和晚上更严重。

神经源性膀胱是疾病后期的常见表现，通常表现为尿急迫。认知障碍可能会发生，尤其是在某些复杂型 HSP 病例中。

完整的家族史是诊断 HSP 的关键。其他家庭成员的典型临床特征可以有力地支持诊断，但没有家族史并不能排除诊断。由于基因突变，症状出现的年龄较晚，其他原因导致症状轻微，常染色体隐性遗传或 X 染色体连锁遗传的携带者通常无症状等原因，家族史可能为阴性。

体格检查

HSP 患者的下肢体格检查可发现典型的痉挛和无力，通常为对称性。无力程度差异较大。即使存在严重的痉挛，肌无力也可能较轻微，在较早发病的患者中尤其明显。腘绳肌、内收肌和腓肠肌 - 比目鱼肌的痉挛尤为显著，而肌无力通常以腘绳肌、髂腰肌和胫前肌最为明显。通常伴有腱反射活跃、病理征阳性、足趾振动觉减退和高弓足。

振动觉减退可见于足趾，但严重的后索损害不是单纯型 HSP 的典型表现。虽然可能出现上肢反射亢进，但发现上肢明显痉挛或无力时应考虑是否存在其他诊断，存在延髓肌无力、感觉平面或明显的不对称症状时也是如此。

步态异常的程度取决于下肢无力和痉挛的程度和分布，可能出现步幅缩短、踮脚行走、划圈、脚趾拖曳、剪刀步态、腰椎过伸或膝关节过伸。

对于复杂型 HSP，可有多种异常伴随痉挛性截瘫出现，包括但不限于：精神发育迟滞、共济失调、锥体外系征、胼胝体发育不全、脑积水、癫痫、肌萎缩和耳聋等。眼科检查可发现视神经病变、白内障、视网膜变性和（或）眼肌麻痹。部分患者可出现鱼鳞病或高胆红素血症。

诊断性检查

基因检测具有重要的诊断价值。HSP 基因的定位和克隆使特异性分子遗传学检测手段的应用不断增加，不过只有一小部分基因开发了商业化的基因检测方法。目前，通过筛查两种最常见的 HSP 相关基因——SPAST（SPG4）和 SPG3A，可以对 50% 以上的常染色体显性遗传 HSP 病例做出基因诊断。更多的基因检测方法已经完成了实验室研究。

其他实验室检查的主要作用是排除其他诊断。检查项目可包括维生素 B_{12}、铜、铜蓝蛋白、长链脂肪酸、白细胞酶、血浆氨基酸、血清脂蛋白分析、梅毒血清学和人类免疫缺陷病毒的检测。

脑和脊髓 MRI 可以排除其他疾病，如多发性硬化、白质营养不良和神经结构异常。脑 MRI 可能发现部分 HSP 患者合并的胼胝体发育不全。脊柱 MRI 可显示脊髓变细，胸段尤为明显。

单纯型 HSP 患者的肌电图和神经传导检查结果通常正常，但某些形式的复杂型 HSP 可能存在周围神经病变和下运动神经元受累。

治疗

目前尚未发现能够延缓或逆转本病进展的治疗措施。

HSP 的治疗目的是尽最大可能保持每个患者的功能独立性。

预防挛缩和痉挛的处理对本病患者非常重要，可以进行牵伸、夹板固定、抗痉挛药物（如巴氯芬、替扎尼定或丹特罗林钠）和鞘内植入巴氯芬泵等。

应进行物理治疗和作业治疗，以评估功能性移动能力和日常生活活动能力。需要规律进行的运动方案应包括每天一至两次的牵伸和日常锻炼，以提高耐力和活动耐受性，预防体能下降。踝足矫形器有助于减轻足趾拖曳。最终可能需要使用拐杖、助行器或轮椅，也有部分 HSP 患者终生均能独立行走，而不需要依靠辅助设备。

需对患者开展预防压疮形成和恰当管理神经源性肠道和膀胱的教育。药物如奥昔布宁有助于控制尿急迫症状。

患者及家庭教育

基因检测技术的应用可以促进 HSP 遗传咨询的开展。在向 HSP 患者和家庭提供咨询时，应谨记目前预后预测能力的局限性，以及家族间和家族内部疾病发生和进展的差异性。支持小组和促进病友间互动的其他论坛可能会有帮助。

实践要点

在未确诊的痉挛性截瘫患者中，有很大一部分是遗传所致。对于渐进起病而无明确病因的成人痉挛性截瘫患者，即使没有明显的家族史，也应考虑到 HSP 的可能性。在这种情况下，详细的家族史调查是很重要的，要记住，部分受累患者的症状可能非常轻微或隐匿。

难点与展望

有关轴突保护过程的新观点、轴突转运和膜转运相关细胞机制方面的进展，以及对这些通路进行药物干预的潜在前景，将有助于在未来发现针对 HSP 和其他存在轴突病变的神经退行性疾病的潜在治疗方案。

更多 HSP 相关基因的不断发现，使人们越来越认识到这种疾病的异质性。随着基因测序技术的进步，在不久的将来很可能会发现更多的 HSP 和相关疾病基因。

推荐阅读

Blackstone C. Cellular pathways of hereditary spastic paraplegia. *Annu Rev Neurosci.* 2012;35:25-47. Doi: 10.1146/annurev-neuro-062111-150400.

Depienne C, Stevanin G, Brice A, Durr A. Hereditary spastic paraplegias: an update. *Curr Opin Neurol.* 2007;20(6):674-680.

Sabharwal S, Brown MS. *Hereditary Spastic Paraplegia.* PM&R Knowledge NOW/American Academy of Physical Medicine and Rehabilitation. http://now.aapmr.org/cns/sci-disorders/Pages/Hereditary-Spastic-Paraplegia.aspx. Published September 20, 2013.

Salinas S, Proukakis C, Crosby A, Warner TT. Hereditary spastic paraplegia: clinical features and pathogenetic mechanisms. *Lancet Neurol.* 2008;7(12):1127-1138.

Schüle R, Schöls L. Genetics of hereditary spastic paraplegias. *Semin Neurol.* 2011;31(5): 484-493.

第二十五章 肌萎缩侧索硬化和成人运动神经元病

基本原则

运动神经元病是一类导致运动神经元不可逆丢失的异质性疾病。肌萎缩侧索硬化（amyotrophic lateral sclerosis，ALS）是成年人中最常见的进行性运动神经元病，有时也作为运动神经元病的同义词。ALS 既累及脊髓和脑干的下运动神经元，也累及运动皮质的上运动神经元。ALS 是本章讨论的重点。ALS 的表型变异见表 25.1。

表 25.1　肌萎缩侧索硬化及相关表型

疾病名称	特征	中位生存期
肌萎缩侧索硬化	上运动神经元体征与下运动神经元体征并存，是成年后起病的运动神经元病中最常见的形式	3～4 年（5%～10% 的病例可以存活 10 年以上）
原发性侧索硬化	仅有上运动神经元体征。高达 75% 的患者在 3～4 年内发展为 ALS	未发展为 ALS 者可存活 20 年以上
进行性肌萎缩	仅有下运动神经元体征。发展为 ALS 的可能性有较大差异	通常为 5 年，但部分患者可存活长达 20 年以上
进行性延髓麻痹	累及延髓，出现吞咽和构音受损。吸入性肺炎是常见的死因	2～3 年

病因

越来越多的证据表明，应将 ALS 视为一组疾病，而不是一个单一的病种。传统上将 ALS 分为两类，其临床表现非常相似，即家族性和散发性，其中散发性病例占全部病例的 90% 以上。

家族性 ALS 占 5% ~ 10%，其中大多数为常染色体显性遗传。该病与一组异质基因的突变有关。目前已经识别了至少 16 个基因突变。与超氧化物歧化酶 1（superoxide dismutase 1，SOD1）相关的突变第一个被发现，约占家族性 ALS 病例的 20%。

一般认为没有家族史的患者为散发性 ALS 病例。然而，有些病例可能由于部分显性遗传而被错误地分类。散发性 ALS 被认为是一种原因复杂的疾病，其中遗传因素和环境因素共同增加了患病的风险。虽然有人认为各种化学品、杀虫剂和电磁辐射可能与本病的发病存在微弱而不一致的相关性，但目前尚未发现与发病明确相关的环境因素。

流行病学

ALS 发病风险的年龄高峰在 50 ~ 75 岁。男性比女性更常见，男女比例约为 1.5 : 1.0。据估计，成年人 ALS 的年发病率为每 10 万人口 2.5 ~ 3.0 例。

美国医学研究院（Institute of Medicine）于 2006 年发表的一项研究在回顾了相关文献的基础上发现，具有一定启发性的有限证据表明，服兵役与随后发生 ALS 存在相关性，不过未能发现服役地点或战争暴露史与发病之间相关性的证据。目前已宣布 ALS 可以作为所有在军队连续服役 90 天以上的退伍军人的推定可补偿疾病。

病理生理学

导致 ALS 神经退行性变的确切机制尚未完全明确，但有人认为可能与谷氨酸兴奋毒性、自由基生成、SOD1 酶突变、线粒体功能和轴突转运过程异常导致的细胞内神经丝聚集有关。尚不清楚这些聚集物或内含物是否具有直接的毒性作用，如与对细胞功能至关重要的因子发生螯合作用等。

病程

尽管 ALS 的临床表现和进展过程有很大差异，但通常典型表现为持续的进展性病程，中位生存时间为 24 ～ 48 个月。超过 60% 的患者在发病后 3 年内死亡。其余的病例中有 10% 可存活 8 年以上。

预后影响因素

关于疾病进展速度和预期寿命的不利和有利预后因素总结于表 25.2。发病年龄越小，则预后越好。以肢体症状起病者的预后优于以延髓症状或呼吸症状起病者。女性比男性更容易以延髓症状起病，因而总体预后较差。在以肢体症状起病的患者中，下肢症状起病者的预后似乎优于以上肢症状起病者。肺活量（vital capacity，VC）下降至正常的 50% 以下，执行和认知功能受损，以及起病时出现体重显著下降也是提示预后不良的因素。

表 25.2　ALS 的预后影响因素	
有利因素	**不利因素**
年龄 < 50 岁	年龄 > 65 岁
男性	女性
下肢症状起病	延髓或呼吸症状起病
首次出现症状与明确诊断之间间隔时间较长	首次出现症状与明确诊断之间的间隔时间较短
呈变异表型，如单纯上运动神经元受累（原发性侧索硬化）	功能迅速衰退，用力肺活量降至正常的 50% 以下，执行功能下降，发病时体重减轻

临床思路

评估

病史

ALS 通常以隐匿的渐进形式起病。发病时症状通常不对称。随着时间的推移和更多肌肉的受累，症状可变得更加对称。

最初的症状可能是非特异性的，包括肌肉抽筋、抽搐、疲劳和不明原因的虚弱。下肢受累可能出现步态异常，如易绊倒或一侧下肢拖曳。上肢受累可能出现精细运动障碍，如远端受累时系扣困难或因近端无力而无法抬起手臂进行梳头等活动。25% 的患者以延髓症状起病，可能出现流涎（唾液分泌过多）、构音障碍和（或）咀嚼困难，或由于吞咽困难引起鼻反流。

呼吸系统症状可能随着疾病的进展而出现，有时也可能以这些症状起病。呼吸功能不全的症状可能包括呼吸困难、端坐呼吸、睡眠不佳和睡眠碎片化、噩梦、晨起头痛、白天嗜睡加重以及注意力集中困难。

通常不会出现括约肌功能障碍，至少不以相关症状起病。部分患者可能出现轻微的感觉症状但不明显。肌束颤动为无痛性，但随着疾病的进展，可能会出现痛性痉挛［肢体、腹部和（或）椎旁肌肉］。

多达 50% 的 ALS 患者可能会出现假性延髓麻痹或情绪不稳，伴有无法控制的大笑或哭泣。部分病例可以出现认知和（或）行为障碍。多达 15% 的患者可能具有额颞叶痴呆的相关特征，其特征是性格改变、易怒、持续的执行功能受损如判断力受损和冲动。

详细询问家族史有可能发现潜在的部分显性遗传家族疾病史。

体格检查

ALS 体格检查的典型特征是广泛存在单纯的运动系统体征，表现为上下运动神经元功能障碍，且无法用其他原因解释。同一肢体可能同时存在下运动神经元体征与上运动神经元体征。肌肉无力和萎缩伴有反射的保留或增强提示存在 ALS 的可能。

　　下运动神经元体征包括肌力下降、肌束颤动、肌萎缩和反射减弱。舌肌和肢体肌肉均可能出现肌束颤动和萎缩。脑神经检查可发现面部肌肉和延髓肌无力。眼部运动通常正常。颈部肌肉无力可导致头下垂。上运动神经元体征包括反射亢进、阵挛、痉挛和病理反射，如巴宾斯基征、霍夫曼征、口鼻反射、掌颌反射和下颌反射。

诊断性检查

实验室检查

　　目前尚未发现本病的生物标志物，实验室检查主要用于排除其他疾病情况。常用的检测项目包括全血细胞计数、生化检查、红细胞沉降率、血清和尿液电泳、甲状腺功能检测、甲状旁腺激素水平、血清钙和磷酸盐等。根据临床表现，其他检测项目还可包括维生素 B_{12} 水平、莱姆病血清学、人类免疫缺陷病毒血清学、免疫介导性疾病血清学、抗神经节苷脂抗体和肌酶检测。有潜在暴露史者可进行重金属筛查。符合指征的病例可进行腰穿脑脊液分析和 (或) 肌肉神经活检。

神经影像学

　　应进行颈椎 MRI 检查，以排除脊髓病、其他原因导致的脊髓受压或脊髓空洞症等造成神经功能损害的病因。脑 MRI 可以发现累及脑干的其他病变，对于有延髓症状的患者尤为重要。

电诊断检查

　　肌电图是怀疑存在运动神经元病时的一项关键辅助检查。肌电图上的束颤、纤颤和正锐波等电位提示正在发生的运动神经元丢失，而较大的多相运动单位则提示神经再生。神经传导检查发现显著异常可能提示其他诊断。

基因检测

　　在进行任何基因检测前都需要进行遗传咨询。在已知的家族性 ALS 患者中筛查寻找已知的基因突变可能会带来一些获益，不过其确切作用仍有争议。目前尚未完全明确对家族性 ALS 患者的无症状一级亲属进行筛查的作用，需要严格限制在自愿基础上进行。

ALS 的诊断标准

　　诊断 ALS 需同时存在上、下运动神经元受累体征，有进行性肌无力表现，并排除其他诊断。世界神经病学联盟（World Federation of Neurology，WFN）成立的委员会为 ALS 制定了诊断指南。在最初的 El Escoril 临床标准基础上进行了修订，增加了电诊断检查结果，在不提高假阳性率的前提下提高了诊断灵敏度。根据这一标准，ALS 的诊断可分为"确诊""拟诊"和"可能"三类（表 25.3）。

表 25.3　ALS 诊断标准

患者必须满足：本病的症状和体征；症状和体征随时间进展；无其他疾病的肌电图或神经影像学证据

确诊 ALS	拟诊 ALS	可能 ALS
在延髓与 2 个脊髓部位，或 3 个脊髓部位[a]存在上、下运动神经元受累的临床或电生理证据	至少 2 个脊髓部位存在上、下运动神经元受累的临床或电生理证据，其中必须有部分上运动神经元体征在下运动神经元体征的头侧出现	只有 1 个部位同时存在上、下运动神经元受累的临床或电生理证据，或在 2 个及以上部位仅有上运动神经元体征，或下运动神经元体征全部在上运动神经元体征的头侧出现

[a] 4 个解剖部位定义为：①延髓，②颈髓（上肢），③胸髓（腹部肌肉）和④腰髓（下肢）。

鉴别诊断

　　由于不同疾病的预后和潜在治疗途径不同，在确诊 ALS 之前谨慎考虑并排除其他诊断尤为重要。诊断为 ALS 的患者若不存在病情进展，或出现不典型表现（如显著的感觉、括约肌、视觉、自主神经或基底神经节功能障碍）时，应对诊断重新进行审视，并考虑到其他疾病的可能。

ALS 相关表型

　　ALS 的相关表型包括原发性侧索硬化、进行性肌萎缩和进行性延髓麻痹（表 25.1）。

脊髓灰质炎后综合征

　　脊髓灰质炎后综合征（post-polio syndrome，PPS）是脊髓灰质炎发病多年后出现的一种疾病，表现为肌肉力量和临床功能缓慢恶化，通常不会出现 ALS 中所见的肌肉力量急剧下降。PPS 的诊断需要符合以下标准：

　　1．有脊髓灰质炎既往史，存在运动神经元丢失的证据，可由急性瘫痪病史、残留的肌无力症状、神经系统检查时发现的肌肉萎缩和肌电图上的失神经表现证实。

　　2．在急性麻痹性脊髓灰质炎后出现一段时期的部分或全部功能恢复，随后神经功能保持稳定（通常为 15 年或更长）。

　　3．逐渐出现或突发的持续渐进性肌无力或肌肉耐疲劳能力异常（耐力下降），伴或不伴全身疲劳、肌肉萎缩或肌肉关节疼痛。

　　4．症状持续至少 1 年。

　　5．排除可能导致相似症状的其他神经系统疾病、骨科疾病和药物等。

其他疾病

脊髓型颈椎病（见第十三章）和多灶性运动神经病是最常被误诊为 ALS 的两种疾病。

ALS 的鉴别诊断还包括遗传性疾病（如脊髓延髓肌萎缩症、遗传性痉挛性截瘫和面肩肱型肌营养不良）、代谢性和中毒性疾病（如甲状腺功能亢进、甲状旁腺功能亢进、重金属中毒和山黧豆中毒）、免疫介导性疾病（包括伴有传导阻滞的多灶性运动神经病、慢性炎性脱髓鞘性多神经病、重症肌无力、多发性肌炎、多发性硬化和副肿瘤综合征）、结构异常性疾病（如脊髓型颈椎病、脊髓空洞症或延髓空洞症、放疗后脊髓病或神经丛病、肿瘤或脑血管病）和其他神经退行性疾病。

不伴有进行性肌无力的肌束颤动是常见的良性现象。

治疗

分次告知坏消息

尽管 ALS 的诊断信息和预后情况与其他疾病不同，但许多适用于告知其他严重疾病诊断信息的原则也适用于本病（见第四十八章）。其中包括避免突然告知，当面告知患者而不是通过电话告知，询问患者本人是否希望家庭成员参与讨论，识别患者已经知道或怀疑的信息有多少，分次少量提供信息，每告知一小部分情况后就停下来观察患者的反应，并根据其反应决定接下来的告知方式。应避免隐瞒诊断、提供不充分的信息、冷漠的表达、剥夺或不提供希望等。重要的是将讨论内容做总结，制订计划和提供用于随访的联系方式。转介到 ALS 支持小组可能会有帮助。

提供及时的诊断对于打消患者的不确定心理非常重要，使患者能够更好地规划他们的余生，避免不必要的其他诊断性检查，并有机会在较少的细胞受到不可逆损害时尽早启动神经保护治疗。

多学科 ALS 团队

一些研究表明，多学科团队干预能够改善 ALS 患者的生活质量和功能。多学科团队的核心成员通常包括神经肌肉疾病专科医生、护士、物理治疗师、作业治疗师、言语和语言病理学家、营养学家、社工和呼吸治疗师。会诊学科通常包括呼吸病学、胃肠病学、心理学和精神咨询等领域。在团队内部以及团队与患者的主要照护者之间保持持续良好的沟通和协调是至关重要的。

神经保护治疗（利鲁唑）

虽然一些有潜力的药物的临床试验正在进行，但利鲁唑是目前唯一有证据支持的神经保护药物。其在 ALS 中发挥作用的机制尚不清楚，但确实能降低谷氨酸诱导的兴奋毒性。对已发表的文献进行分析发现，利鲁唑可使患者的一年生存率提高 10% ~ 15%，平均可使患者寿命延长约 3 个月。该药的耐受性一般较好，偶尔会出现疲劳、胃肠道副作用和肝酶升高。需要与患者和照护者讨论对该药治疗效果的现实预期和潜在的副作用。在考虑了预期的治疗获益和潜在的副作用后，一旦决定用药，应在明确诊断后尽早开始给予 50 mg 利鲁唑每日 2 次。

对症治疗（表 25.4）

对症治疗是 ALS 治疗的主要组成部分，其目标是缓解症状，减轻痛苦，提高生活质量。延髓受累导致的流涎（流口水或唾液过度分泌）常见，可能导致社交障碍，可应用抗胆碱能药物进行治疗。对于耐药的病例，可以进行肉毒毒素注射或唾液腺放疗。延髓肌麻痹时，需要注意吞咽和营养问题。经皮内镜胃造口术是一种标准化的肠内营养治疗方法。该治疗需要轻度镇静，会给有严重呼吸障碍的患者带来风险，所以应该在肺活量尚未降低至正常范围的 50% 以下时进行。经皮放射引导下胃造口术不需要镇静，可以作为替代治疗措施。多种常规途径和高科技手段可以强化和替代交流功能，可用于提高严重构音障碍患者的沟通能力。随着肢体无力的加重，可根据严重程度提供各种移动辅具和辅助装置。

应治疗可能出现的肌痉挛和痛性痉挛症状。睡眠障碍、疲劳、抑郁和焦虑可由许多因素引起，应在识别和处理病因的基础上给予充分治疗。相当比例的患者会出现认知和（或）执行功能损害，因此，保持识别和处理相关问题的警惕性尤为重要。

表 25.4 总结了 ALS 主要临床表现的对症治疗。

表 25.4　ALS 的对症治疗

临床表现	治疗措施
吸气肌无力或通气不足	– 监测肺功能及 FVC – FVC < 50% 时考虑采用无创正压通气 – 根据患者的预先指示，就气管切开和机械通气进行讨论和知情决策 – 避免不必要的吸氧 – 给予苯二氮䓬类药物和（或）阿片类药物治疗严重呼吸困难带来的焦虑和不适
咳嗽和排痰受损	– 机械性吸入 - 呼出装置辅助咳嗽 　• 每日治疗 4 次。根据病情需要，每个治疗序列进行 5 次咳嗽，随后休息 30 s，每次治疗进行 5 个序列。起始吸入压为 +15 cm H_2O，呼出压为 – 15 cm H_2O。随后逐渐增加到 +40 cm H_2O 至 – 40 cm H_2O 的目标值 – 呼吸叠加技术和手法辅助咳嗽技术 – 机械吸痰装置 – 通过充分湿化、化痰药物如乙酰半胱氨酸（200 ~ 400 mg 每日 3 次）和（或）雾化吸入等措施解决痰液黏稠问题
流涎（流口水）	– 抗胆碱能药物 　• 10 mg 阿米替林，每日 3 次 　• 阿托品舌下含服，每日 3 ~ 4 次 　• 1 ~ 2 mg 格隆溴铵，每日 3 次 　• 东莨菪碱透皮贴剂，每 3 天更换一贴 – 腮腺和（或）下颌下腺肉毒毒素注射，可作为二线用药 – 对于顽固性病例进行唾液腺放疗

临床表现	治疗措施
吞咽和营养	– 监测延髓受累情况和营养状态 – 请言语语言病理学家和营养师会诊 – 评估吞咽功能，必要时进行 X 线吞咽造影 – 调整食物质地，增加摄入液体的黏稠度 – 吞咽训练（声门上吞咽法、体位调整和缩下颌吞咽法） – 给予高热量食物及蛋白质补充剂 – 尽早考虑是否置胃管。经皮内镜胃造口术和经皮放射引导下胃造口术的时机应进行个体化选择。鼻胃管可用于短期治疗
构音障碍或交流困难	– 早期采用提高言语可理解性的方法（放慢语速，发音尽量清晰） – 利用手势、点头、常用词清单和写字板以提高交流能力 – 增强和替代交流的电子设备（语音合成器、用头部或眼球运动控制的交流设备等）
移动和步态障碍	– 根据障碍程度选择辅助装置和步行辅具（如手杖、纠正足下垂的踝足支具、带轮助行器和电动轮椅等） – 转移设备，如电梯和医用病床等
功能和日常生活活动能力受损	– 用于穿衣、梳洗、进食和如厕的辅助装置 – 家庭环境适应性改造 – 照护者提供辅助
疲劳	– 识别和治疗继发性原因（通气不足、睡眠障碍和抑郁） – 缓解疲劳的药物（莫达非尼，每日晨起 100 ~ 400 mg）
痛性痉挛	– 按摩和牵伸 – 温水池中进行水疗 – 药物 　● 可尝试左乙拉西坦 　● 200 mg 硫酸奎宁每日 2 次可能有帮助，但 FDA 已不再推荐该药
痉挛	– 牵伸和肢体摆放 – 抗痉挛药物（巴氯芬、替扎尼定、地西泮和丹曲林）。不过这类药物在 ALS 患者中应用的文献报道少见，详见第三十八 A 章 – 部分患者可考虑植入巴氯芬泵

临床表现	治疗措施

失眠	– 催眠药物，如右佐匹克隆和唑吡坦
	– 发现和治疗诱发因素
	  • 抑郁和焦虑（详见下文）
	  • 通气不足：考虑无创正压通气
	  • 分泌物管理：治疗黏膜和唾液腺过度分泌，抬高床头
	  • 因无力难以翻身：使用医用病床，由照护者帮助翻身

抑郁和焦虑	– 抗抑郁药物（选择性血清素再摄取抑制剂、三环类抗抑郁药），见第四十一章 – 用苯二氮䓬类药物治疗焦虑 – 行为干预、心理支持和咨询
认知和执行 功能受损	– 筛查认知障碍 – 对于筛查结果为阳性或有可疑症状者进行详细的神经心理学检查 – 照护者和医疗服务提供者应认识到相关问题并接受培训，根据情况调整与患者的接触方式
认知和执行 功能受损	– 谨慎考虑患者在学习新内容、知情同意和决策方面的能力 – 识别和处理继发性因素（疲劳、睡眠障碍和抑郁）
假性延髓性 情绪不稳	– 一般是由 ALS 本身所致，而非另外存在的情绪或心理障碍 – 如果造成困扰，可尝试使用选择性血清素再摄取抑制剂或阿米替林
照护者的负 担	– 支持小组，给予情绪和精神支持 – 暂托服务和照护辅助
临终关怀	– 在病程早期讨论临终决策，预先医疗指示 确保采取安抚措施，以尽可能缓解疼痛和煎熬 – 对呼吸困难和（或）疼痛患者可给予阿片类和苯二氮䓬类药物 – 及时转诊至姑息治疗团队或与之密切合作 – 选择临终关怀护理，包括家庭临终关怀 – 丧亲咨询和照护者支持

呼吸管理

检测呼吸功能

呼吸衰竭伴或不伴肺炎是 ALS 患者的最常见死因。

每次就诊时应积极寻找呼吸功能障碍的早期症状。应每隔几个月检查一次肺功能，以评价呼吸肌的力量。最常用的测试指标包括肺活量。其他项目可包括经口最大吸气压、经口最大呼气压、经鼻吸气压和夜间脉搏血氧测定。咳嗽能力可以通过测量咳嗽峰流量来评估。

无创正压通气

无创正压通气（noninvasive positive pressure ventilation，NIPPV）在 ALS 中的应用有诸多优点（表 25.5）。如果患者能够耐受，NIPPV 可以延长生存时间（尤其是能够每天使用超过 5 h 的患者和没有严重的延髓功能障碍的患者），改善通气不足的症状（如睡眠碎片化、晨起头痛、白天嗜睡和认知功能受损），并能够在不增加照顾者的负担或压力的情况下改善患者的生活质量。

表 25.5　NIPPV 在 ALS 中应用的潜在获益
延长生存时间
改善通气不足的症状（如睡眠碎片化、晨起头痛及白天嗜睡）
改善认知功能
在不增加照顾者的负担或压力的情况下改善患者的生活质量

尽管目前对使用 NIPPV 的明确标准尚缺少共识，但临床上应基于呼吸肌无力和呼吸道症状的综合证据做出进行 NIPPV 的决定。ALS 患者出现呼吸功能不全和用力肺活量（forced vital capacity，FVC）小于 50% 时应考虑使用 NIPPV。一些证据支持即使在没有呼吸道症状但 FVC 小于 50% 或存在呼吸道症状性但 FVC 未低于

50% 时，也可以考虑 NIPPV 治疗。

NIPPV 通常采用双水平正压通气模式，多种经鼻或经口鼻面罩均可使用。治疗通常在夜间开始，以减轻夜间通气不足的症状。依赖 NIPPV 的患者需配有备用电源。ALS 患者和照护者应接受有关设备故障排除和紧急联系信息的培训。

吸氧不是必需的治疗方式，在大多数呼吸功能不全的 ALS 患者中应避免使用，因为吸氧会加重 CO_2 潴留和口干症状。

分泌物管理和辅助咳嗽

除了需要由 NIPPV 辅助的吸气肌无力外，ALS 患者还伴有呼气肌无力和咳嗽障碍。提供机械性吸气 - 呼气（mechanical insufflation-exsufflation，MI-E）的咳嗽辅助装置可以为咳嗽峰流量减少（≤ 2 ~ 3 L/s）的患者带来一定获益。考虑到 +35/–35 cm H_2O 是清除气道分泌物所需的最小压力，MI-E 的目标压力是吸气压 + 40 cm H_2O，呼气压 – 40 cm H_2O。

呼吸叠加技术和人工辅助咳嗽技术也可以用来改善咳嗽峰流量。呼吸叠加技术可以产生多次吸气而不进行呼气。因此，多次吸气的气体容量产生叠加或堆栈，以增加肺容积，随后用于自发性或人工辅助的咳嗽。呼吸叠加技术要求患者能够在两次吸气之间自主关闭声门，以防止吸气量的损失。这对 ALS 患者来说可能存在一定困难。另一种方法是使用一种单向瓣膜装置阻断呼气，只允许吸气的气流通过。考虑到使用呼吸叠加技术提高咳嗽峰流量时可能出现吸气肌力弱，可以使用复苏面罩球囊手动增加吸气量。

应采取减少吸入风险的技术，包括吸痰装置、改变食物质地和给予吞咽方面的建议等。分泌物过于黏稠时应通过充分湿化、给予化痰药物如乙酰半胱氨酸（200 ~ 400 mg 每日 3 次），或使用含有 β 受体拮抗剂的生理盐水进行雾化吸入等措施来治疗。

机械通气

有不到 10% 的患者需要选择气管切开和长期有创机械通气。在做出这一决定之前，应向患者和家属充分交代其带来的负担和获益。应在发生严重的呼吸损害之前进行相关讨论，而不是在紧急情况下才临时告知，并应将患者本人的预先医疗指示纳入考虑。在紧急情况下对没有预先指示的患者随意进行气管切开和机械通气，将会带来伦理上和临床上的难题，因为大多数患者一旦开始治疗，就再也无法脱离呼吸机。虽然气管切开机械通气可以避免因呼吸衰竭而死亡，但 ALS 患者在开始这一治疗后的中位生存期为 1 ~ 3 年，其中呼吸道感染是最常见的死亡原因。来自接受了气管切开机械通气的 ALS 患者的照护者的报告显示，患者的生活质量很差，可能需要大量社会心理支持。ALS 患者拒绝或终止包括机械通气在内的任何治疗措施的权利应得到尊重。如果停止机械通气，应给予足量的阿片类药物和苯二氮䓬类药物来缓解呼吸困难和焦虑。

其他呼吸干预措施

据报道，高频胸壁振动用于分泌物管理能够取得一定效果，但尚未进行系统的研究。已有研究认为膈肌起搏器可能发挥一定作用，但尚需进一步研究，以确定其在常规临床实践中的作用。

照护者的负担和支持

ALS 会给照护者带来巨大负担，并且随着患者病情的进展和独立性的丧失而逐渐加重，可能给照护者造成精力耗竭、压力、抑郁、社会隔离和内疚感，并可能因忽视自己的需求而导致健康问题的出现。疾病还会带来相当沉重的经济负担。支持小组可能会有帮助。如果情况允许，可以借助暂托服务和照护援助得以缓解。保持患者与照护者之间的沟通很重要。关注照护者自身的生理、心理和精神需求也具有重要意义。

临终关怀

临终关怀计划应在病程早期就开始关注，包括讨论预先医疗指示（生前遗嘱、医疗委托书和永久授权书），每隔几个月应重新检查修改。患者和照护者通常会对临终时窒息、呼吸困难或疼痛的折磨感到焦虑，应该让患者相信届时会采取有效的安抚措施让临终时患者的生活平静舒适，从而减轻他们的心理负担。阿片类药物（如肠外应用吗啡）和苯二氮䓬类药物可用于呼吸困难和（或）疼痛的患者。根据临床症状调整剂量通常不会导致危及生命的呼吸抑制。氯丙嗪等抗精神病药物可用于治疗疾病晚期的躁动和精神错乱。应及时转诊至姑息治疗团队并与之密切合作。应选择适合的临终关怀方式，包括家庭临终关怀等。还应向照护者提供丧亲咨询和支持。

难点与展望

最近发现的一处 ALS 突变为胞浆蛋白（C9ORF72）中部分核苷酸序列的异常重复扩增，存在于 40% 的 ALS 患者家庭中，但在约 7% 的散发性病例中也存在该突变，提示散发性 ALS 也有可能遗传。这进一步证实了 ALS 的发病机制涉及多个不同通路。研究还表明，同样的突变会在一些家族成员中产生 ALS 表型，而在另一些家族成员中则会产生额颞叶痴呆表型，从而为这些疾病可能是一组临床病理谱系中的不同表现的观点提供了更强有力的证据。

目前对 ALS 发病机制的认识已经取得了巨大进展，但仍有许多问题尚未得到解答，包括造成散发性 ALS 中运动神经元易感性增加的因素等。需要进行基于大量人口的队列研究来明确 ALS 的环境危险因素。目前正在全力开展寻找 ALS 生物标志物的工作，以帮助对疾病的诊断和监测。

对 ALS 发病机制的进一步了解为潜在治疗手段的开发创造了机遇。目前已经开始进行将人类神经干细胞移植入 ALS 患者脊髓的临床试验。

推荐阅读

Blackhall LJ. Amyotrophic lateral sclerosis and palliative care: where we are, and the road ahead. *Muscle Nerve*. 2012;45(3):311-318.

Costa J, Swash M, de Carvalho M. Awaji criteria for the diagnosis of amyotrophic lateral sclerosis:a systematic review. *Arch Neurol*. 2012;69(11):1410-1416.

de Almeida JP, Silvestre R, Pinto AC, de Carvalho M. Exercise and amyotrophic lateral sclerosis. *Neurol Sci*. 2012;33(1):9-15.

EFNS Task Force on Diagnosis and Management of Amyotrophic Lateral Sclerosis; Andersen PM, Abrahams S, et al. EFNS guidelines on the clinical management of amyotrophic lateral sclerosis (MALS)—revised report of an EFNS task force. *Eur J Neurol*. 2012;19(3): 360-375.

Gruis KL, Lechtzin N. Respiratory therapies for amyotrophic lateral sclerosis: a primer. *Muscle Nerve*. 2012;46(3):313-331.

Hardiman O, van den Berg LH, Kiernan MC. Clinical diagnosis and management of amyotrophic lateral sclerosis. *Nat Rev Neurol*. 2011;7(11):639-649.

Ludolph AC, Brettschneider J, Weishaupt JH. Amyotrophic lateral sclerosis. *Curr Opin Neurol*. 2012;25(5):530-535.

Phukan J, Hardiman O. The management of amyotrophic lateral sclerosis. *J Neurol*. 2009; 256(2):176-186.

Robberecht W, Philips T. The changing scene of amyotrophic lateral sclerosis. *Nat Rev Neurosci*. 2013;14(4):248-264.

Turner MR, Hardiman O, Benatar M, et al. Controversies and priorities in amyotrophic lateral sclerosis. *Lancet Neurol*. 2013;12(3):310-322.

Williams TL. Motor neurone disease: diagnostic pitfalls. *Clin Med*. 2013;13(1):97-100.

第四篇

躯体功能与康复

第二十六章　脊髓损伤患者的功能预后

基本原则

预后评估方法

在讨论功能预后的衡量标准时，可以将国际功能分类（International Classification of Functioning，ICF）作为参考。由世界卫生组织（World Health Organization）开发的 ICF 包括三个广泛的领域：身体功能和结构、活动以及参与（每个领域都受到环境和个人因素的影响）。虽然本章的主要重点是功能活动，但重要的是要认识到 ICF 三个领域之间的相互联系和相互影响。

当应用于脊髓损伤时，下面列出了 ICF 三个领域中最为相关的措施实例。脊髓损伤的活动限制和整体功能独立性的衡量标准（与本章最相关的测量）将在表 26.1 中进一步详细介绍。

- 身体功能和结构：有关脊髓损伤神经学分类国际标准（ISNCSCI）。的详细信息请参阅第十章。
- 活动：包括功能独立性量表（Functional Independence Measure，FIM）、脊髓独立性量表（Spinal Cord Independence Measure，SCIM）、改良 Barthel 指数（Modified Barthel Index，MBI）和四肢瘫功能指数（Quadriplegia Index of Function，QIF）（表26.1）。除了这些总体功能测量之外，还有本书其他部分涉

及的具体活动的措施，例如，步行特定的措施（见第三十章）或上肢功能的特定方面（见第二十八章）。

■ 参与：Craig 残障评估和报告技术（Craig Handicap Assessment and Reporting Technique，CHART）。这将在第四十二章进一步讨论。

影响功能预后的因素

神经功能，特别是运动功能，是脊髓损伤后整体功能结果的主要决定因素。

其他因素，如年龄、合并症、疼痛、痉挛、身体习惯、社会心理和环境因素也会影响功能，并可在决定功能预后中发挥重要作用。

运动功能的恢复

由于神经功能和运动功能是脊髓损伤后的首要问题，因此，运动功能的恢复与预测患者的预后极其相关。

神经功能损害的特点详见 ISNCSCI（见第十章）。72 h 后进行 ISNCSCI 检查可用于评估预后。关于神经学修复，如 24 h 之内的早期评估，可由于镇静、疼痛、中毒、血流动力学不稳定和焦虑等因素降低其可靠性。

应当认识到，虽然在判断运动恢复的预后方面可以做出一些有用的概括，但在这方面几乎没有绝对的说法。适用于某一类脊髓损伤患者的评估对于该类别中的每一个患者来说都是正确的。

运动功能恢复的总时间

脊髓损伤后运动功能的恢复发生在前 6 个月，在脊髓损伤后的前 2 个月最快。不完全性损伤患者的恢复速度相对较快。对于不完全性脊髓损伤患者，神经修复以较慢的速度进行，可持续长达 2 年甚至更长时间。

表 26.1	脊髓损伤患者活动受限和功能独立性评估工具		
评估方法	量表描述	评估评分	注释和注意事项
功能独立性量表（FIM）	18 项（13 项运动和 5 项认知）；这两个项目包括以下内容：自理能力、括约肌控制、转移、行走、交流和社会认知	每个项目的评分为 1 ~ 7 个；分数为 1 ~ 5 个表示需要助手 1 = 完全依赖 2 = 大量辅助 3 = 中度辅助 4 = 少量辅助 5 = 监督 6 = 有条件的独立（方法） 7 = 完全独立 FIM 的总分范围为 18 ~ 126 分，给出两个方面的分数：运动功能和认知功能	是最广泛使用的残疾评估方法 信度较高 提供电话和儿科版本 衡量护理负担 不衡量独立的容易程度 活动（努力，美化） 不是脊髓损伤特异性的，例如，没有呼吸功能的评估 认知功能评估在脊髓损伤患者中没那么有意义 大量地板和天花板效应 可能无法检测到有意义的功能变化
脊髓独立性量表（SCIM-Ⅲ）	19 项，分为 3 个功能分量表（自我护理、呼吸和括约肌管理以及活动性）	每个项目的评分范围各不相同；项目分数相对于整体活动而言是加权的。总分为 0 ~ 100 分	专门为脊髓损伤患者设计，比 FIM 更精确、更敏感 信度较高 经过修改，SCIM-Ⅲ 是第三个版本 尽管其使用正在增加，但并未像 FIM 那样广泛使用
改良 Barthel 指数（MBI）	关于自我照顾，失禁和行动共 10 项	总分为 0 ~ 100 分	用于评估护理的难易程度 并非脊髓损伤专用，并且很少用于脊髓损伤实践中 评估日常的基本活动，并不评估复杂的技能

评估方法	量表描述	评估评分	注释和注意事项
四肢瘫功能指数（QIF）	包含两部分：第一部分对每个类别下有多个项目的9类功能进行评估，第二部分是一份评估问卷，通过多项选择题评估对个人护理的认识	每个项目按增加独立性的顺序从0到4分，并加上每个类别的分类分数，然后根据分配给每个类别的权重对类别分数进行加权。总分为0～100分	专为四肢瘫患者而开发不评估步行功能，因此不适用于门诊患者可用其较短的版本目前尚未被广泛用于临床

完全性脊髓损伤向不完全性脊髓损伤转变

初始检查（在不同研究中为伤后 72 h 至 1 个月之间）判定为完全损伤的患者，即 AIS A 级患者，其中 10% ～ 20% 在 1 年内可转损为不完全性损伤，恢复腿部功能的比例更小（3% ～ 6%）。原因不完全清楚，最近的一些研究报告指出，从完全性损伤到不完全性损伤的转换率略高。不同研究之间的差异可能反映了初次评估的时间不同（例如，1 个月的初始评估可能比 72 h 或 1 周的初始评估具有更低的 1 年转换率），以及初次评估的准确性。为了记录功能的恢复，应定期监测神经功能，直至达到下一个阶段。

损伤区域的恢复

损伤区域运动功能的恢复已经在完全性四肢瘫患者中进行了研究。由于胸部区域没有关键肌，腰段病变常表现为马尾损伤，因此，临床上不可能对截瘫损伤区运动恢复进行研究。

只有不到 10% 的完全性四肢瘫患者在下肢有一些运动恢复，但大多数完全性四肢瘫患者的上肢在神经损伤平面以下的 2 ～ 3 个运动节段内可获得一定的运动功能，下肢在损伤平面以下 1 个节段获得一定的运动功能（即肌力可恢复到 3 级或更高）。

- 具有一些运动功能的肌肉，虽然不可以抵抗重力（即 1 级或 2 级肌力），但会比没有运动功能的肌肉具有更好的预后。研究发现，如果下一个关键肌的肌肉有一些轻微力量（1 级或 2 级），1 年后 90% 的肌肉将可以抗重力。如果下一个节段肌肉的初始力量为零，1 年后 45% 的肌肉将可以抗重力，64% 的肌肉将在 2 年后可以抗重力。

- 随着时间的流逝，如果损伤平面以下近端没有肌力恢复的征兆，则损伤平面恢复的概率就会降低。例如，对于运动完全性四肢瘫，1 个月时上肢关键肌的肌力为 1 级或 2 级，97% 的患者在 1 年内恢复到至少 3 级。1 个月时上肢关键肌的肌力为 0 级，只有 10% 的患者在 1 年内达到 3 级。

- 运动损伤平面之间的转变存在一些差异，C6 到 C7（85%）的转换率略高，其次是 C5 到 C6（75%），然后是 C4 到 C5（70%）。

这些关于神经功能恢复的预期信息，以及在完全四肢瘫中获得一个运动水平的可能性，可以帮助在急性期设定长期目标。

步行的潜力

社区内步行的定义是具有步行 ≥ 45.72 米（150 英尺）的能力。除了能够从坐转移到站外，还可以独立地穿带和脱掉矫形器。有几个标准可用来预测行走的潜力。

基于最初 ASI A 损伤评估的结果

- 在初次检查时评定为 AIS A（完全性）脊髓损伤的患者中，只有约 3% 在受伤后 1 年内有足够的力量走路。

- 感觉不完全、运动完全（AIS B）的患者约占所有新伤的10%。总体而言，在最初被归类为 AIS B 的人中约有 50% 的患者将可以走动。
- 那些保留骶部针刺觉的 AIS B 患者，下肢恢复的预后接近运动不完全患者的预后；而对于没有针刺觉的患者，行走能力恢复的可能性为 10% ~ 33%。
- 对于运动不完全的 AIS C 患者，约 75% 的人将具有在社区活动的能力。年龄和病变以下保留的脊髓功能将影响行走功能的恢复。保留的功能越多，恢复行走的预后就越好。50 ~ 60 岁以上的人群预后较差。
- 对于最初被归类为 AIS D 的患者来说，预期步行功能将非常好（约为 95%）。

基于下肢运动评分

下肢运动评分（lower extremity motor scores，LEMS）是每个肢体中 5 个关键肌的运动评分的总和，从 0 分到 5 分，下肢总共最多有 50 分（见第十章）。

少数完全性四肢瘫或完全性截瘫患者的 LEMS 随着时间的推移得到显著改善，不完全性四肢瘫或不完全性截瘫患者的 LEMS 得分在受伤后 1 个月至 1 年内平均提高了约 12 分（在第 1 年至第 2 年之间获得的改善相对较少）。

- 30 天下肢运动评分已经被用来预测 1 年内社区步行的可能性。表 26.2 提供了不同神经损伤类别的具体百分比。不完全性四肢瘫患者由于上肢负重能力下降，需要比截瘫患者有更大的下肢力量才能行走。

表 26.2 基于 30 天下肢运动评分（LEMS）预测社区步行能力		
脊髓损伤类别	30 天下肢运动评分	1 年内具有社区步行能力者
完全性截瘫	0 分	< 1%
	1 ~ 9 分	45%
	> 10 分	不适用
不完全性截瘫	0 分	33%
	1 ~ 9 分	70%
	> 10 分	100%
不完全性	0 分	0
四肢瘫	1 ~ 9 分	21%
	10 ~ 19 分	63%
	> 20 分	100%

[a]Based on Waters RL, Adkins R, Yakura J, Sie I. Donal Munro Lecture: Functional and neurologic recovery following acute SCI. J Spinal Cord Med. 1998;21(3):195-199 (and related studies by that group).

基于其他评价标准

Hussey 和 Stauffer 在 20 世纪 70 年代确定了社区步行的以下要求：

■ 双侧屈髋肌力量 ≥ 3/5；至少一侧伸膝肌力量 ≥ 3/5，只需要一个膝踝足矫形器（KAFO）和一个踝足矫形器（AFO）（否则耗能太大）；至少在髋和膝部有完整的本体感觉。

2011 年欧洲多中心研究（European Multicenter Study of Human，EM-SCI）发表了创伤性脊髓损伤后行走功能的临床预测规则。

该预测规则基于年龄（< 65 和 ≥ 65 岁）和四项神经系统测试：股四头肌（L3）、腓肠肌（S1）的运动评分以及 L3 和 S1 皮节的轻触觉评分。它在区分能否独立步行或依赖步行或不能步行方面表现出极佳的区分能力。

临床思路

有关运动恢复潜力的信息可用于设定功能目标和规划设备需求，同时个人因素和共存条件可能会影响可实现的目标。

脊髓损伤后的功能预后

脊髓医学联盟（Consortium for Spinal Cord Medicine）发布了创伤性脊髓损伤的预后指南。表 26.3 至 26.5 总结了预测的功能预后，以及每个运动完全性脊髓损伤水平的相关设备需求（运动不完全性脊髓损伤后的功能结果将根据运动保留的程度而变化）。

应该认识到，在不考虑可能适用于个体患者的其他个人和环境因素下，这些预后反映了患者在最佳情况下可以达到的独立水平。在建立个性化康复计划时，应采取跨学科合作，并考虑特殊的阻碍和易化因素，并将患者作为建立目标的积极参与者，这些都很重要。

由于各种原因，脊髓损伤患者可能会随着时间的推移而出现功能变化。包括神经状况、医疗状况和合并症、环境和生活状况、社会心理状态、个人偏好和选择，年龄增长的变化等。定期评估功能和这些因素的影响对于持续优化功能提高和（或）最小化潜在功能的损失非常重要。

难点与展望

需要进行治疗效果研究，以更好地了解哪些计划策略能够有效地产生最佳结果。需要研究量化人身伤害和环境特征对所取得成果的预期影响，以便更准确地预测结果和严重程度，并调整计划之间的比较。

正在探索先进的成像技术，如扩散张量成像、功能性磁共振成像（functional magnetic resonance imaging，fMRI）和磁共振波谱，以预测神经和功能恢复的潜在应用。类似地，先进的神经生理学测试可能有补充临床测试以预测功能恢复的潜力。

表 26.3 颈髓损伤后的无力模式和功能预后				
范围	C1—C4	C5	C6	C7—C8
上肢无力的模式	四肢完全瘫痪	没有伸肘、内旋及所有腕和手的动作	没有掌屈、肘部伸展和手部运动	由于内在肌无力,抓握无力和手灵巧受限
呼吸	依赖呼吸机(某些C3,许多C4可能能断开呼吸机)	低耐力和肺活量,可能需要帮助清除分泌物	低耐力和肺活量,可能需要帮助清除分泌物	低耐力和肺活量,可能需要帮助清除分泌物
肠道管理	完全辅助	完全辅助	有些人要完全辅助	有些人要完全辅助
膀胱管理	完全辅助	完全辅助	有些人需要完全辅助设备,可独立用腿袋排空	独立于某些辅助
床上活动度	完全辅助	有些人要完全辅助	有些人需要完全辅助	部分辅助下可独立
床和轮椅转移	完全辅助	完全辅助	等级转移:一些需要辅助但可独立;转移不均:一些需要全部辅助	等级转移:独立;转移不均:部分辅助下可独立
减压或定位	完全辅助,用器械可独立	用器械可独立	用器械可独立和(或)适应技术	独立
轮椅推进器	指南:完全辅助 能力:通用器械可独立	能力:独立,指南:在室内非地毯表面少量辅助可独立,一些人在户外需要完全辅助	能力:用标准臂可在任何表面独立驱动轮椅 指南:室内独立,室外部分辅助	指南:在任何室内地形或一些户外地形可以独立,在不均匀的地形或长距离的情况下可能需要一些帮助或助力

续表

范围	C1—C4	C5	C6	C7—C8
进食	完全辅助	需要完全辅助组装好器具后，可独立使用辅具进食	除了切需要完全辅助外在其他情况下用或不用辅具可独立进食	独立
穿衣	完全辅助	上肢需要一些辅助，下肢需要完全辅助	上肢完全独立，有些下肢需要完全辅助	上肢完全独立，下肢在一些辅助的状况下可独立
做家务	完全辅助	完全辅助	在一些辅助下可做简单的便餐准备，其他家务需要完全辅助	可独立做简单的便餐准备和家务，一些繁重的家务需要辅助
开车	完全辅助，需要陪同操作货车	可独立驾驶高度专业化的改装货车	从轮椅到可独立驾驶改装货车	手动操作汽车或在主驾位上驾驶改装货车

注：这些是关于运动完全性脊髓损伤后的预期功能预后；运动不完全性脊髓损伤后的功能预后取决于不同的运动保留程度。

表 26.4　颈髓损伤后需要的辅助装置

设备的种类	C1—C4	C5	C6	C7—C8
呼吸系统	呼吸机（如果不能自主呼吸）和吸入设备			
床	电动病床，减压床垫	电动病床，减压床垫	电动病床或从小号到巨大号的标准床，减压床垫或者被褥	电动病床或从小号到巨大号的标准床，减压床垫或者被褥

续表

设备的种类	C1—C4	C5	C6	C7—C8
转移工具	电驱动或机械升降机和转移板	电驱动或机械升降机和转移板	机械升降机和转移板	可能只需要转移板
轮椅	具有倾斜和（或）具有倚靠功能的电动轮椅（根据需要配备姿势支撑和头部控制装置）、通风设备和减压垫	带有倾斜功能的电动轮椅和（或）带有驱动控制的电动轮椅，优化过的带有扶手的轻型轮椅，减压垫	优化过的带有扶手的轻型轮椅，可能需要带有倾斜功能的电动轮椅和（或）带有驱动控制的电动轮椅，减压垫	优化过的带有扶手的轻型轮椅，减压垫
洗澡、如厕	倚靠式软衬垫和淋浴马桶的椅子，洗发剂托盘，手持淋浴器	带软衬垫和淋浴马桶的椅子，带便桶的带软垫转移浴缸长凳，手持淋浴器	带便桶的带软垫传送浴缸长凳，带软衬垫和淋浴马桶的椅子，手持淋浴器	带便桶的带软垫传送浴缸长凳，带软衬垫和淋浴马桶的椅子，手持淋浴器
吃饭、穿衣、梳妆	全面辅助；特殊设备，如平衡前臂矫形器，可能适用于进食能力受限的C4脊髓损伤患者，且三角肌和肱二头肌的力量（＜3/5）的患者	长型对掌夹板（携带可插入餐具的口袋），长柄镜子，根据需要的自适应设备	短型对掌夹板，万用套，长柄镜子，根据需要的自适应设备	长柄镜子，根据需要的自适应设备
交流	口器，高科技电脑存取，环境控制单元	根据需要设置自适应设备（如翻页、书写、按键和计算机访问等）	自适应设备需要（如肌腱固定夹板和书写夹板）	根据需要调整设备
运输	服务员操作的货车（带升降功能和系紧装置）	高度专业化的带升降机改装货车	带升降机、系紧装置和手动控制的改装货车	改装货车

表 26.5 胸、腰和骶髓完全损伤运动功能的预期

区域	功能预后	设备
肠道	独立自主	马桶座垫
膀胱	独立自主	
床上移动	独立自主	全尺寸标准床
床和轮椅转移	独立自主	
减压	独立自主	轮椅减压垫
轮椅驱动	室内外独立自主	手动轻型轮椅
站立，步行	站：独立自主	步行器
	步行：T1—T9：通常没有功能	膝踝足矫形器或踝足矫形器
		前臂拐杖
	T10—S5：功能齐全，部分需要辅助下独立	或者手杖
	（T10—L2：家庭步行；L3—S5：社区步行）	
吃饭、梳妆、穿衣和洗澡	独立自主	带衬垫的浴盆、长凳和手提淋浴器
交流	独立自主	
运输	独立上小汽车，自主装卸轮椅	手动控制装置
家务	复杂的烹饪和少量家务可独立自主，一些繁重的家务需要辅助	

Modified from Consortium for Spinal Cord Medicine. Outcomes Following Traumatic Spinal Cord Injury. Clinical Practice Guidelines for Health Care Professionals. Washington, DC, Paralyzed Veterans of America, 1999.

推荐阅读

Alexander MS, Anderson KD, Biering-Sorensen F, et al. Outcome measures in spinal cord injury: recent assessments and recommendations for future directions. *Spinal Cord.*

2009;47(8):582-591.

Consortium for Spinal Cord Medicine. *Outcomes Following Traumatic Spinal Cord Injury. Clinical Practice Guidelines for Health Care Professionals.* Washington, DC: Paralyzed Veterans of America; 1999.

Horn SD, Smout RJ, DeJong G, et al. Association of various comorbidity measures with spinal cord injury rehabilitation outcomes. *Arch Phys Med Rehabil.* 2013;94(4 suppl):S75-S86.

Hussey RW, Stauffer ES. Spinal cord injury: requirements for ambulation. *Arch Phys Med Rehabil.* December 1973;54(12):544-547.

Kramer JL, Lammertse DP, Schubert M, Curt A, Steeves JD. Relationship between motor recovery and independence after sensorimotor-complete cervical spinal cord injury. *Neurorehabil Neural Repair.* 2012;26(9):1064-1071.

Marino RJ, Burns S, Graves DE, Leiby BE, Kirshblum S, Lammertse DP. Upper- and lower-extremity motor recovery after traumatic cervical spinal cord injury: an update from the national spinal cord injury database. *Arch Phys Med Rehabil.* 2011;92(3):369-375.

van Middendorp JJ, Hosman AJ, Donders AR, et al. A clinical prediction rule for ambulation outcomes after traumatic spinal cord injury: a longitudinal cohort study. *Lancet.* March 19, 2011;377(9770):1004-1010.

Waters RL, Adkins R, Yakura J, Sie I. Donal Munro Lecture: Functional and neurologic recovery following acute SCI. *J Spinal Cord Med.* 1998;21(3):195-199.

第二十七章 脊髓损伤的康复训练和治疗性干预

基本原则

早期急性期

脊髓损伤急性期物理康复治疗干预的重点是预防继发性并发症（见第八章）。活动包括关节活动范围（range of motion，ROM）、体位（摆放）、被动和主动辅助运动，以及呼吸管理和气道清除的治疗干预。在无禁忌证的情况下，开始向直立和早期活动过渡。

康复阶段

在康复阶段，除了上述训练外，治疗的重点是改善运动能力和日常生活活动（activities of daily living，ADL）。活动包括床上训练和垫上训练、转移训练、减压技术训练、轮椅训练以及必要的步态训练。这些方面的训练通常伴有增强力量、灵活性和耐力的练习。

临床思路

关节保护与体位摆放

注意关节的保护不仅对减少不适，而且对于长期功能保护都是必要的。

体格检查（或其他涉及身体移动患者的情况）

重要的是要保护瘫痪肢体的关节整体性。不仅在康复治疗中，而且在所有涉及身体移动或体位的情况下，都要适当注意患者的舒适度和避免受伤。对于脊髓损伤的患者，在查体期间，翻身时应该注意避免牵拉上肢（表 27.1）

表 27.1　查体时，瘫痪患者在床上的移动和体位

■ 检查期间，当翻身或复位时，避免牵拉瘫痪的手臂

■ 在翻身时，仰卧时（如放在胸前或枕头上）或侧卧时，要始终保持瘫痪的手臂处于有支撑的位置

■ 可以通过以下方法使瘫痪的患者躺在床上（如检查背部等）翻身：向翻身的方向交叉踝关节或弯曲翻身方向对侧腿的膝关节

■ 如果可能，注意保护脊柱（如脊柱不稳定时）

■ 在检查结束时，确保患者处于舒适的姿势，如根据需要调整枕头或床上用品，因为存在活动障碍，不允许让患者重新调整自己的姿势

■ 检查结束时，确保将检查过程中移动的任何设备（如呼号灯、床侧扶手或轮椅）放回原位并且不要让患者够不到。

关节活动范围

对于脊髓损伤平面以下的关节活动需要特别注意。虽然关节活动范围的保持至关重要，但也必须小心，不要过度牵拉提供关节结构稳定性的软组织（表 27.2）。

体位

对于关节的稳定和长期健康而言，适当的体位摆放是必要的。应尽量少做使关节受压的动作（如肩部过度伸展）。当躺在床上时，应避免肩部直接受压（例如，仰卧位时轻微地侧向翻身），并且给予上肢充分的支撑，比如，用枕头。在仰卧位，应将四肢瘫患者的上肢定期摆放在外展和外旋位，以避免挛缩。如果能耐受（仰卧）

并且不排除使用医疗器械的情况下，仰卧位对于避免伸髋和屈膝是一个好的选择。

训练期间

转移、重心转换和轮椅推进等是通常每天都要做的训练，过度使用后容易造成损伤，包括肩部疼痛和腕管综合征。因此，在这些训练中练习正确的技术来保护关节和减少损伤尤为重要。如果出现问题，可能需要考虑对这些训练进行优化（例如，从手动轮椅切换到电动轮椅，或增加转移辅助装置）。应该尽量避免腕关节最大限度的伸展，如在重心转移或转移的过程中。对于这些训练，应该使用多种技术的组合，而不是重复使用一种技术。避免肩关节的极限活动或潜在损伤，如最大限度的肩关节伸展，同时伴有内旋和外展。手在肩膀上方重复过头举活动会增加撞击和肩部不适，应通过使用设备或改善环境来尽可能减少这一举动。表 27.3 总结了轮椅推进过程中保护关节的技术，并在第二十九章进行了讨论。

表 27.2 关节活动度训练期中的特别注意事项

- 当需要考虑颈椎不稳时，即在急性期或术后阶段，肩关节前曲或外展时可能需要避免超过 90°

- 当胸腰椎不稳时，髋关节前屈不能超过 90°，直腿抬高需要限制在一定范围内，以避免骨盆倾斜

- 鉴于存在软组织损伤的风险，应避免极限或强力的关节活动，如肩关节周围的活动。当肌张力低时，将四肢固定在合适的关节活动范围尤其重要，比如在受伤后的最初阶段

- 对于后期可能会使用单指抓捏的患者，应避免手指屈肌的过度牵伸，即在 C5、C6 或 C7 运动损伤水平的患者中，由此会导致抓握功能丧失

- 躯干控制功能受损的患者应避免背部肌肉过度伸展，因为轻微的背部紧绷有助于维持长时间的平衡和短时间的坐姿

关节活动范围训练

每天的关节活动范围训练应该在患者病情平稳后立即开始，以防止挛缩和维持功能。在力量微弱和无肌力的区域进行被动关节活动，而在有一定力量的部位进行主动或辅助主动训练。在自主或下肢伸腿带或下肢伸膝环的辅助下，可以教那些肱三头肌完整并且具有一些手部功能的患者自主练习。

下肢易发生髋关节屈曲和踝关节跖屈挛缩，并造成严重的功能后果，如影响坐轮椅。高位四肢瘫患者易发生肩带紧张，C5 及 C6 四肢瘫患者尤为严重。由于肘部屈肌的痉挛模式，容易发生屈曲和旋后挛缩。

表 27.3　训练中保护上肢的方法

独立转移

- 教患者尽可能进行水平转移

- 在转移过程中，如果需要握住把手，避免将两只手放在平坦的表面。防止腕关节极端伸展

- 对于使用肌腱固定术的患者，应弯曲手指并伸展腕关节，以避免过度拉伸指长屈肌

- 尽可能避免撞击的位置（如肩关节内旋、屈曲和外展）（如移出浴缸时用浴盆长椅代替）

- 在转移过程中改变使用的技术和主动手臂

- 考虑使用转移辅助设备，如转移板（允许转移被分解成更小的动作），特别是用辅助设备转移上肢

体重转移

- 以减轻压力为目的的重心转移应结合前倾和左右移动等技术，而不是主要依靠重复的减压式动作

过头举的活动

- 重复的过头举活动，需要将手放在肩关节上方，这会增加撞击和肩部的不适，应该通过使用设备或环境改造来减少这一动作

手动轮椅推进

– 参见第二十九章

– 使用最轻的材料制成的结实、可完全定制的轮椅

– 在不影响稳定性的情况下，尽可能向前调整轮椅后轴

– 在推进过程中，使用正确的座椅高度来最大限度地减少上肢的负重（即当将手放置在推进环顶部的中心位置时，上臂与前臂应该之间的夹角为 $100° \sim 120°$）

– 利用长而平滑的半圆形方式轻触推进环，以减轻其高冲击力

职业、业余和家庭活动

– 应彻底评估患者的环境 [包括家庭、工作和（或）学校]，应改变环境和（或）提供设备，以尽量减少做过头举的活动，减少四肢的负重，并减少活动执行的频率

脊髓损伤的患者在关节活动训练中的预防措施和注意事项见表 27.2。

垫上活动和床上活动

渐进性的垫上活动起自平衡和姿势稳定性训练，并以此为基础来训练坐、够取和转移。

这些活动对力量和耐力训练也有好处。练习的活动和姿势的类型以及需要的辅助量将随可用的运动功能和脊髓损伤水平而变化。在垫子上练习的基本姿势包括肘撑俯卧、肘撑仰卧、长坐（双腿伸直）和端坐（类似于坐在椅子上）。练习各种体位和滚动之间的转换。在适当的情况下，需要增加外在平衡（难度）挑战和姿势（变化的）挑战。这些同样的技能也被运用到床上的灵活性（训练中）。虽然使用设备协助行动是有用的，但应避免过度依赖设备。培训应包括在没有设备辅助的情况下达到最大程度独立的策略。

转移

正确的身体姿势，包括上肢和下肢的位置，腿和脚的位置，以及正确的运动模式是机体有效转移的重要前提。应将转移前轮椅锁定并且将轮椅放置在适当的位置（对另一个转移表面成 30° ~ 45°，脚凳和扶手的位置不妨碍转移）。

根据可用的运动功能和力量，转移训练的类型包括床与轮椅之间的转移、厕所转移、汽车转移和高低位转移，例如，从地板到椅子的转移。痉挛、挛缩和肌肉骨骼疼痛会影响转移技术的选择和可行性。在没有其他并发症的情况下，大多数神经损伤平面位于 C7 及 C7 以下的患者应该能够进行独立的转移，至少在同一水平面的独立转移。一些神经损伤平面位于 C6 的患者可以使用滑动板独立转移，而其他神经损伤平面位于 C6 和 C5 的患者则需要借助或不借助滑动板进行转移。C4 级或以上的运动完全损伤患者需要依靠护理人员操作的机械升降机进行转移（见第二十六章和表 26.3 和 26.4）。

转移的安全性应强调包括避免擦伤和皮肤保护，以及防止跌倒。脊髓损伤的患者发生与轮椅相关跌倒最常见的情况之一是在转移过程中。如表 27.3 所述，转移的过程中应包含关节保护技巧。

减压和体重转移

减压和体重转移技术也依赖于神经损伤平面和功能能力。体重转移技术包括前侧、侧方、俯卧支撑和后倾。对于 C4 损伤及以上的运动功能完全瘫痪的患者，由助手或动力系统通过倾斜（身体）或倚靠轮椅的方式来进行体重转移。C5 及以下的脊髓损伤的患者可以完成前方和侧方的体重转移 [虽然四肢瘫患者需要学习从向前的体位到复位的技巧（例如，把一只胳膊向后甩，钩住椅背）]。对于 C7 及以下损伤的人来说，俯卧撑是可行的，因为他们有完整的三头肌，但这会给肩膀和手腕带来额外的压力。如前所述，与重复使用单一技术相比，组合技术更可取，可尽量减少过度使用造成的伤害。在坐位时，需要定期进行体重转移（例如，每15 ～ 30 min 进行 1 ～ 2 min）。

其他康复训练

第二十九章讨论了轮椅技能训练和处方。第三十章讨论了训练和行走，包括恢复性治疗与代偿性治疗以增强功能恢复的方法。第二十八章讨论了 ADL 训练。第四十三章和第四十五章讨论了驾驶、适应性运动、锻炼和娱乐。

难点与展望

需要进行有效性研究，以更好地理解和优化治疗干预所带来的效益和身体康复策略。干预的时机和定期"调整"或审查后适应阶段特定任务培训的任何额外好处也是需要研究的领域。

推荐阅读

Hunt KJ, Fang J, Saengsuwan J, Grob M, Laubacher M. On the efficiency of FES cycling: a framework and systematic review. *Technol Health Care*. 2012;20(5):395-422.

Jones ML, Harness E, Denison P, Tefertiller C, Evans N, Larson CA. Activity-based therapies in spinal cord injury: clinical focus and empirical evidence in three independent programs. *Top Spinal Cord Inj Rehabil*. 2012;18(1):34-42.

Kirshblum S. New rehabilitation interventions in spinal cord injury. *J Spinal Cord Med*. 2004;27(4):342-350.

Morawietz C, Moffat F. Effects of locomotor training after incomplete spinal cord injury: a systematic review. *Arch Phys Med Rehabil*. 2013;94:2297-2308.

Paralyzed Veterans of America Consortium for Spinal Cord Medicine. Preservation of upper limb function following spinal cord injury: a clinical practice guideline for health-care professionals. *J Spinal Cord Med*. 2005;28(5):434-470.

Sabharwal S, Sebastian JL, Lanouette M. An educational intervention to teach medical students about examining disabled patients—Research Letter. *JAMA* 2000;284(9): 1080-1081.

第二十八章　四肢瘫患者的上肢功能

基本原则

上肢功能丧失会严重限制功能独立。调查显示，患有四肢瘫的患者将手和手臂功能列为最高等级的恢复优先级，甚至超过步行或性功能。上肢功能的微小增加可以显著提高这些人的生活质量。因此，充分解决四肢瘫患者的上肢功能至关重要。

四肢瘫患者的上肢功能主要受损伤程度和完全性运动损伤程度的影响。额外功能障碍的原因包括继发性并发症、挛缩、痉挛、疼痛和过度使用伤害。

因此，发生四肢瘫后应最大限度地发挥上肢功能，包括预防和治疗继发性并发症（如挛缩或过度使用损伤），通过使用辅助装置和适当的上肢矫形器来补偿功能受损，以及通过手术、电刺激或其他治疗干预措施来实现功能。

临床思路

评估

神经学和整体功能的测量

《脊髓损伤神经学分类国际标准》（ISNCSCI）（见第十章）包含

上肢的全功能评估指标，包括相关的日常生活活动（ADL），如功能独立性评价和（或）脊髓独立性评价Ⅲ（见第二十六章）。检查上肢张力和关节活动度也是评估上肢功能的一部分。握力计和 2PD 试验可进一步量化运动或感觉障碍。其他因素如静态和动态坐位平衡，因对上肢功能有显著影响，也应评估。

手和上肢功能的重点评估

对上肢和手的功能评估能够评估患者使用残余的感觉和运动功能来执行粗大运动的能力，诸如完成转移和轮椅推进等。上肢功能评估的关键是伸展功能。因为通过伸展，患者可使用手或辅助设备来执行各种 ADL。在有手功能的患者中，应该评估患者用一只手完成精细运动任务的能力以及双手操作任务的能力。可以评估不同的抓取方式，包括侧向或指捏力、指尖捏、三爪卡盘和动力握把。

国际脊髓损伤上肢基础数据集（International Spinal Cord Injury Upper Extremity Basic Data Set，目前正在草案版本中，在撰写本文时可供评论）根据达到和掌握的能力，将患者的手功能进行分组。根据个人活动能力，将上肢和肩部功能进行分类，包括患者将手放在桌子上的能力，到达嘴巴和头部的能力，以及克服重力的能力。手的抓握功能分为以下几种：①无手功能；②被动肌腱手；③主动肌腱手；④活跃的外在肌腱手（自主控制手腕和一些外在的手部肌肉，允许抓握，但灵活性降低）；或⑤积极的外在和内在的手（自主控制外在和内在手部肌肉以及执行不同抓握形式的能力，但肌肉力量和灵活性有潜在限制）。

还有其他几种直接或间接的四肢瘫患者的手功能测量方法，包括上肢功能以及抓握和放松测试。

四肢瘫手功能重建国际分类

四肢瘫手功能重建国际分类（International Classification of Surgery of the Hand in Tetraplegia，ICSHT）（表 28.1）专为上肢采取手术治疗，目的是识别潜在的供体肌肉，以进行肌腱移植。虽然 ICSHT 与基于 ISNCSCI 的脊髓损伤分类之间存在相关性，但重要的是，ICSHT 评估包括肩部以下的所有上肢肌肉（相对于 ISNCSCI 中只考虑了五个关键肌肉）。因此，基于 ISNCSCI 的单一平面的损伤（level of injury，LOI）可包括多个可能的 ICSHT 组。而且，在 ICSHT 中，肌肉具备功能性必须至少达到 4 级的肌力（相对于基于 ISNCSCI 的分类中使用的 3 级肌力）。这是因为供体肌肉在移植后经常失去一级的肌力。鉴于上肢肌肉相当有序的节段性神经支配，每个较高的 ISNCSCI 组为较低的组增加了可用的肌肉，尽管偶尔也有例外。

ICSHT 的感觉部分涉及测试拇指和示指上的两点分辨觉。如果两点点差≤ 10 mm（分类为 Cu），则认为感觉完好无损。当两点分辨觉 > 10 mm 时，认为人们仅具有手功能的视觉输入（分类为 O）。

治疗

通过预防并发症保留上肢功能

正确的体位、关节活动度和关节保护技术对于保持四肢瘫患者的上肢功能和预防并发症（如挛缩、疼痛和四肢过度使用损伤）至关重要。

相关的预防措施在第二十七章和表 27.1 至 27.3 中有更详细的说明。具体注意事项基于 LOI。C5 和部分 C6 LOI 的患者特别容易发生肘关节屈曲和（或）前臂旋后，因为拮抗肌瘫痪导致肌肉不平衡，这会严重地限制上肢功能。对于使用肌腱固定术的 C6 或 C7 LOI 患者，应避免手指过度伸展，因为可能导致失去抓握功能。C8 LOI 患者容易发展成爪形手畸形（手内肌无力征），限制手的张开和抓握。

表 28.1　四肢瘫手功能重建国际分类（ICSHT）

组	肌力 ≥ 4 级	功能	受伤程度（ISNCSCI）
0	肘部以下没有肌肉运动		C5
1	肱桡肌	肘部弯曲	C5
2	桡侧腕长伸肌腱	手腕虚弱，桡面伸腕	C6
3	桡侧腕短伸肌腱	手腕伸展	C6
4	旋前圆肌	前臂内旋	C6、C7
5	桡侧腕屈肌	手腕屈曲	C7
6	指总伸肌和手指伸肌	外在手指伸展掌指关节	C7
7	拇长伸肌和拇指伸肌	外在拇指、指间关节伸展	C7、C8
8	小指屈肌	外在手指屈曲	C8
9	除内在肌群的所有肌肉		C8
X	例外		

感觉（测试两点分辨别觉）：

Cu，如果拇指和示指中的两点分辨觉 ≤ 10 mm

O（仅限眼部反馈），如果拇指或示指中的两点分辨觉 > 10 mm 或缺失

上肢功能丧失的代偿辅助装置

表 28.2 列出了常用的相对简单的辅助设备的示例，用于代偿损伤和瘫痪上肢的各种 ADL，可显著提高功能独立性。

更复杂的设备包括独立生活的电子辅助设备（E-ADL），以前称为环境控制单位。该装置由自愿运动激活（例如，语音激活、

欢乐棒、舌头控制或啜饮和抽吸）。E-ADL 有不同级别的复杂性，成本也各不同，可用于控制环境的多个方面，如灯、门、对讲机、床、电视或娱乐系统、电话和计算机。特别是对于这些更复杂的设备，与人体损伤、认知、功能需求、目标和偏好相匹配是十分重要的。

普通大众可以通过电脑、平板电脑和智能手机获得先进的技术以及可用于增强对这些设备访问（包括语音激活、头部指针或眼睛注视系统）的软件和适配，开辟了越来越多的交流和互动渠道。

上肢矫形器

上肢矫形器可维持或增强功能、稳定关节、减轻疼痛和（或）防止畸形，可以是可购买到的现成产品或定制产品。矫形器可以是静态的或动态的（例如，腕部手腕矫形器或肌腱夹板）。较大的重型上肢矫形器通常被丢弃，现在不经常用。表 28.3 列出了不同四肢瘫水平的常用矫形器。

恢复上肢功能的外科干预

增强上肢功能的外科手术包括减轻致残性挛缩的技术（例如，肘关节屈曲挛缩的松解或桡骨截骨术以抵抗旋后挛缩），以及通过肌腱转移和相关手术恢复上肢功能的手术。

表 28.2 用于代偿受损手和上肢功能的辅助装置	
日常生活活动	辅助器具
进食	盘子防护装置
	组合或定制处理的器具
	有角度的勺子或叉子
	防滑垫
	防滑杯子
	摇杆刀
	有槽的夹板
穿衣	助臂夹
	腿部提升带
	整形棒
	扣式辅助装置
	尼龙搭扣
	尼龙搭扣或弹性鞋带
	环或拉链拉杆
	袜子辅助器具
美容、洗浴和上厕所	牙膏挤压器
	剃刀适配器
	电动剃须刀或牙刷
	洗手套
	洗手液
	长柄镜子
	导管支架
	适配腿袋清空器
	直肠刺激器或栓剂插入器
家庭改造	按钮推动器

日常生活活动	辅助器具
通讯	伸缩器
	门把手
	适合切割混合的器具
	扬声器电话
	口含棒
	写字夹板
	打字钉
	语音识别软件
	改装电脑、智能手机和平板电脑

　　肌腱移植手术包括将功能性肌肉及肌腱从其正常插入中分离，并将其重新布置到不同的肌肉中，以帮助恢复所需的功能。重建手术还涉及关节固定或将肌腱附接到骨骼，以产生被动收紧锚定肌腱以移动远端关节（手术肌腱固定术）。表 28.4 总结了上肢功能恢复的外科手术程序。

重建上肢功能手术的目标

　　重建上肢功能手术的目标，按照一般优先顺序（如果该功能尚未提供）是恢复：肘部伸展、手腕伸展、侧向捏和释放以及手掌握拳和张开。

上肢手术的对象

　　确定和匹配适合各种上肢重建手术的对象是至关重要的。鉴于在 C4 或更高水平的损伤患者中缺乏可用的肌肉转移，该选项通常仅适用于具有 C5 或更低 LOI 的患者。在进行手术前应建立神经稳定性。应考虑患者的目标、期望、对当前功能的满意度、躯体的一般状况是否稳定、继发的上肢并发症如挛缩和痉挛、可获得的支持、认知以及患者参与所涉及的术后康复和运动再学习的能力。

表 28.3　通过上肢矫形术改善四肢瘫患者的功能

矫形器	受损平面（LOI）	目的和描述
静息手夹板	C1—C4	保持手的功能位置（手腕伸直 20°～30°，掌指关节屈曲 70° 左右，伸直指间关节，外展拇指），防止挫伤
平衡前臂矫形器（活动臂支撑）	C4 具有弱的 C5 功能	允许肩部和肘部的水平运动，以补偿屈肘减弱，允许手的位置进行活动或靠近脸，以便进食和梳妆
通用袖带	C5、C6、C7	提供一个可以插入器具和其他物体的槽（通过 C5 LOI 通用袖带，通常与支撑手腕处于功能位置的矫形器相结合）
长对掌夹板	C5	将拇指放在功能性按键位置，稳定手腕
短对掌夹板	C6	在保留手腕伸展和肌腱固定的情况下，将拇指握在功能性捏的位置
手腕式手腕矫形器（肌腱夹板）	C6、C7	有助于更强的抓握力以及针对手腕伸展的捏力
静脉手矫形器与掌指阻滞（蚓杆）	C8	目标是防止爪形手并改善手部张开，但它并不常用

手术计划

手术计划和适当程序选择要基于一定的原则。供体肌肉必须具有足够的运动强度（肌力 ≥ 4 级）。理想情况下，供体肌肉的损失不应影响现有功能。例如，可考虑以肌力较强的桡侧腕短伸肌代偿手掌抓握力，以便手术不影响腕关节伸展。多种治疗措施可同时进行或分阶段进行。术前强化、调节和必要时处理痉挛或挛缩也是很重要的。

表 28.4　恢复四肢瘫上肢功能的手术方法

损伤程度（ISNCSCI）	ICSHT 组	手术方式（肌腱移植和肌腱固定术）	功能恢复的目标
C5	1 或 2	BRBR 到 ECRB EPL 肌腱固定术 肱二头肌到肱三头肌（或三角肌后束到肱三头肌）	主动手腕伸展 静态拇指捏指 主动肘部伸展
C6	1 或 2	Br 到 FPL EPL 肌腱固定术 肱二头肌到肱三头肌（或三角肌后束到肱三角头肌）	主动拇指捏 静态拇指伸展 主动肘关节伸展 主动拇指捏指 主动手指屈曲
	3	Br 到 FPL ECRL 到 FDP EPL 肌腱固定术 EDC 肌腱固定术 肱二头肌到肱三头肌（或三角肌后束到肱三头肌）	静态拇指伸展 静态手指伸展 主动肘部伸展
C7	4 或 5	Br 到 FPL EPL 肌腱固定术 ECRL 到 FDP PT 到 EDC	主动拇指捏指 静态拇指伸展 主动手指屈曲 主动手指伸展
	6	Br 到 FPL PT 到 EPL（或） 通过 PT 进行对掌成形术 ECRL 到 FDP	主动拇指屈曲 主动拇指伸展 主动拇指对掌 主动手指屈曲
	7	BR 到 FPL 通过 PT 进行对掌成形术 ECRL-FDP	主动拇指屈曲 主动拇指对掌 主动手指屈曲
C8	8 或 9	Zancolli 套索程序	防止 MP 过度伸展

缩略词：ISNCSCI，脊髓损伤神经学分类国际标准；ICSHT，四肢瘫手功能重建国际分类；Br，肱桡肌；ECRB，桡侧腕短伸肌；ECRL，桡侧腕长伸肌；EDC，指总伸肌；EPL，拇长伸肌；FDP，指深屈肌；FPL，拇长屈肌；MP，掌指关节；PT，旋前圆肌

手术方式的选择（表 28.4）

对于 C5 或 C6 LOI（ICHST 1、2 或 3）、三角肌后束移植至肱三头肌或肱二头肌移植至肱三头肌的患者，可使肘关节伸展。虽然肱二头肌移植可能会导致肘关节屈曲的损失，但其功能意义往往有限，并且该手术通常会比三角肌后束移植至肱三头肌带来更强的肘关节伸展力，因此通常是首选方案。

对于 C5 LOI、ICHST 1 患者，通过将肱桡肌移植至 ECRB 腱，使腕关节伸展。

捏指可以是静态拇指捏指，也可以是可用的肌肉主动侧捏。静态拇指捏指可通过将拇长屈肌移植至桡骨实现（C5 LOI 时通常与腕伸展联合修复），腕伸展时产生的侧捏力量较自然体位的侧捏力量大（通常肌力和实用功能有限，以至于不是经常采用）。拇指的主动侧捏功能更有用，C6 或 C7 LOI 的患者可选择将肱桡肌移植至拇长屈肌。有时拇指伸肌肌腱固定术和第一腕掌关节固定术与此手术同时进行，以便将拇指置于功能更稳定的位置，从而获得更强的侧捏力。

在有足够供体肌肉的情况下，对手掌抓握和展开可能是一种选择。手指主动屈曲可通过将桡侧腕长伸肌移植至指深屈肌实现。手指主动伸展可通过将旋前圆肌移植至指伸肌实现，拇指主动伸展可通过将旋前圆肌移植至拇长伸肌实现。C8 LOI 患者虽然握力降低，有爪状手畸形，但往往具有良好的手部功能，可能不需要手术或对手术不感兴趣。Zancolli 套索手术是一种肌腱移植的选择，可防止掌指关节过度伸展。

术后护理与康复

上肢重建术后进行护理是必不可少的，需要患者的合作和参与。根据不同的手术，通常有一段制动期，在此期间功能独立性降低。康复包括水肿预防、瘢痕处理、渐进式运动、肌肉运动再训练和功能技巧训练。外科医生与具有专业知识和经验的康复小组之间密切合作是术后康复成功的关键。

上肢功能性电刺激

电刺激可以用来刺激手部和上肢瘫痪的肌肉。用表面电极或植入电极进行刺激。通常在随意运动控制下产生控制信号。低位运动神经元麻痹不会对电刺激产生反应，因此，这一区别对于损伤区域和周围的肌肉很重要。对 C5 或部分 C6 四肢瘫患者可通过经皮神经假肢获得抓握能力，在市场上可以买到。这种假肢更多地用于肌肉控制，而不是长期的功能性使用。仿生学手套是一种神经假肢，是利用电刺激手指屈肌、伸肌和拇指屈肌，并通过神经仿生手套（假肢）产生功能性抓握。由于需求有限，一种先前可用于植入的带有多个上肢电极的功能性电刺激系统在几年前已停止了商业销售，但新的系统正在开发中。

难点与展望

康复技术的不断进步为脊髓损伤患者的功能增加创造了新的途径。随着对环境控制的技术越来越多地被应用于普通人群，同样的技术有可能极大地改善四肢瘫患者的环境获取和功能，而且由于广泛的商业可用性，成本往往较低。

目前上肢植入神经假体的研究正在进行中，正在尝试肌电控制第二代植入神经假体的开发和试验。

脑 - 计算机接口是一个新兴的令人兴奋的研究领域，通过计算机或其他外部设备收集大脑皮质的神经信号来控制运动。通过大量开发和测试，开发出的系统使避开受伤的脊髓来控制瘫痪肢体成为可能。

推荐阅读

Anderson KD. Targeting recovery: priorities of the spinal cord–injured population. *J Neurotrauma*. 2004;21:1371-1383.

Bryden AM, Peljovich AE, Hoyen HA, Nemunaitis G, Kilgore KL, Keith MW. Surgical restoration of arm and hand function in people with tetraplegia. *Top Spinal Cord Inj Rehabil*. 2012;18(1):43-49.

International SCI Standards and Data Sets Executive Committee. International Spinal Cord Society (ISCoS) and American Spinal Injury Association (ASIA). International Spinal Cord Injury Upper Extremity Basic Data Set (Version 1.0) July 7, 2013.

Mulcahey MJ, Hutchinson D, Kozin S. Assessment of upper limb in tetraplegia: considerations in evaluation and outcomes research. *J Rehabil Res Dev*. 2007;44(1):91-102.

Paralyzed Veterans of America Consortium for Spinal Cord Medicine. Preservation of upper limb function following spinal cord injury: a clinical practice guideline for health-care professionals. *J Spinal Cord Med*. 2005;28(5):434-470.

第二十九章 脊髓损伤后的轮椅处方与轮椅运动

基本原则

轮椅是脊髓损伤患者最重要的治疗设备之一。对于不能走路的人来说，轮椅移动是他们主要的运动方式。脊髓损伤后康复的关键是提供合适的轮椅和轮椅技能训练。

脊髓损伤患者的轮椅移动有几种选择，包括手动轮椅、电动轮椅、电动辅助手动轮椅和小轮托车。在产品和特性上有越来越多的选择。一些特性对于安全性、舒适性和可操作性至关重要，而其他选项可能基于个人偏好。

手动轮椅

表 29.1 总结了手动轮椅的不同特点，以及在选择轮椅重量、框架、座椅、靠背、扶手、腿架和踏板、车轮、轮胎、脚轮、轮锁和配件时的考虑。标准的轮椅由钢材制成，重量一般为 40 ～ 65 磅。轻型轮椅由不锈钢制成，重量不到 36 磅。超轻轮椅的重量不到 30 磅，通常由高档铝制成，也可以是钛或复合材料。一般来说，用最轻、最结实的材料制成的轮椅更适合长期使用，而且应该是可定制的，以优化移动并确保舒适。重型轮椅适用于体重超过 250 磅的人，并且有加固的框架。

辅助动力手动轮椅

可以将动力助推器安装在某些手动轮椅底座上，将其转换或动力驱动轮椅（pushrim-activated power-assisted wheelchairs，PAPAWs）。该系统通过与发动机相连的助力装置为用户提供推进力。研究表明，与手动轮椅相比，助力轮椅所消耗的能量要少，并且减少了患者的运动强度。然而，车轮的重量、单次充电的续航里程及费用都是在考虑动力附加装置或动力辅助装置时需要考虑的。

表 29.1　手动轮椅的选择和注意事项

轮椅功能和选项	注意事项
重量 标准＞36磅 轻量级＜36磅 超轻量级＜30磅 重型 超重型	一般来说，超轻轮椅所需要的推进力较小，由更坚固的部件制成，也更耐用。因此，即使这些椅子的前期成本较高，但从长期来看，其使用成本要低于较重的椅子 重型轮椅支持体重＞250磅的人，超重椅子支持体重＞300磅的人
框架 刚性或折叠	刚性框架更轻，更坚固，更可调，更灵敏 折叠框架更容易运输，不耐用，舒适性差
座椅 柔性（支撑）或刚性	大多数手工椅都有柔软座椅，更轻，可折叠 柔软座椅随着使用会下垂。如果有问题，可在柔软的座椅上安装一个刚性可拆卸底座
靠背 支撑、实心、张力可调或定制成型	大多数手动轮椅的靠背很灵活 躯干需要更多的支撑，选择张力可调的结实的靠背 背部严重畸形的人可能需要定制的模压靠背。这增加了重量和成本
扶手 固定或可调高度的工作台长度扶手，或全长扶手	通常选择可调节的扶手，以便在不同高度的桌子上进行活动 全长扶手是指需要借助其达到转移或站立的扶手。对大多数人来说，办公桌长度的扶手是首选，从而尽可能地靠近桌面和办公桌 患者若能够良好地控制躯干，可完全忽略扶手

续表

轮椅功能或选项	注意事项
踏板和腿的放置 摆动或固定 升降机构	若患者可站立，他们需要可抬起或摆动的踏板 抬高腿休息可改善体位性低血压或腿部水肿，但增加了轮椅的重量和长度
车轮 弹簧、辐条或 X 芯车轮 垂直或弧形	车轮的标准尺寸是 24 号，其他尺寸从 20 号到 26 号可供选择 弧形的车轮（即轮子底部之间的距离要比顶部的距离大）提供了更容易的转弯和横向稳定性，但要增加椅子的宽度
轮胎 充气的、无空气的或固态的	在一般地形使用充气或无空气轮胎，可提供良好的牵引力，无空气轮胎意味着需要较少的维护 高性能轮胎适用于平地上的运动和活动，但不适用于潮湿的路面或崎岖的地形
推动圈（手动圈） 铝合金或涂塑料的	位于车轮侧面，以增强推进力 涂塑料的推动圈与手套一起使用可以更好地控制车轮（如 C6 四肢瘫患者）。把手或突出物可提供相同的用途，但使用较少，因为增加了受伤的风险和椅子的宽度 若可驱动没有涂层的推动圈，铝合金材质为首选。其更耐用，驱动时不易造成手擦伤
前脚轮 大号（6—8 号）或小号（2—5 号）	小脚轮具有更大的灵活性，但更易卡住，轮子转动时遇到的阻力较大
车轮锁（刹车） 推、拉式或凹口式	推或拉式比凹口式更易操作，即使手功能有限 凹口式制动器在推进过程中不会造成阻挡，适用于手功能良好者 坡道辅助是一种特殊类型的车轮锁，可在不回滚的情况下在斜坡上推动轮子
其他参数	坐在轮椅上时，用腰带来保持骨盆位置稳定 防倾杆是防止椅子向后倾斜的装置（但难以攀爬马路牙子或倒滑车轮，高级使用者通常会将其移除） 将车轮保护罩覆盖在辐条上，可防止手受伤
运动轮椅	每项运动都有许多不同类型的运动轮椅，如轮椅赛跑、篮球和橄榄球，通常为个体定制。共同的因素是，轮椅通常非常坚固，且耐用、轻便，呈拱形弯曲

电动轮椅

有三种不同的动力轮椅驱动类型——后轮驱动、中轮驱动和前轮驱动。中轮驱动的轮椅具有良好的可操作性，通常为一般使用。后轮电动座椅在地形复杂时更容易控制。

一些适用于手动轮椅的原理和部件也同样适用于电动轮椅。头枕的类型可根据需要支撑的程度而变化。

可选用多种控制机制，如手操控操纵杆、下巴、头或呼吸（吸气和呼气）的控制，并根据当前和预期的功能进行选择。操纵杆控制的电子装置可以是成比例的（控制运动速度和方向），也可以是不成比例的，只控制方向。

电动轮椅的电池需要每天充电。配件包括散热底盘和电池盒。

座椅选择

座椅通常可翘起或倾斜，以缓解直立时的体位性低血压。其他特点可能包括站立或座椅的高度。具有手臂功能的脊髓损伤患者在使用电动轮椅时，应考虑评估座椅高度或可能的站立位置，以保护在反复过顶运动中肩部过度使用和撞击。这些装置可保持个体坐姿，可升降座椅，以满足日常生活活动需求，如伸手去拿高架子上的物品。座椅可调节高度，在互动过程中与人进行眼神交流，产生巨大的社交影响。站立式轮椅使患者能够坐或站，并可使患者在家中或工作环境中从坐着的位置更容易接触到难以触及的地方。评估患者的关节活动范围和躯干平衡是很重要的，以确定必要的外部支持，如考虑站立式轮椅时。

靠垫和坐垫表面

市面上可买到的轮椅坐垫类型有空气坐垫、泡沫坐垫、乳胶坐垫和混合坐垫。这些也在第三十七章讨论。没有足够的证据可以明确地推荐某种坐垫胜过另一种，应基于临床推理和基本原理进行决策。压力图像可用于测量皮肤表面压力。气垫的效果取决于适当的充气。乳胶垫通过乳胶从高压区移动到低压区来分散压力。泡沫垫重新分配压力的效果取决于剪切力和压缩性。

在选择坐垫时还需要考虑其他因素，包括维护的便利性、对座椅稳定性的影响、机动性、姿态、重量和成本等。需要定期检查气垫鼓胀和任何小孔。使用一段时间后，需要更换所有的坐垫。泡沫垫通常需要每年更换一次，而空气和乳胶垫则需要每隔几年更换一次。乳胶垫比空气垫或泡沫垫重。泡沫垫通常是最便宜的。

临床思路

轮椅处方

最好的方法是团队工作，包括脊髓损伤患者自己的参与。专业中心通常有由不同背景的人员组成的座位小组，包括医生、治疗师、辅助技术专家、康复工程师、轮椅技术人员、病例管理人员和供应商。来自脊髓损伤团队其他成员的参与，如职业专家，可能是无价的。

脊髓损伤的神经水平、完整性、目前和预测的功能状态是决定轮椅和座椅选择的主要因素（表29.2）。痉挛和挛缩等因素也是重要的参考因素。此外，对整个人的评估，包括认知功能、生活方式、目标和偏好，在开轮椅处方时都是需要参考的重要因素。

手动和电动移动选择

对于许多颈脊髓损伤严重的人来说，电动轮椅是绝对必要的。然而，即使是对于较低的损伤，一把电动轮椅有时也适用于上肢过度使用损伤的患者。坐在椅子上的时间、年龄、体重、受伤前的情况以及环境因素（如陡峭的山丘或崎岖的地形）可能会使人更容易发生上肢关节重复性劳损。

对于手臂力量较强的人来说，手动轮椅的便利性和通用性是显而易见的选择。对于手臂无力或手臂疼痛的人来说，决定使用手动轮椅还是电动轮椅涉及很多因素。对于大多数人来说，最能提供独立性的轮椅就是正确的轮椅。这是一个比较有争议的区域，不同的使用者对于什么时间配备电动轮椅都有不同的门槛。

电动轮椅的优点包括：

- 减少与推进相关的重复负担。

- 节省体力，减少疲劳。

- 增加速度。

- 降低穿越崎岖地形和斜坡的难度。

表 29.2　基于神经损伤程度的特殊轮椅需求

损伤水平 [a]	特殊轮椅
C1—C4 四肢瘫	电动倾斜和（或）倾斜如厕，带有头部、下巴或呼吸控制、手动斜靠、排气孔（用于需要辅助通风的）；辅助人工如厕（他人推）
C5 四肢瘫	电动倾斜和（或）倾斜如厕与手臂驱动控制；轻便轮椅手动如厕，带有手动圈（可以在平坦光滑的表面上自行推进，但在其他地方需要帮助）
C6 四肢瘫	轻便轮椅手动如厕，带有改装的手动圈，通常需要电动如厕，如长距离和（或）困难或不平坦的地形
C7—C8 四肢瘫	手动刚性或改进的轻便折叠轮椅如厕
截瘫	手动刚性的轻便折叠轮椅

[a] 本表指脊髓损伤运动完全损伤，对于不完全脊髓损伤，轮椅的需要取决于运动损伤的程度

缺点包括：

- 减少移动。

- 增加维修保养。

– 增加成本。

– 体重可能会增加。

– 舒适度可能会降低。

电动替代选择

除了电动轮椅外，手动移动的其他替代品还包括小轮摩托车、辅助动力装置和附加设备。若考虑小轮摩托车，患者必须有良好的坐姿平衡、近端稳定性和肩膀的灵活性来驾驶小轮摩托车。进行油门操作的话，必需有良好的手动控制能力。虽然一些躯干控制良好或脊髓损伤不完全的截瘫患者可能会使用小轮摩托车，但电动轮椅提供了更多的选择。对于脊髓损伤患者来说，电动轮椅往往是首选。对于不再需要手动轮椅的人来说，辅助动力手动轮椅可能是电动轮椅的一个有用的替代品，或者是一个折中选择。

电动轮椅使用者应有备用的手动轮椅，并在需要时提供协助，如当电动轮椅正在修理或前往电动轮椅无法到达的地方时。

医疗论证

由于资金和政策原因，经常需要为轮椅，特别是较昂贵的轮椅提供医学上的理由。应在文件中解释为何更便宜的替代品是不能胜任的，并支持替代选择，提出问题，如有无能力推动轮椅归因于神经或肌肉骨骼损伤和受限，在没有必要的支撑下有无能力保持直立姿势，以及姿势畸形、耐力和疼痛的情况，需要相关职业或教育的参与。

轮椅装置和调试

轮椅处方不仅包括选择合适的产品和功能，还包括确保适当的安装和调试。无论轮椅的类型和应用的技术如何，座位原则是普遍适用的。骨盆和躯干的正确定位为上肢提供了一个稳定的支撑基础。轮椅应能使患者舒适地坐着，有适当的压力分布和足够的直立稳定性，并支持有效的推进。轮椅的设置包括安装和调整座椅的高度、深度、宽度和倾斜角度，以及靠背的高度、宽度和倾斜角度。

考虑到轮椅推进的重复性，在手动调试轮椅时，应减少传递到上肢不正常的力是非常重要的注意事项。后轮车轴位置对推进效率、上肢传递力和轮椅稳定性有显著影响（表 29.3）。

表 29.3　轮椅后轮车轴位置对减轻上肢过度使用损伤的重要性

高度调节

- 后轮车轴的位置应使手置于推动圈的顶部中心位置时，上臂与前臂的夹角在 100° ~ 120°

- 如果角度较大（即座椅相对于车轮太高），则降低了推进效率。如果角度较小（因为座椅太低），轮椅使用者将被迫用被束缚的手臂推，可能会增加肩部撞击

- 另一种确定正确坐姿的方法是让受试者的双臂垂在身体两侧，指尖应与车轴平行或刚好超过车轴

水平调节

- 在不影响轮椅使用者稳定性的前提下，应尽可能将后轮轮轴向前调整

- 车轴的位置越靠前，推动效率就越高，则越降低推动频率，上肢的峰值力和载荷就越低。若后轴的位置过于靠前，必须平衡轮椅的稳定性和轮椅向后倾倒的增加趋势

对患者来说，在最初的几个月里，随着功能和运动能力的改善，轮椅的最佳设置常常会发生变化。由于这个原因，永久轮椅的处方可能会延迟。在过渡期会有替代品或临时轮椅，或提供高度可调节的轮椅作为初期轮椅。新伤者最初可能需要轮椅来获得更多的稳定性和安全性。随着他们对轮椅的熟练程度提高，可通过调整轮椅部件来获得最大的性能和效率。

轮椅技能训练

　　轮椅技能包括基础和高级的活动。基本技能的训练包括在不同的表面和地形的轮椅驱动，从轮椅到不同表面的转移，包括床、厕所和汽车，以及越过低的路肩和斜坡。中下胸段截瘫的患者还应该学习更高级的技能，包括在不平坦的地形上行进和使用轮椅，以及越过更高的路肩和台阶。在轮椅转移过程中，特别强调跌倒安全。轮椅的折叠或拆卸和运输应该作为轮椅技能培训和教育的一部分。培训已经发展到要求测试基础和高级技能。

　　护理人员应接受培训，提供必要的帮助，如越过个人无法独立越过的环境障碍。

轮椅专用通道

　　在家庭和社区环境中的轮椅专用通道是需要评估和解决的问题。轮椅专用通道的一些重要要求包括：坡道的长度至少要达到每升高 1 英寸加长 12 英寸（不能太陡），门的宽度最少为 32 ~ 36 英寸，视轮椅的型号而定（手动 32 寸，电动 34 寸，转弯 36 寸），以及电灯开关在 36 英寸或更低高度。

轮椅运输

　　手动轮椅可以折叠或拆卸，并用汽车运输。电动轮椅通常需要一辆带有内置升降机或坡道的厢式货车运输。在选择轮椅和车辆时，关键是要确保这两种设备是兼容的。如果患者在旅行时仍然坐在轮椅上，则需要将轮椅固定在车上。在客货两用车的运输过程中，可以通过特殊的捆扎来固定轮椅。

随访

　　为了确保轮椅持续满足个人日常维护和修理或更换的需要，定期随访和复查是必要的。

难点与展望

随着材料和新技术的进步，轮椅的设计也在不断改进，以满足脊髓损伤患者的需求。

与轮椅相关的技术及新趋势包括符合个人需求的人机结合轮椅，以及与轮椅相结合的智能系统。这些智能系统可以从用户的行为和环境输入中学习并做出相应的调整。其他新兴技术的例子包括用于越过路边和台阶的攀爬障碍物的机器人轮椅。

推荐阅读

Boninger M, French J, Abbas J, et al. Technology for mobility in SCI 10 years from now. *Spinal Cord*. 2012;50(5):358-363.

Fliess-Douer O, Vanlandewijck YC, Lubel Manor G, Van Der Woude LH. A systematic review of wheelchair skills tests for manual wheelchair users with a spinal cord injury: towards a standardized outcome measure. *Clin Rehabil*. 2010;24(10):867-886.

Hastings JD. Seating assessment and planning. *Phys Med Rehabil Clin N Am*. February 2000; 11(1):183-207.

Oyster ML, Smith IJ, Kirby RL, et al. Wheelchair skill performance of manual wheelchair users with spinal cord injury. *Top Spinal Cord Inj Rehabil*. 2012;18(2):138-139.

Sisto SA, Forrest GF, Faghri PD. Technology for mobility and quality of life in spinal cord injury. *IEEE Eng Med Biol Mag*. 2008;27(2):56-68.

第三十章 脊髓损伤后的步行

基本原则

能够再次行走是大多数脊髓损伤患者的目标。但是，对许多人来说，这不是一个可行的长期行动选择。虽然步行确实有一些潜在的医疗、心理和实践上的好处，但对上肢的高能量需求和过度的负重需求是限制脊髓损伤后患者长期功能性步行的主要因素，即使使用矫形器和辅助器械。另一方面，轮椅驱动的能量消耗和速度与正常行走相似。

步行试验的患者选择

选择患者进行步行试验是一个有争议的领域。理想情况下，在没有任何医学或骨科禁忌的情况下（即使知道这对许多人来说不是一个可行的长期选择），如果他们希望这样做，所有有潜力行走的人都应该有机会尝试。然而，与此同时，不切实际的期望可能会起到反作用。步态训练不应取代对改善功能和独立性至关重要的康复的其他方面，如转移、垫上活动、轮椅技能和日常生活活动。

脊髓损伤后步行能力的影响因素

如第二十六章和表 26.2 所述，脊髓损伤节段和完整性是决定步行能力的主要因素。

其他几个因素，包括肌张力、关节运动范围、本体感觉、耐力、年龄和其他损伤或并发症，在脊髓损伤后步行选择时也很重要（表30.1）。

临床思路

评估

量化步行的主要要素很重要，以进行有意义的功能评估，并衡量步行能力和功能的变化。

表 30.2 列出了一些主要的评估工具。这些工具用于测量步行能力和结果的各个方面。

步态分析可以帮助评估步行周期（支撑相和摆动相）中的步态偏差，以及承重范围、单肢支撑和肢体推进等功能任务，并为确定矫形需求提供有用的信息。

脊髓损伤患者步行的训练策略

促进脊髓损伤后步行的方法大致可分为两大类：

- 补偿策略，包括使用辅助装置和下肢矫形器，功能性电刺激（functional electrical stimulation，FES），或将两者相结合来补偿走路时肌力的不足。
- 运动训练（locomotor training，LT）是利用技术，以促进中枢神经系统的可塑性，促进步行的恢复。

对于完全性脊髓损伤患者，基于损伤程度的步行代偿治疗方案如表 30.3 所示。对于不完全性脊髓损伤患者，步行的选择取决于损伤程度和肌力减退的范围。

表 30.1	脊髓损伤后影响步行选择的因素
肌力	– 是步行能力的主要决定因素。肌肉力量，包括躯干、骨盆控制和下肢运动评分（表 26.2）是决定步行能力和步行选择的关键 – 在 T9 及以上完全性脊髓损伤患者不太可能完成社区性步行 – 四肢瘫患者为了弥补上肢的无力，对于下肢的步行运动评分要求要高于截瘫患者
耐力	– 使用辅助装置和下肢矫形器步行的高能量需求是持续步行的主要限制因素 – 步行时需要使用髋膝踝足矫形器或膝踝足矫形器的人，对能量的需求比单腿使用踝足矫形器高得多，因此前者在社区步行的可能性要小得多 – 年龄的增长和合并症（如心血管疾病）限制了耐力，可能会阻碍步行能力
痉挛	– 轻到中度痉挛可能会有帮助，例如，在走路时，膝关节伸肌和踝关节跖屈肌的痉挛可能会在单腿站立时提供稳定性 – 然而，更严重的痉挛会影响前进和步行能力 – 痉挛的程度和模式可以为选择和矫正提供指导
关节活动度	– 髋关节、膝关节和踝关节的关节活动度保持对于生物力学稳定性和支撑非常重要，特别是对于需要膝踝足矫形器的患者 – 虽然轻度挛缩是可以接受的，但中度至重度挛缩是不稳定的
本体感觉	– 已证明髋关节本体感觉是区分步行者和非步行者的一个重要决定因素 – 无法感知自己的肢体在空间中的位置，导致丧失对稳定与不稳定的感知能力，并且丧失有效的肌肉替代能力
脊髓损伤相关并发症	– 脊髓损伤者的皮肤完整性、自主功能、上肢过度使用和骨密度可能影响步行选择
偏好和动机	– 个人偏好是根据损伤程度和完整性，考虑各种选择的利弊，在可行的步行选择中做出明智选择的重要因素 – 许多人放弃了步行，转而采用高效和低能耗的轮椅步行

表 30.2　评估脊髓损伤后步行功能的工具

步行的评估	描述
脊髓损伤步行指数 -Ⅱ（WISCI-Ⅱ）	根据支撑的范围、辅助设备的使用和所需的辅助来描述步行功能。这是一个 21 级的量表，范围从 0 级 [不能站立和（或）参与辅助步行] 到 20 m（步行 10 m，不带器械，不带支撑，不需要身体帮助）
脊髓损伤步行功能量表（SCI-FAI）	解决三个独立的领域：步态、辅助设备的使用以及步行的移动性。每个领域都是单独评分的。因此，它可以测量独立步行的水平，以及步态的质量和辅助器具的使用
6 min 步行试验	评估受试者在 6 min 内尽可能走远的情况下所走的距离
10 m 步行测试	是一种测量步行速度的方法，要求参与者以最快的速度沿着一条笔直的人行道行走
计时"起立—行走"试验[a]	测量一个人站起来，走 3 m，回到椅子上并坐下所需的时间

[a] 上述三个计时测试均显示出良好的相关性，但这些测试与 WISCI 的相关性仅对步行能力较好的测试者有效（WISCI 得分为 11～20 分）。对于步行能力较差的人来说，应该谨慎选择这些计时测试

下肢矫形器

矫形器处方中的注意事项

使用矫形器的目的是帮助步行，提供站立时的稳定性，加强摆动，或两者兼而有之。表 30.1 列出的许多因素可能会影响矫形处方的选择。其他需要考虑的因素包括矫形器的重量、可调节性（在初始阶段尤为重要）、皮肤损伤的可能性、穿戴和脱卸的便利性、美观、持久性和成本。

踝足矫形器

用于在站立时有足够的股四头肌力量稳定膝关节，但需要用矫形器控制脚踝。踝关节处所需的控制取决于残余的运动功能。

- 当背屈无力时，背屈辅助 [或后部弹簧踝足矫形器（AFO）] 可以防止摆动过程中足过度跖屈，并防止脚趾拖地。

- 随着跖屈肌张力的增加，应使用跖屈止动器而不是背屈辅助器，因为背屈辅助器可能会被痉挛性跖屈抑制，并可能通过快速拉伸跖屈肌而触发痉挛。然而，跖屈止动可能会增加早期站立时膝关节的屈曲，对股四头肌的要求增加。

- 跖屈肌无力可能需要限制背屈（如将背屈限制在 10°），以防止踝关节过度背屈，以及随之而来的站立相膝关节的屈曲。

- 除了控制踝关节的运动外，踝足矫形器还可以用来控制膝关节。限制背屈的踝足矫形器可以防止站立时的膝关节弯曲（称为地面反作用的踝足矫形器），并在一定程度上弥补股四头肌的无力。限制跖屈的踝足矫形器对膝关节有相反的效果，可以用来限制膝反张。

对于双作用踝关节金属矫形器，关节前方的别针阻止背屈，关节后方的别针阻止跖屈，后方的弹簧提供背屈辅助。可以通过调整别针来控制允许的运动。对于塑料踝足矫形器，既可以提供踝关节或基于修剪线和材料的踝足矫形器，又可以对踝关节起到控制作用。

膝踝足矫形器

膝踝足矫形器（knee-ankle-foot-orthoses，KAFOs）用于步行时膝关节和踝关节都需要稳定的矫形器。Scott-Craig 膝踝足矫形器是一种带有金属立柱的膝踝足矫形器，其设计目的是提供踝和足的稳定性，使站立时不需要上肢支撑就能保持平衡。为了避免膝关节交锁，将可调式踝关节设定在 5°～10°的背屈，通过鞋垫延长脚嵌入鞋底的面积。膝踝足矫形器可以是金属或者热塑性的。矫形材料的进步使制造更轻的膝踝足矫形器成为可能。使用双侧膝踝足矫形器步行时需要无明显的下肢挛缩，并且上肢力量良好。佩戴两个膝踝足矫形器步行的高能量消耗限制了它作为长距离步行的选择，也使它的使用废弃率较高。

表 30.3 完全性脊髓损伤患者的步行选择 [a]

损伤节段	步行治疗的选择
C1—C8	– 功能性步行是不可行的
T1—T9	– 只可使用前臂拐步行，或者使用双侧膝踝足矫形器或髋膝踝足矫形器行走；不太可能完成功能性步行 – 一种使用功能性电刺激（Parastep）的神经修复系统可在市场上购买到（对于 T4—T12 完全性脊髓损伤的患者来说），但是它很笨重，而且对能量的要求过高，因此只在运动初期有用。此外，也有其他混合系统，可将功能性电刺激和髋膝踝足矫形器结合使用
T1—T9	– 动力外骨骼需要的能源消耗更少，可能是一个可行的选择，虽然其使用目前还处于研究阶段
T10—L2	– 可使用前臂拐或助行器在家里及社区内有限的距离步行，并配合双侧膝踝足矫形器使用摇摆步或摆过步行走（或 T10—T12 节段损伤的患者使用髋膝踝足矫形器行走） – 动力外骨骼可能是某些人的可行选择，尽管其使用目前还处于研究阶段
L3—L4	– 通过踝足矫形器（限制跖屈或辅助背屈，在摆动过程中允许脚趾有间隙）和辅助设备完成社区步行是有潜力的：前臂拐，或（为 L3）助行器，或（为 L4）手杖 – 在某些情况下，使用一种神经假体功能性电刺激系统可能是一种选择。该系统在适当的步态阶段提供电刺激，以抵消由于踝关节背屈肌无力导致的足下垂
L5—S1	– 使用标准拐杖和限制背屈的踝足矫形器进行社区步行，以防止在站立末期出现过度背屈（S1 可能需要或不需要拐杖或踝足矫形器）
S2	– 社区步行不需要任何辅助设备或矫形器

[a] 对于不完全性脊髓损伤患者，步行的选择将根据肌无力的程度和分布而有所不同

髋膝踝足矫形器

髋膝踝足矫形器（hip-knee-ankle-foot-orthoses，HKAFOs）结合了髋关节及更多的下肢骶关节的矫形控制。使用髋膝踝足矫形器步行时需要一个辅助装置。使用这种矫形器时在转移或限制和步行转换方面更加困难和麻烦，并且具有高能量的消耗，使患有脊髓损伤成人的社区步行变得不切实际。髋膝踝足矫形器的一种变体是髋关节引导矫形器，也称为 Parawalker，已用于治疗儿童脊柱裂。

摆动的步态矫形器

摆动的步态矫形器（reciprocating gait orthosis，RGO）是一种特殊类型的髋膝踝足矫形器。通过连接两个髋关节的钢索，在步行过程中实现髋关节的摆动运动，使一个髋关节在伸展时另一个髋关节屈曲，从而实现摆动步态。骨盆带与胸廓的伸展提供了躯干的稳定。摆动步态矫形器的所有变体速度都很慢，而且能源成本很高，从而限制了它们的长期使用。

辅助行走的功能电刺激和混合系统

在适当的步行阶段提供下肢的电刺激，无论是单独使用还是与矫形器结合使用的混合系统，已被用于促进脊髓损伤患者的步行。

这种系统可能只针对一个动作，例如，通过电刺激来抵消踝关节背屈肌无力患者的足下垂，或者该系统可能更复杂。后者的一个例子是 Parastep 系统，这是美国食品和药物监督管理局（FDA）批准的用于 T4 到 T12 完全截瘫患者的神经修复系统。它使用电刺激多个部位，包括股四头肌、臀肌和腓神经。使用带有手指控制开关的助行器，允许独立站立和步行。然而，这个系统既笨重又效率低下，与作为主要的步行方式相比，更适合于锻炼。

当电流作用于收缩肌肉时，容易疲劳的大直径（Ⅱ型）肌纤维优先受到刺激。这与中枢神经系统对运动单元的正常激活形成对比。在中枢神经系统中，较小、不易疲劳的纤维（Ⅰ型）首先受到刺激。因此，肌肉疲劳是这些功能性电刺激系统的一个重要限制因素。其他一些系统的潜在副作用和（或）局限性包括过度的能量消耗、电极故障、自主反射障碍、痉挛、笨重的电子装备以及需要大量准备培训。

步行的运动训练储备

运动训练的目标是通过促进中枢神经系统的可塑性来恢复步行能力，在过去几年里越来越受欢迎。运动训练背后的理论是重复的特定任务训练有可能激活脊髓中的神经回路（中枢模式发生器），并增强神经的可塑性。

提供运动训练的各种模式包括手动辅助支持体重的跑步机训练（body weight-supported treadmill training，BWSTT）、机器人 BWSTT 以及结合功能性电刺激的运动训练。已经提出的运动训练指导原则包括：①最大化下肢负重（以及最小化或消除上肢负重）。②优化感官信号配合站立或步行。③促进姿势控制以及优化行走时的躯干、肢体和骨盆运动学，并与运动任务相联系。④最大限度地恢复和使用正常的运动模式，最大限度地减少使用运动代偿策略。

新证据支持人为的运动训练这一概念，虽然有希望，但目前还不是结论性的或被普遍接受。耐力、平衡和姿势的改善对运动训练也是有帮助的。目前，随机对照试验的证据并未显示采用 BWSTT 的运动训练与传统的地面步态训练在步行效果上存在显著差异。然而，这些试验确实表明，早期无论是 BWSTT 还是地上训练，重复站立和负重踏步都可以改善不完全性脊髓损伤患者步行相关的功能结果。

难点与展望

需要临床医生和工程师之间持续的合作努力，以开发更有效、更容易使用和更具成本效益的步行技术。

还需要更多的试验来确定运动训练的有效性，并确定提供此类训练的最佳参数。

运动训练领域有一个令人兴奋的发展，Harkema 等在 2011 年发布的一个案例研究表明，对一个运动完全性四肢瘫的脊髓损伤患者在硬膜外刺激损伤位置远端的腰骶髓，通过持续的运动训练、重复站立和原地踏步，能促进站立、步行和腿部运动的恢复。这些发现支持了硬膜外刺激可能重新激活先前沉寂的神经回路或促进脊髓可塑性的假设。在这方面还有待进一步研究。

推荐阅读

Ditunno JF Jr, Ditunno PL, Graziani V, et al. Walking index for spinal cord injury (WISCI): an international multicenter validity and reliability study. *Spinal Cord.* 2000;38(4):234-243.

Dobkin B, Barbeau H, Deforge D, et al. The evolution of walking-related outcomes over the first 12 weeks of rehabilitation for incomplete traumatic spinal cord injury: the multicenter randomized Spinal Cord Injury Locomotor Trial. *Neurorehabil Neural Repair.* 2007;21(1):25-35.

Esquenazi A, Talaty M, Packel A, Saulino M. The ReWalk powered exoskeleton to restore ambulatory function to individuals with thoracic-level motor-complete spinal cord injury. *Am J Phys Med Rehabil.* 2012;91(11):911-921.

第五篇
脊髓损伤并发症

第三十一章 脊髓损伤并发症：概述

基本原则

脊髓损伤可以导致多种继发性疾病和相关问题，并且所有系统都会受到影响。本章涵盖了各系统和相关情况。

临床思路

文献描述不确切。存在感觉和自主神经功能障碍的脊髓损伤患者可能没有症状，也可能出现不典型的症状。例如，尿路感染可能不表现为典型的急迫性症状和排尿困难症状，但可能会出现痉挛的增强，排尿次数增加，还有嗜睡的症状。肺炎患者可能出现发热和呼吸短促，或者出现无特异性症状的嗜睡或焦虑加重。头痛可能是自主神经反射异常的表现，还可能是各种病理过程的主要或唯一表现，包括膀胱膨胀、尿路感染、便秘、趾甲内生、心肌梗死或急腹症。

由于症状可以反映各种潜在病症，因此需要仔细评估这些情况。表31.1列出了常见症状的鉴别诊断，说明脊髓损伤患者可能具有相似或重叠表现的多种多样的病症。

表 31.1 脊髓损伤患者常见症状的鉴别诊断	
症状	**可能的原因**
发热	传染性疾病
	尿路感染
	肺炎
	感染性压疮、蜂窝织炎、骨髓炎
	腹腔内或盆腔感染
	炎热的环境（由于体温过低）
	深静脉血栓形成
	异位骨化
	病理性肢体骨折
	药物热（如抗生素引起或抗惊厥止痛药）
疲劳	疲劳无特异性，但可能是严重疾病的唯一症状
	感染
	呼吸衰竭或心力衰竭
	药物的副作用
	抑郁症（询问相关的呼吸困难症状）
白天嗜睡	药物的副作用（如麻醉药或抗痉挛剂）
	夜间睡眠呼吸暂停
	二氧化碳潴留导致通气障碍
	抑郁症
呼吸急促	肺炎
	腹胀（如餐后或顽固性便秘）
	肺栓塞
	通气障碍（如果处于临界状态，可伴有端坐呼吸）
	心脏的原因
腹泻	改变了肠道管理规律
	艰难梭状芽孢杆菌感染
	假性腹泻伴肠梗阻
	药物的副作用（抗生素，过量泻药或大便软化剂）
直肠出血	痔疮
	肠道创伤引起的损伤
	结直肠癌

续表

症状	可能的原因
血尿	尿路感染 　泌尿系结石 　创伤性膀胱导尿术 　膀胱癌
头痛	自主神经反射异常：可能与受损平面以下的任何有害刺激有关 考虑在没有血压升高的情况下的其他原因
痉挛加重	尿路感染 压疮 肠梗阻 任何有害刺激 脊髓空洞症
肩痛	肩袖或肩峰下疼痛综合征 肌腱炎 神经根性颈椎病 创伤后脊髓空洞症 在没有腹部不适的情况下内脏牵涉痛
单侧下肢肿胀	下肢骨质疏松性骨折 深静脉血栓形成 异位骨化 蜂窝织炎 血肿 侵袭性盆腔癌
新的无力或麻木	脊髓空洞症 神经卡压性疾病（腕部正中及肘关节尺侧）

推荐阅读

Bauman WA, Korsten MA, Radulovic M, Schilero GJ, Wecht JM, Spungen AM. 31st g. Heiner sell lectureship: secondary medical consequences of spinal cord injury. *Top Spinal Cord Inj Rehabil*. 2012;18(4):354-378.

Burns S. Review of systems. In: Hammond MC, ed. *Medical Care of Persons with Spinal Cord Injury*. Washington, DC: Department of Veterans Affairs; 1998:17-22.

Gorman PH. The review of systems in spinal cord injury and dysfunction. *Continuum (Minneap Minn)*. 2011;17(3 Neurorehabilitation):630-634.

Hammond FM, Horn SD, Smout RJ, et al. Acute rehospitalizations during inpatient rehabilitation for spinal cord injury. *Arch Phys Med Rehabil*. 2013;94(4 suppl):S98-S105.

第三十二章　脊髓损伤患者的呼吸问题

呼吸系统疾病是脊髓损伤患者的常见并发症，也是最常见的死亡原因。

基本原则

解剖学和生理学

参与呼吸的肌肉包括膈肌、腹肌、肋间肌和辅助肌（胸锁乳突肌、斜角肌和斜方肌）。

通气主要来源于膈肌的作用，其次是颈附属肌和肋间肌的作用。咳嗽主要是由腹部肌肉收缩引起的，辅以肋间内肌。

呼吸肌的神经支配如下：

- 膈肌：C3—C5，主要是C4（膈神经）。
- 肋间肌：T1—T11（肋间神经）。
- 腹肌：T6—12。
- 辅助肌。
  - 斜方肌、胸锁乳突肌——脑神经XI，C2—C4。
  - 斜角肌：C4—C8。

脊髓损伤后呼吸功能障碍的病理生理学（表 32.1 和 32.2）

脊髓损伤后的呼吸功能损害包括：①膈肌瘫痪患者的通气功能受损，②呼气肌无力患者的咳嗽功能受损——导致分泌物残留、黏液堵塞和肺炎。

表 32.1　脊髓损伤后呼吸系统受损的原因
膈肌麻痹，导致通气不足
腹肌麻痹，导致无效咳嗽
肋间肌麻痹，导致反常呼吸
肺泡扩张不足，呼吸肌无力引起肺不张
自发叹气丧失
副交感神经兴奋引起黏液分泌增加和气道活动过度活跃
麻痹性肠梗阻引起腹胀
相关的胸壁或腹部损伤或手术
吞咽困难和误吸风险（如气管切开、限制性颈椎矫形、脊柱前路手术和声带麻痹）

表 32.2　脊髓损伤的呼吸系统并发症
肺炎
肺不张和黏液栓塞
呼吸衰竭
睡眠呼吸紊乱
肺栓塞
神经源性肺水肿

反常呼吸（例如，肋间肌麻痹，吸气时胸壁没有扩张）加重了通气障碍，降低了肺活量。

交感神经功能受损和副交感神经相对占优势有助于增加支气管

黏液分泌和支气管收缩。

声带麻痹、气管切开术、限制性颈部矫形器和（或）颈椎前路手术可能导致吞咽障碍（主要是在急性期），从而导致误吸。

因麻痹性肠梗阻或相关的胸部或腹部损伤引起的腹胀可在急性期加重呼吸功能障碍。

随着年龄增长、损伤程度，以及完全损伤的可能性越高，呼吸道并发症的发生率就越高。

呼吸功能障碍与损伤程度的相关性

T12 及以下：基本上没有障碍。

T12 至 T5：伴有咳嗽受损和呼气有力的腹肌逐渐丧失，也开始失去肋间（I/C）功能。

T5 到 T1：I/C 功能丧失，呼吸功能进一步受损。

C8 至 C4：不存在 I/C 或腹肌功能，咳嗽明显减弱。

肺活量减少主要是由于呼气储备量减少所致。可见反常呼吸（腹部扩张时上胸部凹陷）。随着肋间和腹部疼挛的发展，反常呼吸减少，肺活量可能在 3～6 个月内翻倍。

C3 及以上：隔肌无力导致通气功能衰竭。在 C3 损伤，呼吸辅助肌肉仍然在很大程度上起作用，并且可以产生几百毫升的潮气量，但是由于疲劳而不能维持。在 C2 水平或 C2 以上完全损伤的患者，可能会出现呼吸暂停。

预防和护理

应该强调戒烟。推荐每年进行一次流感疫苗接种，并且已经证明该疫苗可以产生与一般人群类似的免疫反应。推荐接种肺炎球菌疫苗，因为肺炎链球菌是社区获得性肺炎最常见的病原体。在 65 岁之前接种肺炎球菌多糖疫苗的人，如果他们之前的接种至少已经过去 5 年，应该在 65 岁或以后再接种一次。

姿势对肺活量的影响

四肢瘫的患者仰卧位肺活量增加。横隔膜被腹部内容物向上推入胸腔的穹顶结构中（改善了长度 - 张力关系）。使用腹部黏合剂可以部分矫正直立姿势时的肺活量损失。

临床思路

评估

在急性期，应对脊髓损伤患者仔细监测呼吸道感染的迹象。

连续测定肺活量、血氧饱和度、呼气流量峰值和负吸气力，特别是对高位四肢瘫患者，有助于监测患者在急性期病情的恶化（见第三十二 B 章）。

治疗

如果出现顽固性呼吸衰竭，或在发生呼吸衰竭时出现明显或有高风险的误吸，则需要插管。

第三十二 B 章讨论了通气障碍的管理。增加呼吸机潮气量可以减少肺不张的发生，因为可能使用了间歇正压通气（intermittent positive pressure breathing，IPPB）、双水平气道正压通气或持续气道正压通气。然而，不同的研究对此的证据并不一致。

分泌物管理

分泌物管理对预防和治疗脊髓损伤呼吸系统的并发症至关重要（表 32.3 和 32.4）。

如果患者能够进行深呼吸和主动咳嗽，我们鼓励他们这样做。

可以通过气管切开或气管内插管进行抽吸。

左主支气管的角度使该区域的抽吸更具有挑战性。在这种情况下，定向导管可能是有用的。

辅助咳嗽（或四肢咳嗽）有助于体位引流和清除分泌物，并且可以与呼吸机治疗或 IPPB 联合使用。人工辅助咳嗽包括提供向上的推力，将手掌张开，双手放在胸骨下端的正下方，配合呼吸的力量，在患者深呼吸之前，或者通过袋式瓣膜递送面罩或呼吸机。

表 32.3　住院患者分泌物管理及预防措施
积极辅助肺部清洁，胸部叩击
摆好体位，体位引流，定期翻身
用手或机械装置震动胸部
IPPB 时辅助支气管扩张器雾化
气管内吸痰
给予充足水分
给予黏液溶解药物
帮助咳嗽
吹气 - 排气训练
纤维支气管镜检查
诱导性肺活量测定

表 32.4　后续分泌物管理和预防措施
戒烟
每年接种一次流感疫苗。注射肺炎球菌疫苗
肥胖者减肥
及时发现和治疗并发症
呼吸肌训练
帮助咳嗽
改善咳嗽疗效的可能方法（例如，加强胸大肌的锁骨部分，使用功能性电刺激）

通过机器给予吹气 - 排气训练。该机器提供一次深呼吸，然后通过气道交替地传递正压和负压来提供呼气辅助。有文献证明，它可以改善气流并帮助清除黏液。可以在机器上调节正压和负压。开始时压力通常设定为 10 cmH$_2$O 左右，并且随着耐受性的提高而增加至 40 cmH$_2$O 的正压和负压。予正压通气 3 s 左右，负压通气 2 s 左右，并根据需要重复。此治疗在气胸、纵隔气肿或大疱性肺气肿的情况下是禁忌的。

进行胸部叩击，用成杯状的手猛烈地进行叩击，并配合体位，以帮助进行体位引流。在存在呼吸障碍或胃食管反流的情况下，某些体位，如有助于肺叶引流的头部向下的体位可能不能很好地耐受，但应尝试结合体位使所有肺叶引流。

在急性环境下，旋转床可以帮助体位引流。

雾化药物，如乙酰半胱氨酸或碳酸氢钠，与充足的水合作用可能有助于排出分泌物。

在耐药病例中，可能需要通过支气管镜清除黏液和顽固分泌物，同时采取其他措施。

实践精要

将四肢瘫患者摆放于仰卧位或头低脚高体位时可改善通气。当患者第一次开始坐起来时，使用腹部黏合剂有助于减少体位变化和肺活量下降。

难点与展望

关于预防和治疗肺不张的若干措施有效性的证据尚无定论。

正在研究对下胸髓的硬膜外电刺激。这是一种通过激活腹部和内部肋间肌来产生有效呼气压力峰值的咳嗽技术。

推荐阅读

Biering-Sørensen F, Krassioukov A, Alexander MS, et al. International spinal cord injury pulmonary function basic data set. *Spinal Cord*. 2012;50(6):418-421.

Consortium for Spinal Cord Medicine. *Respiratory Management Following Spinal Cord Injury. Clinical Practice Guidelines for Health Care Professionals.* Washington, DC, Paralyzed Veterans of America; 2005.

Mueller G, Hopman MT, Perret C. Comparison of respiratory muscle training methods in individuals with motor complete tetraplegia. *Top Spinal Cord Inj Rehabil*. 2012;18(2): 118-121.

Reid WD, Brown JA, Konnyu KJ, Rurak JM, Sakakibara BM. Physiotherapy secretion removal techniques in people with spinal cord injury: a systematic review. *J Spinal Cord Med*. 2010;33(4):353-370.

Wong SL, Shem K, Crew J. Specialized respiratory management for acute cervical spinal cord injury: a retrospective analysis. *Top Spinal Cord Inj Rehabil*. 2012;18(4):283-290.

第三十二 A 章　肺　炎

基本原则

肺炎是导致四肢瘫患者住院最常见的原因之一，也是该人群的主要死亡原因。

报告的肺炎发病率来自正在研究的人群。在受伤后的最初几周发病率较高。四肢瘫患者的风险高于受伤程度较低的人。如第三十二章所述，导致呼吸道感染的危险因素包括呼吸肌麻痹，无法清除支气管分泌物的无效咳嗽以及黏液分泌增加。

使用大剂量甲泼尼龙治疗急性脊髓损伤的原因与急性期较高的呼吸道感染的发生率有关。

可能会出现吸入性肺炎，特别是在意识改变的情况下（例如，由于相关的脑损伤或镇静剂）或在吞咽功能障碍情况下。

需要机械通气的患者易患呼吸机相关肺炎（见第三十二 B 章）。气管切开或气管内插管的存在可能增加耐甲氧西林金黄色葡萄球菌（methicillin-resistant Staphylococcus aureus，MRSA）或铜绿假单胞菌感染的风险。

社区获得性肺炎（community-acquired pneumonia，CAP）在脊髓损伤患者中最常是由肺炎链球菌引起的，在一般人群中也是如此，其他病原体包括流感嗜血杆菌和相当比例的假单胞菌感染（这是社区获得性肺炎在一般人群中的罕见病原体）。

临床思路

评估

病史与检查

临床表现可能很轻，例如，最初的表现可能只是呼吸频率增加（表32A.1）。患者可能不会出现呼吸困难或胸部不适。另一方面，脊髓损伤患者的肺炎表现和病程可能是暴发性的，因为无法清除与呼吸道感染相关的增加的分泌物和（或）临界通气恶化的原因。

肺炎的症状可能包括呼吸短促、体温升高、焦虑加重或容量增加，以及分泌物黏稠。

在检查时，患者可能存在发热，呼吸频率增加，脉率增加，呼吸音降低。胸部听诊时出现啰音和（或）噼啪声。

重要的是要进行一次彻底的胸部检查，包括仔细听诊左下叶。这是发生肺炎和肺不张的常见部位。由于保持体位困难，或难以侧卧，或难以坐起来完成检查而造成的检查不足，可能会导致漏诊。

鉴别诊断：虽然肺炎和肺不张是造成该人群呼吸短促的常见原因，但在评估脊髓损伤患者的呼吸困难和（或）氧饱和度下降时也应考虑其他原因（表32A.2）。这些包括：

- 黏液堵塞
- 腹胀（如便秘和麻痹性肠梗阻）
- 肺栓塞
- 通气障碍
- 心脏原因

表 32A.1　　诊断脊髓损伤患者呼吸道感染的挑战

四肢瘫患者可能没有或存在有变化的呼吸困难或胸痛的感觉

由于咳嗽不充分，脓性分泌物可能不明显

在这些患者可能与造成呼吸短促的其他原因相混淆（表 32A.2）

由于体位摆放困难，胸部检查可能不够充分

在无效咳嗽的情况下，可能难以获得用于培养的足够的痰标本

诊断检查

应进行 X 线胸片检查以寻找浸润物，并区分肺炎与急性支气管炎。然而，如果只是在仰卧位进行，这些可能是够的。如果无法获得足够的平片，应考虑进行 CT 或 MRI 检查。

实验室检查包括全血细胞计数与分类、生化和血培养。在可行的情况下，应在开始使用抗生素之前进行痰涂片染色和培养（以及根据需要进行血培养）。由于存在无效咳嗽，患者可能需要呼吸辅助以产生足够的样本。

监测外周血血氧饱和度。连续测定肺活量、峰值呼气流量和负吸气力，尤其是对急性期高位四肢瘫患者来说，有助于监测患者病情的恶化情况。

治疗
抗生素

鉴于有暴发的可能性，因此，一旦获得培养结果，应迅速开始抗生素治疗。鉴于死亡率高，耐药性微生物出现的可能性增加，并有可能分泌物清除不充分，通常建议住院治疗。

基于对可能出现的微生物的了解，最初选择经验性抗生素进行治疗，随后根据培养结果和抗生素的敏感性进行调整。可以针对社区获得性肺炎启动喹诺酮类药物，或头孢菌素和大环内酯类药物的

联合用药。对于医院获得性吸入性肺炎患者，需要对厌氧菌和革兰氏阴性菌进行抗生素覆盖。在培养结果出来之前，有呼吸设备的患者应根据经验对 MRSA 和假单胞菌进行经验覆盖。肺炎的抗生素治疗通常持续 10 ~ 14 天。呼吸机相关性肺炎的治疗也在第三十二 B 章中讨论。

表 32A.2　脊髓损伤患者呼吸急促的鉴别诊断
肺炎
黏液堵塞
肺不张
腹胀（如便秘和麻痹性肠梗阻）
肺栓塞
通气障碍
气管狭窄
心脏原因

分泌物管理是治疗的一个重要组成部分（见第三十二章和表32.3）。

患者教育

教育患者以及护理人员早期识别和治疗呼吸道感染是处理的一个关键方面。如第三十二章所述，关键的预防措施包括戒烟、接种肺炎球菌疫苗和每年接种流感疫苗，以及确保呼吸道分泌物得到充分清除的措施（表32.4）。

实践精要

非特异性不适、呼吸急促或心动过速可能是四肢瘫患者存在肺炎的唯一线索。考虑到这种并发症出现的频率，我们要重视它。

推荐阅读

Burns SP. Acute respiratory infections in persons with spinal cord injury. *Phys Med Rehabil Clin N Am.* May 2007;18(2):203-216.

Consortium for Spinal Cord Medicine. *Respiratory Management Following Spinal Cord Injury. Clinical Practice Guidelines for Health Care Professionals.* Washington, DC: Paralyzed Veterans of America; 2005.

Evans CT, Weaver FM, Rogers TJ, et al. Guideline-recommended management of community-acquired pneumonia in veterans with spinal cord injury. *Top Spinal Cord Inj Rehabil.* 2012;18(4):300-305.

第三十二 B 章　通气障碍

基本原则

病因

C3 及 C3 以上损伤的患者，以及一些 C4 及 C4 以下部分损伤合并肺或外伤性脑损伤的患者需要辅助通气。

流行病学和病理生理学

因为膈肌功能的改善，许多脊髓损伤患者可以脱离呼吸机，其他人则需要终身机械通气。

既往无呼吸机辅助经历的四肢瘫患者可能出现迟发性通气功能衰竭。影响因素可能包括：与年龄相关的胸壁和肺顺应性下降，肺泡数量减少，以及可能使边缘呼吸机失代偿的肺活量减少；进展性脊柱畸形伴胸椎后凸畸形；体重过度增加和肥胖；或由于进行性创伤后脊髓空洞症引起的神经功能恶化。

临床思路

评估

通气障碍的表现（表 32B.1）可能包括呼吸急促、大脑灵敏度下降或波动、白天嗜睡、睡眠功能障碍、早晨头痛、烦躁或焦虑、呼吸急促、呼吸困难增加、姿势对呼吸的影响增加或不明原因的红细胞增多症。

机械通气的适应证（表 32B.2）包括呼吸暂停、呼吸窘迫症状（辅助肌肉使用、呼吸急促、心动过速、发绀和精神状态改变）、呼吸衰竭（定义为在室内空气条件下进行血气检测，PaO_2 小于 50 mmHg，或 $PaCO_2$ 大于 50 mmHg，）、对供氧无反应的严重低氧血症，用力肺活量不足 10 ml/kg 或预计为总量的 25%，或难治性和恶化的肺不张。

表 32B.1　呼吸功能受损的症状和体征
呼吸急促
大脑灵敏度下降或波动
白天嗜睡，睡眠功能障碍
烦躁和焦虑
呼吸急促
呼吸困难增加
姿势对呼吸的影响增加
原因不明的红细胞增多症

表 32B.2　脊髓损伤机械通气的适应证
呼吸暂停
呼吸窘迫的迹象，即辅助肌肉使用、呼吸急促、心动过速、发绀和精神状态改变
呼吸衰竭——在室内空气条件下进行动脉血气检测，定义为 $PaO_2 <$ 50 mmHg 或 $PaCO_2 >$ 50 mmHg
对供氧无反应的严重低氧血症
用力肺活量小于 10 ml/kg 或预计为总量的 25%
难治性和恶化的肺不张

治疗

对于急性呼吸衰竭，建议插管和正压通气。

如果可以承受，俯卧 45° 可以降低误吸风险。

除非预期即将拔管，气管切开通常在插管后几天内进行。一些中心报告成功地使用非侵入性方法来避免气管插管。

气管切开的护理和并发症

进行严格的气管切开护理和警惕气管切开或气管内插管相关问题是很重要的（表 32B.3）。使用适当尺寸的管子和避免袖带压力过大是重要的预防措施。气管狭窄可能伴有劳力性呼吸困难、喘鸣、急性呼吸窘迫、分泌物清除困难、咳嗽或失音。通过影像学和喉镜检查可以证实诊断，并且通常需要外科手术干预。

表 32B.3　气管切开的并发症
气孔感染
气管狭窄、肉芽肿
气管软化
气管炎
气管食管瘘
出血
误吸
吞咽功能障碍
分泌物阻塞

分泌物处理

持续的呼吸道护理包括体位、胸部叩击和分泌物处理都是必不可少的。患者应定期进行呼吸治疗，通常同时与吸入性支气管扩张剂一起使用。第三十二章进一步讨论了分泌物处理的各种干预措施。

呼吸机设置和处理

关于呼吸机设置和处理的建议方案已经由脊髓医学协会（Spinal Cord Medicine，《脊髓损伤后的呼吸管理》，2005 年）发布。

监测肺活量、负吸气压力和动脉血气，以确保通气充足。

关于脊髓损伤患者的呼吸机设置仍然存在争议，缺乏关于最佳潮气量的统一标准。一些中心根据减少肺不张和增加脱机成功率的经验提倡更高的潮气量。一些研究发现，与低潮气量相比，高潮气量的死亡率和并发症显著增加，但这些并不包括如脊髓损伤等神经肌肉疾病的患者。几个脊髓损伤中心遵循的方案是逐渐增加潮气量，50 ~ 100 ml/d，目标是达到 15 ~ 20 ml/kg。

通气从仰卧位开始。如第三十二章所述，此时四肢瘫患者的肺活量增加。如果预计患者不能迅速脱离呼吸机，则根据患者的身体状况和承受直立姿势的能力，通常改用便携式呼吸机，这样患者就能更充分地参与康复治疗。当患者开始坐起时，使用腹部黏合剂有助于维持肺活量。

呼吸机相关性肺炎（ventilator-associated pneumonia，VAP）的评估和治疗

由于非特异性的体征和症状，尤其是在急性环境下，VAP 的诊断可能具有挑战性。通常应用的 VAP 临床诊断标准是在胸部 X 线检查中存在新的浸润，加上至少以下两种：发热大于 38 ℃，白细胞增多或白细胞减少，以及存在脓性分泌物。呼吸道分泌物培养可能对诊断有所帮助。如果可行，在开始使用抗生素之前也应该进行血培养，尽管通常是阴性的。及时开始使用抗生素是治疗的基石。初始治疗应该是广泛的（包括对耐甲氧西林金黄色葡萄球

菌和铜绿假单胞菌的覆盖），并在可以获得培养结果时进行适当修改。

解决机械通气过程中的交流问题（表 32B.4）

解决机械通气期间的交流问题非常重要。表 32B.4 列出了患者在通气时可以用来进行交流的机制。无论是从沟通角度还是心理角度来看，患者发声都是非常有用的。可以根据需要增加诱导性潮气量，以补偿袖带紧缩或使用有孔管时发生的潮气量损失。进行轻微的呼吸机调整，如降低吸气流速和增加呼气末正压可显著改善语音质量和音量。

舌咽呼吸

舌咽呼吸（"蛙式呼吸"）是一种有用的技能，可以教给需要辅助通气的患者。舌咽呼吸可以提供一段不用呼吸机的时间，也可以作为紧急备用。这项技术涉及使用口咽肌迫使空气进入肺部，每次呼吸 10 ~ 14 次，然后进行被动呼气。

脱离呼吸机

表 32B.5 和 32B.6 列出了脱机准备和停止脱机的参数。

表 32B.4 机械通气过程中的交流
嘴唇说话、眨眼或舌头咔哒声
通讯板
Passey Muir 阀门
袖带紧缩（或无袖管）
带孔的有孔管，能发音的气管套管
电子喉

表 32B.5　脊髓损伤患者呼吸机脱机的标准 [a]

患者同意并愿意

维持生命体征稳定超过 24 h

胸部 X 线检查清晰或改善

分泌物可控

肺活量至少为 10 ~ 15 ml/kg 理想体重

$PaO_2 > 75$ mmHg，PCO_2 35 ~ 45 mmHg，pH 7.35 ~ 7.45

[a] 表中的数字是近似值，各中心之间的参考值可能有所不同

表 32B.6　停止脱机试验的标准 [a]

肺活量下降 25%

呼吸速率超过 25 ~ 30 次 / 分或超过基线 10 次 / 分

尽管 FIO_2 增加，但 O_2 饱和度低于 95%

心率比基线增加 20 次 / 分

血压从基线变化（增加或减少）超过 30 mmHg

肺活量低于基线超过 25%

$PaO_2 > 75$ mmHg，PCO_2 35 ~ 45，pH 7.35 ~ 7.45

温度超过 101°F 的发热

痉挛、出汗或精神状态改变明显增加

未解决的恐慌，或呼吸急促明显增加

[a] 表中的数字是近似值，各中心之间的参考值可能有所不同

　　呼吸机脱机通常是一个高度焦虑的经历，向患者详细解释这一过程至关重要。

　　使用 t 片的渐进式无呼吸机呼吸（progressive ventilator-free breathing，PVFB）和同步间歇性强制通气已被用作脱机技术。许多研究中心报告，前一种技术更成功，医生也更偏爱前者。PVFB 可以从每天 3 次少于 2 min 的脱机开始，根据耐受性和患者的配合，

脱机时间以 1 ~ 3 天的间隔逐渐增加。

长期辅助通气的替代方案

除机械通气外，还有一些非侵入性的长期辅助通气选择，这可能适合某些患者。这些辅助通气包括膈肌和膈神经起搏，使用呼吸带，以及通过鼻或口进行正压通气。

膈神经和膈肌起搏：可使患者不需要呼吸机。这种方式需要具备完整的膈神经和健康的肺。当损伤高于构成膈神经核的 C3—C5 的前角细胞时，它是一种选择。评估包括膈神经传导研究和膈肌透视。

膈神经起搏涉及通过外科手术植入的袖带电极对膈神经进行电刺激，使膈肌收缩。将它们连接到射频接收器。该接收器通过皮下被植入前胸壁。外部电池供电的发射器通过佩戴在接收器上的天线向设备发送信号。设备故障（如接收器损坏）是潜在的问题，感染或膈神经损伤也是潜在的问题，尽管这些情况正在变得不那么常见。隔膜起搏涉及将电极直接放置在隔膜中，这一步可以通过腹腔镜进行。许多患者继续进行气管造口术和备用呼吸机。

通常需要在术后进行数周的隔膜修复后才能停止呼吸机的使用。

呼吸带：目前很少使用，但仍然是一种潜在的选择。呼吸带由一个与呼吸机相连的紧身胸衣形式的气囊组成。在这种形式的间歇性腹压通气中，主动呼气发生在充气阶段，被动吸气发生在放气阶段。只有当个人倾斜的垂直角度不超过 50° ~ 60° 时，它才有效。

鼻口无创正压通气（nasal intermittent positive pressure ventilation, NIPPV）：在一些中心已经证明有效使用这种无创通气技术取得了相当大的成功，但是持续使用它的专业知识和经验并不普遍。在第二十五章肌萎缩侧索硬化的呼吸处理中进一步讨论了 NIPPV。

随访

应特别对高危人群（高位四肢瘫、呼吸机依赖、膈肌起搏器以及伴发慢性阻塞性气道疾病）进行肺功能的定期监测。

研究表明，长期辅助通气的脊髓损伤患者的生活质量和生活满意度高于预期。适当的技术、电子辅助工具以及社会支持和参与资源的提供都是重要的促成因素。

患者和护理人员教育

对于长期使用呼吸机出院回家的患者，确保护理人员具备所需要的教育、技能和支持至关重要（表 32B.7）。

表 32B.7　护理人员技能和患者或护理人员长期机械通气教育
气道管理——气管和造口护理、抽吸以及更换气管造口管
辅助咳嗽、药物和吸入疗法管理、安全吞咽技术
心肺复苏术
感染控制及安全措施
感染的早期识别和治疗
了解医疗保健和社区资源
设备维护
紧急措施——呼吸机故障、电源故障、设备故障、危险、警报以及气管插管脱落
应该有备用的呼吸机

难点与展望

需要进一步的研究来确定需要机械通气的脊髓损伤患者的最佳潮气量。

对无创通气技术进行更广泛的评估将有助于该技术的推广。

新的隔膜起搏技术越来越不具有侵入性。

推荐阅读

Bach JR. Noninvasive respiratory management of high level spinal cord injury. *J Spinal Cord Med*. 2012;35(2):72-80.

Bach JR, Tilton MC. Life satisfaction and well-being measures in ventilator assisted individuals with traumatic tetraplegia. *Arch Phys Med Rehabil*. 1994;75(6):626-632.

Consortium for Spinal Cord Medicine. *Respiratory Management Following Spinal Cord Injury. Clinical Practice Guidelines for Health Care Professionals*. Washington, DC: Paralyzed Veterans of America; 2005.

Hoit JD, Banzett RB, Lohmeier HL, Hixon TJ, Brown R. Clinical ventilator adjustments that improve speech. *Chest*. 2003;124(4):1512-1521.

Shavelle RM, DeVivo MJ, Strauss DJ, Paculdo DR, Lammertse DP, Day SM. Long-term survival of persons ventilator dependent after spinal cord injury. *J Spinal Cord Med*. 2006;29(5):511-519.

第三十二 C 章　睡眠呼吸障碍

基本原则

睡眠呼吸障碍指的是睡眠期间出现的一种异常频率，即持续10 s 或更长时间的气流停止（呼吸暂停）或气流减少（低呼吸）。

睡眠呼吸暂停——低通气指数（apnea-hypopnea index，AHI）是一种反映睡眠呼吸暂停严重程度的指标，是通过事件数除以睡眠小时数来计算的。

AHI 值在轻度情况下为 5 ～ 15 次 / 小时，严重情况下超过30 次 / 小时。

病因

睡眠呼吸暂停可能是阻塞性的（与上气道塌陷相关）、中枢性的（由于呼吸困难减少，如与脑脊髓炎或脑干的相关损伤有关）或混合性的。

脊髓损伤患者仰卧位睡眠的时间比正常人多，这也可能是阻塞性睡眠呼吸暂停（obstructive sleep apnea，OSA）的一个促成因素。

流行病学

OSA 在四肢瘫患者中比在较低水平的损伤人群或一般人群中更常见。在一些研究中，慢性四肢瘫患者睡眠呼吸暂停的患病率较高，超过 50%。

脊髓损伤患者发生 OSA 的危险因素包括高神经水平、肥胖、颈围增加以及可能使用巴氯芬和（或）地西泮。

并发症

除了与睡眠障碍和日间困倦相关的问题之外，睡眠呼吸暂停还会增加心血管疾病的发病率和死亡率，包括脑卒中、高血压和心脏病。

临床思路

评估

病史和体格检查

患者可能会出现白天过度嗜睡、认知功能障碍（注意力不集中）、大声打鼾，或在睡眠期间由伴侣或护理人员观察到的呼吸暂停事件。

检查时可能会发现颈部大、肥胖或缩颌，但往往是不显著的。

诊断测试

夜间脉搏血氧仪有一定的价值，但是价值有限。它可以检测到夜间动脉的饱和度。

多导睡眠图（睡眠研究）通常用于确诊并有助于确定严重程度。它通常在睡眠实验室中进行，但也可以在家中进行。

治疗

气道正压通气治疗适用于显著的睡眠呼吸障碍。持续气道正压通气（continuous positive airway pressure，CPAP）或双水平气道正压通气（bi-level positive airway pressure，BiPAP）通过鼻或口咽面罩进行。副作用包括鼻塞、皮肤刺激以及不能忍受或不舒服的面罩

（虽然通常会随着时间的推移而改善）。在某些情况下，在睡眠期间，定制的口腔器具通过调整下颌和舌头的位置可能会有所帮助。

减肥对于肥胖或超重的人可能会有所帮助。

应考虑避免饮酒和服用镇静药物。建议戒烟。

对于保守治疗无效的患者可以考虑手术治疗，尽管对于脊髓损伤患者的经验或文献很少。这些手术包括悬雍垂腭咽成形术、腭部植入物和气管切开术，特别是在儿童或青少年中切除肿大的扁桃体和腺样体。

实践精要

除了睡眠呼吸暂停外，脊髓损伤患者的睡眠功能障碍还有几种常见的原因，包括镇静药物、护理造成的睡眠中断或抑郁。

然而，对于伴有睡眠不安或白天嗜睡的四肢瘫患者，应考虑OSA。

难点与展望

OSA 越来越被认为是四肢瘫患者的一个问题，但需要确定其确切的发病率和危险因素。

还需要进一步的研究来确定用于痉挛的药物与OSA之间的关系。

推荐阅读

Biering-Sørensen F, Jennum P, Laub M. Sleep disordered breathing following spinal cord injury. *Respir Physiol Neurobiol*. 2009;169(2):165-170.

Fuller DD, Lee KZ, Tester NJ. The impact of spinal cord injury on breathing during sleep. *Respir Physiol Neurobiol*. 2013 Sep 15;188(3):344-354.

LaVela SL, Burns SP, Goldstein B, Miskevics S, Smith B, Weaver FM. Dysfunctional sleep in persons with spinal cord injuries and disorders. *Spinal Cord*. 2012;50(9):682-685.

第三十三章 心血管和自主神经并发症：概述

基本原则

脊髓损伤患者的心血管和自主神经功能发生改变。心血管和自主神经功能紊乱是脊髓损伤发病率和死亡率的重要原因。

病理生理学

表33.1总结了人体主要器官的自主神经支配情况。如第一章所述，来自大脑的下行自主神经通路在脊髓中传递并终止于位于T1—L2的脊髓神经节前交感神经元。膀胱、生殖器官和肠道下部的神经节前副交感神经元位于S2—S4，胸部和腹部内脏的其他副交感神经是通过迷走神经（脑神经X）进行支配的。

脊髓损伤后自主神经功能损害是导致心血管功能损害的主要因素。特别是在颈部和胸部高位损伤中，交感神经支配的中断在心血管功能障碍中起着关键作用。

失去对交感神经系统的椎上调节控制，导致损伤水平以下的交感神经整体活动减少，并且导致诸如低血压、心动过缓和运动后心血管反应迟钝的问题出现。

在损伤远端的交感神经节前神经元中发生形态学变化。可能发生外周肾上腺素能高反应，并可能导致自主神经反射异常中出现的过度升压反应。

除了自主神经异常外，身体活动减少、代谢功能改变和其他脊髓损伤相关情况对心血管功能也有间接影响。

表33.1 主要器官的自主神经支配		
器官	交感神经支配	副交感神经支配
心脏	T1—T5	迷走神经（脑神经X）
血管	T1—L2	无（不包括通过S2—S4的生殖器勃起组织）
汗腺	T1—L2	无
支气管肺系统	T1—T5	迷走神经（脑神经X）
下尿道	T10—L2	S2—S4
胃肠	T1—L2	迷走神经（脑神经X）至脾曲，S2—S4从脾曲到肛门括约肌
生殖器和生殖器官	T10—L2	S2—S4

临床思路

脊髓损伤患者的心血管问题贯穿整个护理过程，并且是脊髓损伤患者发病率和死亡率的重要原因。主要问题总结在表33.2中，并在随后的章节中进一步详细讨论。

自主神经损伤的非心血管效应包括膀胱、肠道和性功能障碍，以及体温调节和出汗受损。这些将分别在第三十四A、三十六A、三十五和三十三F章中讨论。

表 33.2   脊髓损伤患者的心血管问题

低血压（见第三十三 B 章）

　基线血压低

　体位性低血压

心动过缓、心律失常和心脏骤停（见第三十三 A 章）

自主神经反射异常（见第 33C 章）

心血管耐力下降和运动能力改变（见第四十三章）

对冠状动脉和外周动脉疾病的影响（见第三十三 D 和三十三 E 章）

对风险因素的影响

静息性缺血，非典型表现

特殊的诊断和治疗注意事项

静脉血栓栓塞（见第八章）

脊髓损伤中药物对心血管的影响

推荐阅读

American Spinal Injury Association. International standards to document remaining autonomic function after spinal cord injury (ISAFSCI). 2012; Atlanta, GA.

Dhall SS, Hadley MN, Aarabi B, et al. Deep venous thrombosis and thromboembolism in patients with cervical spinal cord injuries. *Neurosurgery.* 2013;72(suppl 2):244-254.

Furlan JC, Fehlings MG. Cardiovascular complications after acute spinal cord injury: pathophysiology, diagnosis, and management. *Neurosurg Focus.* 2008;25(5):E13.

Sabharwal S. Cardiovascular dysfunction in spinal cord disorders. In: Lin V, ed. *Spinal Cord Medicine.* 2nd ed. New York, NY: Demos Publishing; 2010:241-255.

Teasell RW, Arnold MO, Krassioukov A, et al. Cardiovascular consequences of loss of supraspinal control of the sympathetic nervous system after spinal cord injury. *Arch Phys Med Rehabil.* 2000;81(4):506-516.

Teasell RW, Hsieh JT, Aubut JA, Eng JJ, Krassioukov A, Tu L. Venous thromboembolism after spinal cord injury. *Arch Phys Med Rehabil.* 2009;90(2):232-245.

第三十三A章　心动过缓

基本原则

病因和流行病学

心动过缓是急性期颈椎损伤的一个特殊问题，甚至可能危及生命。在完全性颈脊髓损伤患者中，它几乎普遍发生在初始急性期的某些时间点。通常，心动过缓的严重程度与损伤的程度和完整性直接相关。

心动过缓的频率和严重程度在颈椎脊髓损伤后3～5天内最高，但通常在损伤后的前2～6周后消失，并且很少持续超过2个月。

虽然窦性心动过缓是急性期最常见的心律问题，但其他心律异常也有报道，包括房室传导阻滞和心脏停搏。

病理生理学

脊髓损伤后的心动过缓是由于交感神经系统受到破坏引起的，导致自主神经系统失衡，交感神经活动减少，副交感神经活动相对占优势。

其他因素也可以影响四肢瘫患者的心动过缓和心血管不稳定的发生。在抽吸或支气管排痰期间发生的气管刺激可以增加非相对性的迷走神经刺激，诱发新近受伤患者的反射性心动过缓甚至心脏停搏。缺氧通过颈动脉体化学感受器的激活，刺激迷走神经反应，而通常起相反作用的交感神经反应在脊髓损伤中受损。

临床思路

评估

轻度心动过缓通常无症状。如心率低于每分钟 40 ~ 50 次，患者可能会感到疲劳或头晕。在更严重的情况下，可能会发生晕厥。在没有任何先兆症状的情况下，患者有时可能发生严重的心动过缓甚至心脏停搏。

治疗

预防性治疗包括确保充分氧合，及时治疗可导致缺氧的呼吸道感染等因素。如有必要，在气管抽吸前约 10 min 给予阿托品。

症状性心动过缓的药理学治疗包括静脉注射阿托品 0.4 ~ 0.6 mg。这通常是治疗症状性心动过缓的一线治疗方法。对受伤后的早期高风险人群来说，应该将其随时放在床边随时使用。

强心药物和氨茶碱也被报道有疗效。在紧急情况下也以 2 ~ 10 mg/（kg·min）的速度连续输注多巴胺，或以 0.01 ~ 0.1 mg/（kg·min）的速度连续输注肾上腺素。当其他药物失败时，氨茶碱已被有效地用于治疗难治性心动过缓，其初始负荷剂量为 200 ~ 300 mg，然后维持剂量为 100 mg，每天 3 次，持续 8 ~ 12 周。

严重反复发作的患者可能需要临时心脏起搏器。起搏器的适应证通常是严重的心动过缓，导致心脏停搏或严重的反复发作。已有关于永久起搏器植入的报道，但通常并不需要，因为它通常是一个有时间限制的问题。

难点与展望

关于脊髓损伤后心动过缓管理的循证文献相对较少。对于严重的脊髓损伤相关性心动过缓患者，尚不清楚永久起搏器植入的作用和适应证。

推荐阅读

Franga DL, Hawkins ML, Medeiros RS, Adewumi D. Recurrent asystole resulting from high cervical spinal cord injuries. *Am Surg*. 2006;72(6):525-529.

McMahon D, Tutt M, Cook AM. Pharmacological management of hemodynamic complications following spinal cord injury. *Orthopedics*. 2009;32(5):331.

Moerman JR, Christie B III, Sykes LN, Vogel RL, Nolan TL, Ashley DW. Early cardiac pacemaker placement for life-threatening bradycardia in traumatic spinal cord injury. *J Trauma*. 2011;70(6):1485-1488.

第三十三 B 章　体位性低血压

基本原则

体位性低血压（orthostatic hypotension，OH）被武断地定义为在采取直立姿势或在倾斜台上抬头倾斜的前 3 min 内收缩压降低至少 20 mmHg，或舒张压降低至少 10 mmHg。然而，当与潜在灌注受损的症状相关时，血压的小幅下降可能同样重要。有些人将体位性低血压简单地定义为直立姿势下血压的症状性下降。

脊髓损伤后的体位性低血压是常见的，并且有很好的文献记载。

病因

颈脊髓损伤的体位性低血压患病率和血压下降程度高于胸椎脊髓损伤。在某些情况下，低血浆容量、低钠血症和心血管失调可能是其他促成因素。

流行病学

据报道，体位性低血压在创伤后比非创伤性脊髓损伤更常见。据报道，其在急性脊髓损伤患者中的患病率高达 74%，尽管这取决于所研究的人群。症状不太可能发生在 T6 脊髓损伤以下和不完全损伤患者中。

病理生理学

　　脊髓损伤相关体位性低血压的主要潜在异常是缺乏交感神经介导的反射性血管收缩，特别是在供应内脏区域和骨骼肌血供的大血管床中。下肢静脉淤积的重力作用伴随其他血管床的代偿性改变的缺乏，导致血压下降。静脉汇集导致心脏充盈压力降低，舒张末期充盈量和每搏输出量减少。可能由于反射性迷走神经抑制而发生心动过速，但不足以弥补交感神经反应的减弱。

病程与自然转归

　　脊髓损伤后的体位性低血压经常随着时间的推移而改善，但不总是如此。其他血管床的代偿性改变可能有助于血压稳态。肾血流的减少可以激活传入的肾小球扩张，并导致肾素 - 血管紧张素 - 醛固酮系统的刺激。随着时间的推移，其他潜在的改善机制包括血管壁受体的超敏性，一些脊柱水平的姿势反射的恢复，以及骨骼肌张力的增加。即使有持续的证据表明直立时的体位血压下降，可是对体位性低血压症状的耐受性也经常随着时间的推移而发展。有研究表明，脑血流的自动调节，而不是全身血压，可能在适应体位性低血压中起主导作用。

诱发因素

　　体位性低血压可能受到几个因素的影响，其中许多因素是可逆的。这些因素包括体位的快速变化和长时间的卧床。早晨起床时的低血压可能会更严重。饱餐一顿后，由于餐后血液分流到内脏循环，可能会加剧血压下降。体力消耗、酒精摄入或炎热的环境可通过促进血管扩张而引起低血压。脓毒症和脱水会加重症状。有几种药物可以引起或加重体位性低血压。其中常见的是三环类抗抑郁药、抗高血压药、利尿剂和麻醉镇痛药。长时间卧床休息后重新恢复直立会加剧体位性低血压。受伤后数月或数年，体位性低血压的晚期发展或恶化可能是创伤后脊髓空洞症的表现（表 33B.1）。

临床思路

评估
病史

体位性低血压的许多关键表现是由脑灌注不足引起的。这些症状包括头晕、眩晕、意识丧失、注意力不集中，以及视力模糊、暗点、视野狭窄、灰暗和颜色缺陷等视觉障碍。苍白或听觉缺陷也可能出现。有时症状可能只是非特异性的，如全身无力、嗜睡或恶心。"衣架样"头痛可能是颈部和肩部连续活动的姿势肌肉灌注不足的表现。在受损部位以上可能会出现出汗过多。

由于坐着或站着出现症状，体位性低血压可能会妨碍功能评估和参与康复治疗。

表 33B.1　加剧脊髓损伤后症状性体位性低血压的可逆性因素
长时间卧床
快速的位置变化
油腻食物
体力活动
炎热的环境
脱水（腹泻或病毒性疾病）
脓毒症
药物：利尿剂、抗抑郁药、α 受体阻滞剂或麻醉剂

在记录病史时，应评估上述可能导致或恶化体位性低血压的促发因素的存在。

体格检查

当患者取仰卧位时并且在采取直立位置后至少 3 min 时应测量血压。

实验室检查

实验室检查可用于评估相关病症，如脓毒症或伴随电解质失衡的脱水，并排除可能出现类似症状的低血糖等病症。

如存在脊髓损伤后数月或数年的体位性低血压的迟发或恶化，应怀疑创伤后脊髓空洞症，并且可能需要进行适当的诊断成像，如脊柱 MRI。

自主神经测试可以在专门的中心进行，但其在脊髓损伤相关的神经源性体位性低血压中的作用尚未确定。例子包括测试深呼吸和 Valsalva 动作期间的心率变异性，以及把抬头倾斜试验台作为评估直立应力的工具。

诊断

症状的频率和严重程度、症状出现前直立的时间、对日常生活活动的影响以及血压测量可以提供体位性低血压的严重程度或对治疗反应的指示。有不完全或胸部损伤的患者更有可能迅速康复，尽管无论损伤的程度和完整性如何，大多数情况下症状都会改善。

治疗

对脊髓损伤中的体位性低血压单独治疗始终无效。可以通过综合治疗和个性化管理来增加疗效。治疗的目标是减轻症状引起的残疾，而不是达到最佳的目标血压数值。

非药物措施

虽然脊髓损伤的有效性证据对某些人有限，但可以采取一些实际的非药物措施来尽量减少降低血压的影响。

少食多餐可以减少餐后症状。限制饮食中的酒精摄入量可能会有帮助。患者在进餐前可能比在进餐后的 1 h 内具有更大的功能，并且可以相应地调整他们的活动。

如果当天晚些时候血压升高，那么运动项目或物理治疗等体力活动可能在下午比清晨更容易耐受。有时在脊髓损伤中发生的夜间利尿可能导致血容量不足。

抬高床头 5 ~ 10 英寸（反向 Trendelenberg 睡姿）可能会减少夜间利尿、清晨体位性低血压、血容量不足和仰卧位高血压，但患者可能无法忍受夜间抬头倾斜超过几度。应该避免位置的快速变化，在炎热的环境中也应该避免过度运动。

对患者所使用的药物进行审查是必不可少的，并且可能需要调整药物以减少低血压的副作用。如果在吃饭时服用血管活性药物，可能会致残。

尽管盐负荷的益处尚未在脊髓损伤患者中得到充分证实，但自由摄入盐和水可以改善血容量。通过降低腿部和腹部血管床的电容，可以使用腹部黏结剂和加压袜来增加静脉压力，减少静脉淤积。然而，戴上这些可能会给脊髓损伤患者带来实际问题，而且存在相互矛盾的有效性的证据。

反复调整体位和增加角度，如使用倾斜台，在急性阶段可能是有用的。空间倾斜或倾斜的轮椅有利于适应逐渐增加的就座角度，并且还允许对症状做出反应而倾斜。

目前，使用减重跑台训练来改善直立耐受性的证据不足。有一些证据支持功能性电刺激（functional electrical stimulation，FES）在脊髓损伤中治疗体位性低血压的作用。FES 诱导的腿部肌肉收缩可能会增加静脉回流，从而增加心输出量和每搏输出量，增加血压并减少低血压相关的症状。该反应似乎与剂量有关，与刺激部位无关。有必要进一步研究这方面的问题。生物反馈也已被用于脊髓损伤中体位性低血压的治疗。

药理学管理（表 33B.2）

尽管有效性各不相同，但是也已经使用了几种药物来治疗体位性低血压。对脊髓损伤相关的体位性低血压使用最多的药物包括氟氢可的松、麻黄碱和米多君（表 33B.2）。其中，只有米多君已获得美国食品和药物监督管理局（FDA）的批准，用于治疗神经源性体位性低血压。这在上市前的安慰剂对照试验中证明是有效的。

其他辅助剂已被用于治疗体位性低血压，但效果不一，在脊髓损伤相关体位性低血压中几乎没有使用它们的公开经验。这些辅助剂包括毒扁豆碱、重组人促红细胞生成素、血管加压素类似物去氨加压素（DDAVP）和生长抑素类似物奥曲肽。非甾体类抗炎药，如吲哚美辛或布洛芬，通过抑制前列腺素引起的血管收缩发挥作用。据报道，可乐定在一些体位性低血压患者中引起血压的有益增加是自相矛盾的。

患者和家庭教育

咨询避免加剧的因素和措施，使患者和护理人员能够采取措施是有帮助的。例如，应建议患者逐渐从仰卧位转为直立位，尤其是在早晨，并避免在炎热天气下进行运动。

实践精要

同时存在体位性低血压和仰卧位高血压的患者尤其难以管理，需要仔细地定量配给和试用药物。晚上使用短效抗高血压药，如硝酸甘油贴剂，可以帮助控制夜间高血压，而不会加剧白天的体位性低血压。抬高床头端也可以缓解仰卧位高血压。

表 33B.2　脊髓损伤中常用的体位性低血压药物

药物	治疗机制	剂量	副作用	注意事项
氟氢可的松	肾钠潴留	每日 0.1 ~ 0.4 mg	低钾血症、液体潴留水肿 体重增加 头痛	延迟起效，因此剂量增加不快于每两周一次。此剂量对糖皮质激素的影响不大
麻黄素	非选择性拟交感神经药，由于去甲肾上腺素的释放而具有直接和间接作用	25 ~ 50 mg，一天 3 次	震颤、心悸 焦虑 卧位高血压 尿潴留 潜在的药物滥用 快速抗药性	通常在血压升高之前或预期治疗或用力之前 15 ~ 30 min 按需给药
米多君	α_1 肾上腺素受体激动剂，直接收缩动脉和静脉	2.5 ~ 10 mg 2 ~ 3 次/天	仰卧位高血压（产品标签上的 FDA 黑匣子警告）、头皮感觉异常、瘙痒和尿潴留	午后给予最后一剂可以缓解夜间仰卧位高血压；FDA 批准用于神经源性体位性低血压

难点与展望

Droxidopa 是一种合成的肾上腺素氨基酸前体，目前正用于脊髓损伤相关的体位性低血压的研究。

鉴于缺乏始终如一的有效治疗，需要开发新的治疗方法。针对当前治疗的精心设计的对照研究非常有限。由于缺乏上市后的疗效研究，2010 年 FDA 撤销了对神经源性体位性低血压治疗的咪多君的批准，但延期的批准取决于制造商的额外研究。

还需要进一步的研究来评估脊髓损伤相关体位性低血压的长期后果。

推荐阅读

Freeman R. Neurogenic orthostatic hypotension. *NEJM*. 2008;358:615-624.

Gonzalez F, Chang JY, Banovac K, et al. Autoregulation of cerebral blood flow in patients with orthostatic hypotension after spinal cord injury. *Paraplegia*. 1991;29(1):1-7.

Groomes TE, Huang CT. Orthostatic hypotension after spinal cord injury: treatment with fludrocortisone and ergotamine. *Arch Phys Med Rehabil*. 1991;72(1):56-58.

Kaufmann H. L-dihydroxyphenylserine (Droxidopa): a new therapy for neurogenic orthostatic hypotension: the U.S. experience. *Clin Auton Res*. 2008;18(suppl 1):19-24.

Low PA, Singer W. Management of neurogenic orthostatic hypotension: an update. *Lancet Neurol*. 2008;7:451.

Mitka M. Trials to address efficacy of midodrine 18 years after it gains FDA approval. *JAMA*. 2012;307(11):1124-1127.

Nobunaga AI. Orthostatic hypotension in spinal cord injury. *Top Spinal Cord Inj Rehabil*. 1997;4(1):73-80.

Sabharwal S. *Orthostatic hypotension in SCI*. PM&R Knowledge NOW/American Academy of Physical Medicine and Rehabilitation. http://now.aapmr.org/cns/complications/Pages/Orthostatic-Hypotension-in SCI.aspx. October 15, 2012. Modified June 8, 2013.

Teasell RW, Arnold MO, Krassioukov A, et al. Cardiovascular consequences of loss of supraspinal control of the sympathetic nervous system after spinal cord injury. *Arch Phys Med Rehabil*. 2000;81(4):506-516.

第三十三 C 章　自主神经反射异常

基本原则

自主神经反射异常（autonomic dysreflexia，AD）是 T6 或以上损伤水平的脊髓损伤患者所特有的病症。它的特征是突然、大规模、不受抑制的反射性交感神经放电，通常是由有害刺激引起的，导致血压显著升高，并具有潜在的危险。AD 也称为自主神经反射亢进，可能会危及生命。

病因

膀胱问题是最常见的诱因，占 75% 以上，其次是肠胀气或嵌塞，但任何损伤平面以下的伤害性刺激都会诱发 AD（表 33C.1）。

在不同的研究中，报告的脊髓损伤患者中 AD 的发生率有所不同，这可能反映了被研究人群的差异。

流行病学

胸部水平 T6 或以上的脊髓损伤，即在主要的内脏传出之上，易发生 AD，但也有报道称低至 T8 的损伤也出现 AD。

AD 更容易发生在完全脊髓损伤患者中，但也可以在不完全脊髓损伤患者中看到。

病理生理学

AD 是由损伤平面以下的有害刺激引起的。这些刺激在脊髓丘脑束和后柱中上传，进而通过刺激脊髓中间外侧灰质中的神经元来触发交感神经兴奋。在损伤水平以上的抑制性冲动被阻断，从而使未受抑制的交感神经传出（T6 至 L2），其中儿茶酚胺释放过量，包括去甲肾上腺素、多巴胺 -β- 羟化酶和多巴胺。

表 33C.1　自主神经反射异常的原因
泌尿系（＞75%）
膀胱膨胀
导管堵塞
膀胱或肾结石
导尿
泌尿道的仪器
逼尿肌 - 括约肌协同失调
碎石
尿路感染
胃肠道
肠胀气
肠梗阻
胃肠道仪器
阑尾炎
胆结石
胃溃疡
痔疮
皮肤
向内生长的脚趾甲
紧身衣、鞋子、裤带或其他器具
接触坚硬或锋利的物体

水疱
烧伤
昆虫叮咬
压疮
肌肉和骨骼
骨折或其他肌肉骨骼创伤
异位骨化
生殖
性交或刺激
射精
电刺激或振动射精
阴囊压缩
附睾炎
经期
分娩
其他
故意诱导 AD 以提高运动成绩
功能性电刺激
静脉血栓栓塞
兴奋剂、过量咖啡因、过量酒精和滥用药物
外科手术

　　损伤平面以下的周围肾上腺素受体的去神经支配超敏化也可能是其病理生理表现之一。

病程与自然转归

　　AD 是在脊髓休克期反射恢复后才发生的，尽管在损伤后的最初几天内就有报道，但是在脊髓损伤后的第一个月内发生 AD 还是不常见的。

临床思路

评估

病史和体格检查

AD 的体征和症状总结在表 33C.2 中。

AD 最被人关注的特征是血压显著升高，这可能危及生命。

在 AD 发作期间，收缩压和舒张压读数均可超过 200 mmHg 或更高。然而，即使血压为 140/90 mmHg，也可能提示四肢瘫的患者存在 AD，他们的基线血压通常较低。血压高于基线 20～40 mmHg（青少年和儿童为 15 mmHg）可能是 AD 的征兆。重要的是使用合适尺寸的袖带来测量儿童的血压（袖带宽度约为臂围的40%）。袖口过大往往会低估血压，袖口过小往往会高估血压。

表 33C.2　自主神经反射异常的症状和体征
血压突然显著升高
剧烈头痛
损伤平面以上皮肤潮红，或可能在损伤平面以下
视力模糊，患者的视野中出现斑点
鼻塞
损伤平面以上大量出汗，或可能在损伤平面以下
损伤平面以上毛发直立或鸡皮疙瘩，或可能在损伤平面以下
心动过缓（可能只是相对减慢但仍在正常范围内）
心律失常
忧虑或焦虑的感觉
尽管血压明显升高，但症状很轻微或没有症状

除了血压升高外，交感神经输出增加还可能导致苍白和毛发直立等症状。

损伤平面以上的代偿性副交感神经反应导致血管舒张，可能导致剧烈头痛、鼻塞、损伤平面以上的皮肤发红和瞳孔收缩，有时伴有心动过缓。头痛是最常见的症状，通常发生在前额或枕骨区域。应始终考虑存在 AD，并对该人群中主诉头痛的人监测血压。幼儿可能无法轻易表达头痛症状。

AD 的严重程度差异很大，但如果 AD 未经治疗，同时血压迅速升高，可能会出现严重且潜在的可能危及生命的并发症。这些并发症包括心律失常、癫痫发作或颅内出血，还可能发生视网膜出血和视网膜脱离。

诊断性检查

AD 主要是一种临床诊断。通常不需要实验室或影像学研究，但可能需要寻找潜在的诱发因素，如尿路感染，这取决于临床评估。同样，如果怀疑肢体骨折或腹腔内病变是 AD 的原因，需酌情进行影像学检查。

处理

脊髓医学联盟已发布了急性 AD 治疗的临床实践指南。治疗指南的摘要如下 [1]：

- 检查患者的血压。
- 如果血压升高且患者仰卧，请立即让患者坐起来。理由是直立姿势可以通过下肢的静脉汇集来降低血压。
- 松开所有衣物或收缩装置。这使血液进一步淤积到损伤水平以下，并消除了潜在的有害感官刺激的触发因素。

---

[1] 摘自《脊髓医学联盟急性 AD 治疗临床实践指南》2001。

- 经常监测血压和脉搏。
- 从泌尿系统开始，快速查找诱因。
- 如果没有留置尿管，则给患者导尿。
- 在插入导尿管之前，将 2% 利多卡因凝胶（如果容易获得）注入尿道并等待几分钟。
- 如果患者有留置尿管，请检查尿管全长是否有弯曲、折叠、收缩或阻塞，并检查留置尿管的正确位置。如果发现问题，请立即纠正。
- 如果尿管似乎被堵塞，请用少量液体（如体温下的生理盐水）轻轻冲洗膀胱。

避免手动挤压或轻拍膀胱。

- 如果尿管不通畅并且血压仍然升高，取出并更换尿管。
- 在更换尿管之前，将 2% 利多卡因凝胶（如果容易获得）注入尿道并等待几分钟。
- 如果尿管无法更换，可以考虑尝试使用折轴尿管，或咨询泌尿科医生。
- 监测患者在尿液引出期间的血压。
- 如果 AD 的急性症状持续存在，包括持续升高的血压，则怀疑粪便嵌塞。
- 如果收缩压在 150 mmHg 或以上，请在检查粪便嵌塞前考虑进行药物治疗以降低收缩压而不引起低血压。
- 在研究 AD 病因的同时（表 33C.3）使用起效快和持续时间短的降压药。通常使用的药物包括：
  - 2% 硝酸甘油软膏，涂抹 1 英寸于胸部或背部。这样做的好处是，在血压急剧下降或过度下降的情况下很容易去除。也可以使用其他形式的硝酸盐（如在医院使用用于急性治疗的硝普钠滴注）。任何形式的硝酸盐，包括硝酸甘油软膏，在过去 24 ~ 48 h 内可能已服用磷酸二酯酶 5 型抑制剂（phosphodiesterase type 5 inhibitors，PDE5I），如西地那非的患者禁用。

表 33C.3　治疗急性 AD 的常用药物
2% 硝酸甘油软膏，涂抹 1 英寸于胸部或背部
硝苯地平，10 mg，嚼服和吞服 [a]
卡托普利 25 mg，舌下含服
[a] 老年人和冠心病患者应慎用（见正文）

- 硝苯地平 10 mg，即释型，指导患者咬碎胶囊并吞下。由于吸收延迟或不稳定，不推荐舌下给药（或整片吞服）。如果需要，可在 10 ~ 15 min 后重复。虽然对与硝苯地平相关的心血管问题（心脏血液分流和反射性心动过速）的担忧已经阻碍了它在普通人群中的使用，但在脊髓损伤的 AD 治疗中尚未见报道，而且仍然相当普遍地用于此治疗中。老年人或冠心病患者应谨慎使用。
- 卡拉托利 25 mg，舌下给药，也有较好的疗效。
- 监测患者是否有症状性低血压。
- 如果怀疑粪便嵌塞，请使用以下步骤检查直肠是否有粪便：戴手套，将 2% 利多卡因凝胶等局部麻醉剂直接注入直肠。等待约 5 min，直到该区域的感觉减退。然后，将一根润滑过的手指插入直肠，检查是否存在粪便。如果存在，请尽可能轻轻取出。如果 AD 恶化，请停止人工排便。再注射额外的局部麻醉剂，约 20 min 后重新检查直肠是否存在粪便。
- 如果尚未确定 AD 的诱因，请检查其他不太常见的原因。
- 在 AD 发作结束后，至少监测患者的症状和血压 2 h，以确保不再复发。

- 如果对上述治疗反应不佳，和（或）尚未确定反射异常的原因，则强烈考虑让患者到医院进行监测，以维持血压的药理学控制，并调查反射异常的其他原因。
- 将该事件记录在患者的医疗记录中。该记录应包括出现的症状和体征及其病程、治疗方案、血压和脉搏的记录以及对治疗的反应。可根据达到的结果标准的水平评估治疗的有效性：
  - 已确定 AD 发作的原因。
  - 患者的血压已恢复到正常范围（对于坐位四肢瘫患者，收缩压通常为 90 ～ 110 mmHg）。
  - 脉搏已恢复到正常范围。
  - 患者感到舒适，没有 AD、颅内压增高或心力衰竭的迹象或症状。
- 一旦脊髓损伤患者病情稳定，请与患者本人、患者家庭成员、其他重要的人和护理人员一起回顾病因，并在必要时提供教育。脊髓损伤患者及其护理人员应能够识别和治疗 AD，并在未及时解决的情况下寻求紧急治疗。建议脊髓损伤患者在出院时给出 AD 治疗的书面描述，以便在紧急情况下参考。

对于频繁复发 AD 的患者，有时需要进行药物治疗，不能采取其他措施来减少诱发因素。

- 哌唑嗪是一种选择性的 α_1 肾上腺素受体阻滞剂，通过血管舒张作用降低血压，起始剂量 0.5 ～ 1.0 mg，每天 2 次，在上述情况下是一个合适的选择。

预防和教育

脊髓损伤患者及其护理人员应接受良好的教育，以识别和治疗 AD，并在未及时解决的情况下寻求紧急治疗。他们应该了解共同的潜在诱发因素和预防措施的重要性。

　　鉴于在脊髓损伤患者中有独特的发生率，非脊髓损伤专业人员通常很难识别，因此，需要采取措施提高包括初级保健医生、急诊科和紧急医疗服务人员在内的医疗服务提供者的认识水平。这进一步强调了对脊髓损伤患者及其家人进行教育和授权的重要性，这样他们就可以在这样的情况下帮助指导自己的治疗。有 AD 风险的人应携带一张医疗急救卡。该卡应提供 AD 的简要描述，包括对其的识别和管理。

　　杜绝使用兴奋剂的教育和规定，即有意诱导 AD 以增强体育赛事中的身体表现，对于阻止使用这种不安全的做法非常重要。国际奥林匹克委员会（International Olympic Committee）明确禁止使用这种做法。

分娩过程中的 AD

　　在脊髓损伤女性患者的分娩过程中识别和预防 AD 是至关重要的。在这种情况下，AD 的发作通常与子宫收缩同时发生。建议将硬膜外麻醉作为一种此环境下预防和控制 AD 的措施。

实践精要

在 T6 以上损伤的脊髓损伤患者中应始终考虑 AD，并在出现任何头痛症状时评估血压。

难点与展望

　　随着更多的研究出现，以确定 AD 发展所涉及的确切机制，可能会开发其他治疗方法来预防和管理 AD。

　　目前用于 AD 的药物大多是基于经验的基础上使用的，还需要更多的研究来确定哪些治疗是最有效的。

推荐阅读

Consortium for Spinal Cord Medicine. *Acute Management of Autonomic Dysreflexia: Individuals with Spinal Cord Injury Presenting to Health Care Facilities*. 2nd ed. Washington, DC: Paralyzed Veterans of America; 2001.

Helkowski WM, Ditunno JF Jr, Boninger M. Autonomic dysreflexia: incidence in persons with neurologically complete and incomplete tetraplegia. *J Spinal Cord Med*. Fall 2003;26(3):244-247.

Krassioukov A, Warburton DE, Teasell R, Eng JJ; Spinal Cord Injury Rehabilitation Evidence Research Team. A systematic review of the management of autonomic dysreflexia after spinal cord injury. *Arch Phys Med Rehabil*. 2009;90(4):682-695.

第三十三 D 章 缺血性心脏病

基本原则

心脏病现在是造成脊髓损伤患者死亡率和发病率的主要原因。并且随着该群体的老龄化，缺血性心脏病（ischemic heart disease, IHD）相关问题在这些患者的护理中变得越来越重要。IHD 的几个方面可能会受到脊髓损伤的影响。

病因

在脊髓损伤中 IHD 的特定危险因素可能会增加（表 33D.1），包括低水平的高密度脂蛋白（high density lipoproteins, HDL），缺乏运动，身体脂肪比例增加，以及更高的糖耐量异常的发生。

关于新出现的 IHD 危险因素在脊髓损伤中的重要性，潜在的炎症和（或）促血栓形成因子或血小板功能障碍的作用，以及自主神经功能障碍的影响，仍有待确定。

流行病学

心血管疾病是慢性脊髓损伤中死亡的几个主要原因之一。

有研究表明，与普通人群相比，脊髓损伤后 IHD 的患病率增加。然而，存在相互矛盾的文献和证据证明这是不确定的。研究对象数量少，对混杂变量的控制不足以及患者人群和研究结果的差异可能是导致不同研究之间结果差异的原因。

病理生理学和危险因素

吸烟

吸烟与 IHD 之间的联系已经得到充分证实。

表 33D.1　脊髓损伤后可能增加的心血管危险因素
减少体力活动
低 HDL 胆固醇
葡萄糖耐量受损，胰岛素抵抗
身体脂肪比例增加
心理社会因素（抑郁和社会孤立）
新发危险因素对脊髓损伤的预期效果

高血压

血压水平与心血管疾病之间存在持续一致的联系，并且有充分的证据表明治疗高血压可降低心脏病的发病率和死亡率。在脊髓损伤患者中，典型的基线血压是较低的而不是较高的。然而，当脊髓损伤是由主动脉疾病或主动脉修复并发症引起时，高血压是常见的。T6 以上脊髓损伤患者的自主神经反射异常通过其表现、背景、病程和发作性质在临床上可与原发性高血压区分开来。自主神经反射异常与慢性心脏病之间的关联（如果有的话）尚未建立。

胆固醇

升高的低密度胆固醇（LDL-C）水平是 IHD 一个已经被证实的危险因素。HDL 胆固醇是一种强有力的保护因子，高 HDL 水平与 IHD 的风险呈负相关。有证据表明，与普通人群相比，慢性脊髓损伤患者的 HDL 水平较低。据报道，有 24% ~ 40% 的脊髓损伤患者 HDL 胆固醇低于 35 mg/dl，而普通人群只有 10%。脊髓损伤患者的 LDL 胆固醇水平与普通人群相似。

久坐不动的生活方式

有强有力的证据表明，久坐不动的生活方式是 IHD 的一个独立危险因素。人们已经提出了几种可能的机制来解释体育活动的有益效果。这些包括通过增加 HDL 胆固醇和降低 LDL 胆固醇和甘油三酯，对血小板黏附性和血液黏度的良好影响，增加胰岛素的敏感性，更有效的心脏耗氧量和调节以及降低血压来产生抗动脉粥样硬化作用。脊髓损伤患者由于行动不便，缺乏运动机会，运动选择有限以及与压力相关的肌肉骨骼损伤，常常导致久坐不动的生活方式。此外，由于参与运动肌肉的丧失以及自主神经功能的改变，对运动的生理反应也发生了改变。

肥胖

肥胖会对心脏功能产生不利影响，增加 IHD 的危险因素，并且是心血管疾病的独立危险因素。一旦急性损伤阶段结束，脊髓损伤患者的能量消耗通常低于正常人群（见第三十九 A 章）。慢性四肢瘫患者的发病率通常低于截瘫患者。因此，体重过度增加并不罕见。

糖尿病

对于糖尿病患者，出现 IHD 的风险特别高。这种风险很大程度上是由血脂异常引起的，但胰岛素水平和血糖等因素似乎也有独立的作用。已证实胰岛素水平与心血管疾病风险之间存在正相关关系。构成代谢综合征的危险因素包括腹型肥胖、动脉粥样硬化性血脂异常、血压升高、胰岛素抵抗以及血栓形成前期和炎症前期状态。据报道，慢性脊髓损伤患者的糖耐量受损、胰岛素抵抗和高胰岛素血症的患病率增加。然而，数据是不可靠的。患病率高度依赖于所研究人群的人口统计学特征。

非典型和新出现的危险因素

除了所描述的经典可识别的危险因素之外，研究还确定了 IHD 的各种其他可能的风险因素，尽管目前对于这些因素的重要性或干预策略还没有结论性的指南。其中一些因素包括氧化剂、血小板激活剂、升高的血浆同型半胱氨酸、脂蛋白和炎性标记物，如 C 反应蛋白和其他血栓形成前和炎症前标志物。虽然大多数研究报道是针对普通人群，但也有一些报道涉及脊髓损伤人群。一些报道表明脊髓损伤中的血小板异常包括聚集异常、前列环素对抑制的抗性以及前列环素受体抗体的存在。目前尚不清楚这些发现的意义。其他研究表明，脊髓损伤人群的 C 反应蛋白水平升高。

上述 IHD 危险因素的重点预防目标见表 33D.2。

表 33D.2　缺血性心脏病（IHD）的重点预防目标
戒烟
脂质管理达标
血压控制
体重管理
体育活动
糖尿病管理达标
已知 IHD 的二级预防的其他组成部分
抗血小板药物（阿司匹林）和抗凝血剂
肾素 - 血管紧张素 - 醛固酮系统阻滞剂
β 受体阻滞剂

临床思路

评估

病史和体格检查

有一些特殊的问题影响脊髓损伤后 IHD 的诊断（表 33 .3）。T5

以上脊髓损伤患者可能不会感觉到心绞痛和胸痛，因为通过交感神经传入的心脏疼痛信号在 T1 和 T5 之间进入脊髓。

患者可能表现为非典型的发作性呼吸困难、恶心、不明原因的自主神经反射异常、晕厥或痉挛状态的改变。另外，脊髓损伤中常见的胃食管反流可能被误认为是心绞痛。

在辨别充血性心力衰竭、肺不张或体外坠积性水肿引起的肺破裂时，对身体体征的解释也可能存在混淆，这两种情况在脊髓损伤中都很常见。

诊断

传统的运动负荷测试通常不能进行，可以在截瘫患者中进行手臂肌力测试。但是，手臂锻炼时通常会产生比腿部锻炼更低的心率，并且可能会漏诊心脏病。

药物压力测试通常是最实用的选择，包括给予药物如双嘧达莫（潘生丁）、肾上腺素或多巴酚丁胺以诱导心脏应激，并结合一种形式的心脏成像（铊 201 扫描或二维超声心动图）。

表 33D.3　脊髓损伤后 IHD 诊断的个别问题
非典型的表现，无胸痛
缺血性心脏病（IHD）诊断不足
延误治疗，二级预防不足
令人困惑的体征
坠积性水肿与心力衰竭
肺不张与左心室衰竭
脊髓损伤中非特异性 ST 段和 T 波变化
心脏压力测试
无法进行传统的跑步机测试
手臂与腿部运动的敏感性不佳
难以解释运动诱发低血压的意义
药理学压力测试的指示

管理

脊髓损伤中 IHD 的管理原则与一般人群基本相同，与已知心血管疾病患者的二级预防原则也基本相同。

干预措施的范围，包括生活方式的改变、药物治疗、血管成形术和心脏血运重建应该适用于脊髓损伤患者。

减少心脏危险因素

表 33D.2 列出了 IHD 的关键预防目标。由于脊髓损伤的运动受限，降低其他心脏危险因素甚至更为重要。包括：

- 戒烟（咨询、行为技巧、尼古丁贴片或口香糖）。
- 监测和控制高血压。脊髓损伤可能会影响降压药物的选择。例如，经常在身体健全的成年人中用作一线药物的噻嗪类利尿剂，对于使用间歇导尿进行膀胱管理的脊髓损伤患者来说并不是最佳选择。
- 根据需要控制体重和糖尿病，根据需要进行脂质管理。
- 进行脊髓损伤的身体活动和锻炼。脊髓损伤患者的运动能力受到两个主要因素的制约：下肢大肌肉瘫痪和运动后交感神经反应迟钝。日常生活活动通常不会导致心血管疾病。即使是适度的运动也可以带来健康益处，尽管运动强度可能不足以产生明确的心血管益处。根据损伤程度的不同，运动选项可能包括曲柄肌力测试、手动骑行、耐力运动、游泳、重复抗阻训练和电诱导运动。

医疗管理

由于血压较低，脊髓损伤患者可能无法忍受传统的抗心绞痛药物的剂量，因此可能需要引入较低剂量的药物并仔细监测血压。

除非有禁忌证，否则常规推荐阿司匹林和β受体阻滞剂用于患有动脉粥样硬化性心血管疾病和心肌梗死的患者。

由于使用西地那非和其他磷酸二酯酶 -5（phosphodiesterase-5，PDE-5）抑制剂治疗脊髓损伤相关的勃起功能障碍，如果考虑同时使用硝酸盐治疗心绞痛，那么为了避免潜在的危及生命的低血压，应特别询问患者这些药物的使用情况。

血管紧张素转换酶（angiotensin-converting enzyme，ACE）抑制剂已被证明可降低心肌梗死后发生冠状动脉事件的风险。如果是由于脊髓损伤相关的泌尿系统问题导致肾功能不全，应谨慎使用这些药物，并仔细监测电解质、血尿素氮和肌酐。此外，由于肾素 - 血管紧张素系统在维持四肢瘫患者血压方面具有潜在的重要作用，ACE 抑制剂可能会导致这些患者出现严重的低血压，因此在开始使用这些药物时要谨慎并且降低初始剂量。

心脏康复

心脏康复计划遵循与健全人群相同的原则，脊髓损伤患者可以轻松融入心脏康复组。可能需要采用适应性来解决移动性限制。例如，渐进式轮椅推进可以取代传统的渐进式步行计划，尽管其可能受到肩部、肘部和手腕的肌肉骨骼并发症的限制。

截瘫患者在水平面上对轮椅推进的能量需求已被证明等同于身体健全的行走所需要的能量要求。患者可能需要在日常生活活动中接受使用节能技术方面的再培训。

难点与展望

需要更多的研究来确定老龄化和脊髓损伤在心血管疾病的发展、表现和管理中的相互作用。确定症状、危险因素和结果的研究将有助于规划适当的干预措施。

推荐阅读

Bauman WA, Spungen AM. Coronary heart disease in individuals with spinal cord injury: assessment of risk factors. *Spinal Cord.* 2008;46(7):466-476.

Carlson KF, Wilt TJ, Taylor BC, et al. Effect of exercise on disorders of carbohydrate and lipid metabolism in adults with traumatic spinal cord injury: systematic review of the evidence. *J Spinal Cord Med.* 2009;32(4):361-378.

Sabharwal S. Cardiovascular dysfunction in spinal cord disorders. In: Lin V, ed. *Spinal Cord Medicine.* 2nd ed. New York, NY: Demos Publishing; 2010:241-255.

第三十三E章 周围血管疾病

基本原则

随着年龄的增长，周围血管疾病的并发症越来越多，特别是在糖尿病患者和吸烟者中。脊髓损伤的存在会影响周围血管疾病的表现和治疗。

病因

在这些患者中，可能增加动脉疾病易感性的因素包括动脉粥样硬化的因素，如脂质异常、吸烟和葡萄糖耐受不良。

流行病学

在脊髓损伤人群中这种病症的患病率尚未确定。一些报道指出，脊髓损伤患者由于血管疾病导致肢体截肢的发生率相对较高，还有报道称脊髓损伤导致腿部动脉循环减少。

临床思路

评估

病史和体格检查

由于缺乏间歇性跛行的主要症状，脊髓损伤患者可能会延迟诊断外周动脉疾病（peripheral arterial disease，PAD）。

较晚期肢体缺血的症状，如静息痛或麻木，也可能不存在。患者可能首先出现坏疽性改变或其他晚期疾病的迹象。

在脊髓损伤中，周围血管疾病可能以非愈合性皮肤溃疡为表现。

作为脊髓损伤患者定期评估的一部分，应常规进行外周脉搏检查和足部检查，以发现缺血性皮肤变化。

然而，即使没有明显的外周血管疾病的证据，脊髓损伤患者也可能出现足部皮肤变色和足部温度降低。脊髓损伤患者发生的腿部坠积性水肿可能使足部脉搏的触诊变得困难。

诊断

由于这些患者的病史和动脉疾病的物理评估的局限性，可以使用血管检测用于诊断和评估疾病的严重程度以及监测疾病的进展或倒退。具体的动脉试验包括连续波多普勒、节段压力、经皮血氧饱和度测定和影像学研究。

通过连续波多普勒或双面扫描检测血液运动。在正常动脉中，脉动波形通常是三相的。在轻度狭窄的情况下，信号会减弱。随着严重程度的恶化，信号会变为单相。

可以通过顺序地对肢体或手指周围的气动袖带进行充气和放气来测量节段压力，并且使用连续波多普勒来确定在袖带放气期间动脉血流恢复时的收缩压。最常见的节段压力是踝肱指数（ankle brachial index，ABI）。ABI 大于 1.0 被认为是正常的，1.0 ~ 0.8 表示轻度疾病，0.8 ~ 0.5 表示中度疾病，小于 0.5 表示严重疾病。ABI 被证明可能是筛查脊髓损伤患者 PAD 的一种有用工具。当血管壁因钙化而不可压缩时，不能使用这种测量方法，这在糖尿病患者中很常见。

经皮血氧测定法是使用氧敏电极来评估皮肤血流量的方法。这一测量也有助于确定在给定的截肢部位进行皮肤灌注治疗的充分性。高于 40 mmHg 通常是足够的，而低于 20 mmHg 则不是。

像二维实时超声、CT 和 MRI 等成像方式正越来越多地取代侵入性血管造影术。

治疗

最大限度地减少吸烟、糖尿病和高脂血症等危险因素是管理的一个关键组成部分。

由于缺血性心脏病是患有周围血管疾病患者的一种常见的合并症，是这些患者死亡的常见原因，因此本文提出了缺血性心脏病的一级和二级预防措施。

由于在脊髓损伤患者中缺乏跛行症状，因此用于缓解跛行的肢体血运重建可能不是问题。由于脊髓损伤中的动脉小并且出现萎缩，因此出现闭塞性疾病后的动脉重建可能是困难的。

考虑对晚期疾病患者进行截肢应该是团队的决策。除了外科医生之外，还应该包括患者和脊髓损伤医生。截肢对平衡和转移的影响、新的压力区域的重量再分配以及不敏感残端的皮肤破裂，这些都是应该纳入考虑的一些因素。截肢后，患者应由康复团队进行评估。除了残肢和皮肤护理方面的教育之外，他们还经常需要新的轮椅和再培训以进行转移和轮椅活动。

推荐阅读

Grew M, Kirshblum SC, Wood K, Millis SR, Ma R. The ankle brachial index in chronic spinal cord injury: a pilot study. *J Spinal Cord Med*. 2000;23(4):284-288.

Lee BY. Management of peripheral vascular disease in the spinal cord injured patient. In: *Comprehensive Management of the Spinal Cord Injured Patient*. Philadelphia: WB Saunders; 1991:1-11.

第三十三 F 章　体温调节障碍

基本原则

病因和流行病学

脊髓损伤患者控制体温的能力受损。体温调节受损程度与神经功能缺损有关。脊髓损伤平面越高，越是完全性损伤，体温调节越不正常。

完全性四肢瘫患者特别容易发生高热（定义为由于体温调节受损导致的直肠温度高于 101 °F / 38.4 ℃）和体温过低（定义为直肠温度低于 95 °F / 35 ℃）。通常是变温的。即，由于不能将体温控制在很窄的范围内，他们的温度可能根据周围温度而有很大的变化。

病理生理学

下丘脑通常汇集了传入的外部和内部体温信息，并整合体温调节反应，使体温维持在一个狭窄的范围内。下丘脑发出的去甲肾上腺素能和胆碱能传出纤维控制血管的舒缩反应、运动或出汗功能以及颤抖和毛发直立。随着核心体温的降低，交感神经去甲肾上腺素能传出纤维引起颤抖、毛发直立和血管收缩以产生热量。当核心温度升高时，发生血管舒张和出汗，导致体温下降。

在脊髓损伤后，由于传入通路的中断，包括携带温度感觉的脊髓丘脑束，传入下丘脑中的体温调节中心的输入减少。来自下丘脑的传出反应也由于交感神经连接的丧失而受损，导致血管舒缩控制受损，损伤平面以下的出汗受损，以及颤抖消失。损伤平面越高，体表受损面积越大，体温调节功能障碍就越大。

极度低温或高温会损害身体的某些功能。

临床思路

评估

完全性四肢瘫患者的正常体温可能比神经功能正常的人低 1 ~ 2 °F。因此，即使是低热，也可能表明这些患者受到严重的感染。另一方面，体温过高可能是由于高温环境或毯子过厚造成的。

尽管体温调节能力受损可能是体温升高的原因，但必须考虑导致体温持续或显著升高的感染原因。

中暑的症状可能包括头痛、头晕、神志不清和意识丧失。

管理

急性损伤后，院前和急诊室的管理需要特别注意体温，因为这些人可能存在体温过低。在寒冷环境中发生急性脊髓损伤时，可能需要在现场采取防止体温过低的措施，如使用聚脂薄膜或太空毯。

脊髓损伤患者，尤其是四肢瘫患者，应该保持警惕，避免极端温度。如果温度超过 90 °F，他们应该尽可能留在有空调的环境中，通过饮水保持水分，穿着轻便的衣物，限制户外活动的时间和强度，并尽量留在有阴凉和凉爽的地方。应避免在炎热潮湿的天气中进行剧烈运动。已经表明各种降温策略对于防止轮椅使用者的运动相关高温是有效的，包括使用冷却设备、冷却喷雾和冷却背心。

四肢瘫患者在冷热变化期间特别容易受到伤害。如果出现问题，他们应该有应急计划和联系方式。

难点与展望

需要进一步的研究来评估不同程度脊髓损伤轮椅运动员的体温调节反应，并评估现有和新出现的降温策略对防止运动引起的体温过高的有效性。

推荐阅读

Karlsson AK, Krassioukov A, Alexander MS, Donovan W, Biering-Sørensen F. International spinal cord injury skin and thermoregulation function basic data set. *Spinal Cord*. 2012; 50(7):512-516.

Khan S, Plummer M, Martinez-Arizala A, Banovac K. Hypothermia in patients with chronic spinal cord injury. *J Spinal Cord Med*. 2007;30(1):27-30.

Price MJ. Thermoregulation during exercise in individuals with spinal cord injuries. *Sports Med*. 2006;36(10):863-879.

第三十四章 泌尿生殖系统并发症：概述

基本原则

泌尿生殖系统并发症和排尿功能障碍是脊髓损伤的显著不良反应。过去几十年来，对脊髓损伤患者排尿功能异常的认识和治疗大大降低了相关并发症和肾衰竭的死亡率，但泌尿生殖系统问题仍然是死亡率的主要来源。尿路感染是导致脊髓损伤患者住院的主要原因。

持续监测和管理泌尿生殖系统功能是科学护理的重要组成部分。对神经源性膀胱管理的目标是：减少下尿路并发症，保护上尿路，避免尿失禁，并与人的生活方式兼容。

临床思路

脊髓损伤后的神经源性膀胱功能障碍在第三十四A章中有详细介绍，脊髓损伤中的排尿功能障碍并发症包括：

- 泌尿系感染：见三十四B章。
- 肾和膀胱结石：见第三十四C章。
- 肾积水：肾积水可由多个原因引起。膀胱壁顺应性差、逼尿肌-括约肌协同障碍（detrusor-sphincter dyssynergia，DSD）

或膀胱出口梗阻可增加膀胱内压并导致功能性尿路梗阻。尿动力学试验中膀胱内压大于 40 cmH_2O 与脊髓损伤或脑膜脊髓膨出患者上尿路改变的患病率显著增加有关（第三十四 A 章）。膀胱输尿管反流（vesicoureteral reflux，VUR）也可能增加远端输尿管内的静水压，从而阻塞尿流并导致肾积水。也有人认为，某些细菌能抑制输尿管蠕动，引起输尿管扩张。结石或狭窄造成的机械性梗阻也可导致肾积水。为预防和管理肾积水，需要持续监测，以确定和解决潜在原因。

■ 膀胱输尿管反流：复发性肾盂肾炎伴瘢痕和引起反流相关的肾积水可导致肾功能恶化。膀胱输尿管反流可由膀胱高压所致，出现输尿管下段黏膜改变，输尿管口异常持续开放，导致膀胱壁增厚和复发性尿路感染。膀胱输尿管反流也可由先天性输尿管口异常引起。治疗包括降低膀胱内压力和预防尿路感染的措施。在一些难治性病例中，可能需要留置导尿管，以达到持续引流尿液来降低膀胱压力。

■ 自主神经反射异常：泌尿生殖系统因素是导致超过 75% 的 AD 病例的原因。见第三十三 C 章。

■ 导管和膀胱管理相关并发症：例如，第三十三 A 章，长期使用留置导管可增加膀胱癌的风险。

推荐阅读

Cameron AP, Rodriguez GM, Schomer KG. Systematic review of urological followup after spinal cord injury. *J Urol.* 2012;187(2):391-397.

Consortium for Spinal Cord Medicine. *Bladder Management for Adults with Spinal Cord Injury. Clinical Practice Guidelines for Health Care Professionals.* Washington, DC: Paralyzed Veterans of America; 2006.

第三十四 A 章　神经源性膀胱

基本原则

泌尿生殖道的解剖学和生理学

尿路解剖

上尿路包括肾和输尿管。肾由分泌、浓缩和排泄尿液的肾实质以及将尿液排入肾盂和输尿管的收集系统组成。肾实质包括外层的皮质和内层的髓质。输尿管从肾盂输尿管连接处延伸至膀胱底部，在膀胱输尿管连接处沿黏膜下倾斜方向运动，并在输尿管口开放。输尿管膀胱连接在解剖学上允许尿液流入膀胱，但防止任何反流。膀胱压力在增加的同时压迫输尿管，形成单向瓣膜。

下尿路包括膀胱、尿道和括约肌。膀胱分为逼尿肌和三角肌。功能性尿道括约肌包括受自主神经系统支配的膀胱颈（内括约肌）和受躯体神经系统支配的骨骼肌（尿道外括约肌）。

排尿的神经解剖学

大脑皮质的额叶起控制中心的作用，对排尿中心有净抑制作用。

脑桥排尿中枢（pontine micturition center，PMC）是主要的中枢和兴奋中心，协调尿道括约肌和膀胱收缩。这种控制的中断导致逼尿肌 - 括约肌协同失调（detrusor-sphincter dyssynergia，DSD）。

脊髓连接中央和外周，并在 S2—S4 水平形成低级反射。

膀胱的神经支配（表 34A.1）

副交感神经通过盆神经支配（S2—S4）。它是兴奋性的，引起逼尿肌收缩，通过毒蕈碱受体（M3 和 M2）介导。其神经递质是乙酰胆碱。

交感神经通过腹下神经支配（T10—L2），作用于肾上腺素受体。其神经递质是去甲肾上腺素。通过抑制膀胱肌肉（受体）收缩和刺激膀胱基底和尿道（1 受体），参与储尿。

躯体神经通过阴部神经支配（S2—S4）。它是起源于脊髓腹侧（ONUF 核）的运动神经元，作用于烟碱受体。其神经递质是乙酰胆碱。它是兴奋性的，引起外括约肌收缩，通过主动放松外括约肌来实现自主排尿。

膀胱功能

充盈和储尿：来自膀胱的传入信号被传到皮质。皮质抑制了膀胱的排尿，无逼尿肌收缩（调节）。

表 34A.1　膀胱神经支配				
神经支配类型	脊髓核	神经	受体和神经递质	动作
副交感神经	S2—S4	盆神经	毒蕈碱（M3、M2）和（或）乙酰胆碱	膀胱（逼尿肌）收缩
交感神经	T10—L2	腹下神经	肾上腺素和（或）去甲肾上腺素	参与储尿和逼尿肌松弛（β 受体）以及膀胱和（或）尿道收缩（α_1 受体）
躯体神经	S2—S4	阴部神经	烟碱和（或）乙酰胆碱	外括约肌收缩。自主排尿是通过主动放松外括约肌来实现的

排尿：在逼尿肌收缩的同时括约肌松弛。这一过程是在排尿中枢的控制下完成的。

脊髓损伤后神经源性膀胱的病理生理学
骶上脊髓损伤

在骶髓排尿中枢以上的损伤中骶髓排尿中枢保持完整。功能障碍类型取决于病变程度和脊髓结构的完整性。然而，膀胱功能障碍的特征并不总是可以通过神经系统检查来预测的，并且可以在稳定前几个月演变。

骶上损害的特点是逼尿肌过度活动，即上运动神经元（upper motor neuron，UMN）损害（脊髓休克期过后，通常出现在损伤后的前几周，在此期间膀胱过度活动受到抑制）。无论有无 DSD，都会出现逼尿肌过度活动。DSD 出现时，逼尿肌收缩，外括约肌同时收缩，可能导致逼尿肌压力高、膀胱输尿管反流（vesico-urethral reflux，VUR）和自主神经反射异常（AD）。

骶髓（圆锥）和马尾损伤（或相关疾病，如脊髓脊膜膨出）

在这些情况下，损伤位于或低于骶髓排尿中枢（S2—S4）。导致膀胱出现下运动神经元（lower motor neuron，LMN）损害。

神经源性膀胱并发症（见第三十四、三十四 B 和三十四 34C 章）

尽管肾衰竭已不再是脊髓损伤死亡的主要原因，但泌尿生殖系统并发症仍然是严重的问题，对患者的参与和生活质量有显著影响。这些并发症包括尿路感染（urinary tract infection，UTI）、肾结石和膀胱结石、肾积水、VUR、AD 和膀胱癌。

临床思路

评估

病史和体格检查

排尿功能障碍的症状包括尿潴留和尿失禁。应评估排尿频率和膀胱容量。

对神经源性膀胱需要多维评估。肠道和性功能通常同时受损，应进行评估。手功能和灵巧性、机动性、认知功能、生活方式、偏好以及可用的辅助，这些都是有效的管理选择。

神经系统检查反映了神经损伤，应该包括对骶部感觉、反射、肛门括约肌张力、肛门自主收缩进行检查。球海绵体反射（S2—S4）和下肢肌肉牵张反射持续阴性提示膀胱的下运动神经元损害。然而，神经系统检查并不总是能预测膀胱功能障碍的类型。

其他泌尿系统问题（如良性前列腺增生、压力性尿失禁或尿路感染）可能共存，在评估泌尿系统功能障碍时应予以考虑。还应评估膀胱功能障碍相关并发症（如尿路感染、结石和 AD）的存在和频率。

诊断

泌尿生殖系统的评估包括上尿路和下尿路的评估。

下尿路评估

如果没有留置尿管，可以在排尿后使用超声或导尿来确定残余尿。

尿动力学检查：包括监测膀胱感觉、容量、顺应性、逼尿肌漏点压力、最大逼尿肌压力、括约肌活动（通常采用表面肌电图）、尿流量和残余尿。血压监测对于在检查过程中有 AD 风险的患者很重要。可以将视频尿动力学与放射成像和多通道尿动力学检查相结合。

膀胱镜用于评估膀胱解剖结构，可以识别结石、膀胱肿瘤或膀胱炎。

膀胱尿路造影可以评估充盈期和排尿期膀胱颈和尿道功能。可以识别 VUR 或尿道梗阻。

上尿路评估

上尿路评估包括解剖学评估（通过超声、CT 或静脉肾盂造影）以及功能学评估（如放射性核素肾扫描）。

肾功能的实验室检查包括血尿素氮和肌酐。细菌定植很常见，所以在没有特殊迹象或疑似感染的情况下，常规尿液培养几乎没有意义。

随访和后续评估包括定期（通常是每年一次）进行排尿评估，评估的频率和项目尚无共识。在损伤后最初几个月的病情变化较快时，或对于有泌尿系统并发症的情况，检查的频率需要增加。

管理

神经源性膀胱管理的目标是：

- 减少下尿路并发症
- 保护上尿路
- 避免尿失禁
- 与人的生活方式相适应，即注重人的整体性、方便性、促进社区融合和参与性

膀胱管理取决于功能障碍的特点，需要个性化，并提供适当的教育和支持，以促进成功实施。

膀胱管理方法（表 34A.2）

间歇导尿

间歇导尿（intermittent catheterization，IC）应该在具有熟练手功能或家属愿意护理的患者中进行。如果可行，这通常是膀胱管理的首选方案。

禁忌证包括：不能进行间歇导尿或家属没有愿意，尿道解剖异常（狭窄、假通道），膀胱容量低（少于 200 ml），不愿意或不能遵守导尿计划（认识不够，缺乏动力），摄入大量液体，多次插拔导管出现不良反应，或膀胱充盈过程中容易出现 AD 的患者。

表 34A.2　神经源性膀胱的非手术治疗选择	
膀胱管理	**适应证**
间歇导尿	如果可行，通常作为首选。需要熟练的手功能或自愿护理者。患者必须愿意，并且能遵守导尿时间表
留置导尿（尿道或耻骨上）	手功能差，以及缺乏护理者的帮助；不能或不愿意遵循间歇导尿计划；高液体摄入量；进行非侵入性操作不成功；作为膀胱输尿管反流的临时治疗；在附睾炎和前列腺炎时选择耻骨上造瘘
Credé 和 Valsalva	避免用于颈部脊髓损伤（除非患者已行括约肌切开术）
反射性排尿	具备手功能或愿意护理者，佩戴避孕套，空腿袋；残余尿量小，低排尿压力；能够将避孕套固定到位；还需要减少逼尿肌 - 括约肌协同失调（如使用阻滞剂、肉毒杆菌毒素注射、支架和括约肌切开术）；女性患者不可选择

如果膀胱容量始终大于 500 ml，则应调整液体入量和（或）导尿计划。应监测和处理两次导尿之间的漏尿。考虑使用抗胆碱药（表 34A.3）。

表 34A.3 抑制膀胱过度收缩的抗毒蕈碱药

药物	商品名	剂量	说明
奥昔布宁	盐酸奥昔布宁	2.5 ～ 5.0 mg, 每天 2 ～ 4 次	抗胆碱能副作用, 包括口干、便秘和视物模糊
奥昔布宁缓释片	氯化奥昔布宁制剂	5 ～ 30 mg, 每天一次	口干不常见
奥昔布宁缓释透皮贴	奥昔布宁	3.0 mg, 每 3 ～ 4 天更换一次	剂量少, 副作用发生率低
托特罗定	托特罗定	1 ～ 2 mg, 每天 2 次	口干, 可能少于奥昔布宁
托特罗定缓释剂	托特罗定	2 ～ 4 mg, 每天 2 次	由于副作用少, 为首选的药物形式
达非那新	替尼达普	7.5 ～ 15 mg, 每天一次	新型药剂, 选择性更强, 副作用更少
索利那新		5 ～ 10 mg, 每天一次	
氯托品		20 mg, 每日 2 次	
氯托品缓释剂		60 mg, 每日一次	

IC 的潜在并发症包括尿路感染、膀胱过度膨胀、尿失禁、伴有血尿的尿道创伤、尿道假通道、切口、AD（脊髓损伤高于 T6）和膀胱结石。

Credé 和 Valsalva

Crede 是应用耻骨上加压来排出尿液。Valsalva 是一种方法，通过腹肌和横膈增加患者的腹内压力，增加膀胱内压。

这些方法可以在下运动神经元损伤患者的低出口阻力或括约肌

切开患者中进行。不建议将其作为膀胱排空的主要方法，因为使用这些技术后膀胱通常不会完全排空。这些方法应避免 DSD、膀胱出口梗阻、VUR 或肾积水。因为这些方法可以因腹压升高而加重上述症状。

这些技术的并发症包括膀胱排空不完全、膀胱内高压、VUR 或肾积水的发展或恶化。

留置导尿

留置导管适用于以下情况：手功能差，可用的辅助设备有限，液体摄入量大，认知障碍，逼尿肌压力高，或其他方法没有成功。

耻骨上造瘘（与保留导尿）应用于以下情况：尿道结构异常或不适，尿道导管插入困难，尿漏引起的会阴皮肤破裂，尿道功能不全，对性功能的渴望，以及前列腺炎、尿道炎或附睾 - 睾丸炎。

长期留置导尿与一些并发症有关，包括膀胱和肾结石、尿道糜烂、附睾炎、复发性尿路感染、肾盂肾炎、肾积水（膀胱壁增厚或纤维化）、膀胱癌或化生。膀胱镜检查适用于慢性留置导管患者，尤其是损伤超过 10 年的患者。

反射性排尿

此种方法适用于有足够膀胱收缩能力的男性患者。这些男性具有以下特点：熟练的手功能或护理者愿意，戴上避孕套导管和空腿袋，能够将避孕套保持在适当位置，膀胱容量小，排空后残余尿少，以及低压排尿。

可以考虑多种选择，以确保低压排尿。非手术治疗包括 α 受体阻滞剂或括约肌肉毒杆菌毒素，以减少 DSD。手术治疗包括括约肌切开术或尿道内支架，达到低压排尿。

反射性排尿的并发症包括避孕套泄漏和（或）失效、阴茎皮肤破裂、膀胱排空不足、UTI、膀胱内压力高导致上尿路损害未治愈以及 AD 患者（T6 及以上损伤）。

药物治疗

由于逼尿肌收缩主要通过毒蕈碱受体介导，故使用抗毒蕈碱或抗胆碱能药物来减少逼尿肌过度活动（表 34A.3），增加膀胱容量。奥西布宁和托特罗定是公认的药物，已使用多年。新的抗毒蕈碱药物（Trospium，darefenacin）更具有选择性，可能具有较少的抗胆碱能副作用，如口干。

肾上腺素能 α 阻滞剂可用于减少 DSD，副作用包括体位性低血压、疲劳和射精障碍。

对于肉毒杆菌毒素，对逼尿肌注射该药物可治疗膀胱过度活动，括约肌注射可减少 DSD。进一步评估其在神经源性膀胱管理中的作用是有必要的。

辣椒素和塑化酶毒素（比辣椒素强 1000 倍）对 C 类纤维产生神经毒性作用（后者在膀胱刺激时调节逼尿肌收缩，而 A-δ 传入纤维则使逼尿肌舒张，主要参与正常排尿）。这些神经毒素的膀胱内灌注用于局部化学去神经支配。据报道在一些研究中有效，但其作用仍在研究中。

手术治疗

经尿道括约肌切开术

经尿道括约肌切开术（transurethral resection syndrome，TURS）即切开括约肌，使尿液从膀胱自由流出进入避孕套。应使膀胱保持有效收缩，以允许足够的尿液流出。并发症包括晚期瘢痕形成和排尿受限，以及勃起和射精功能障碍。

尿道内支架

不锈钢丝网尿道支架是治疗尿道梗阻的替代方法。与 TURS 不同的是，由于括约肌没有被切开，它可能是可逆的。支架已被有效地用于反射性排尿的 DSD 男性患者。在这种情况下，对于不能或不愿意进行 IC 或不耐受的患者，希望采取反射性排尿但有复发性 AD，和（或）反射性排尿但不耐受 α 受体阻滞剂的患者，可以考虑使用抗胆碱药物治疗。对于那些不能使用避孕套或尿道结构异常的人来说，这是不合适的，女性也不能选择。潜在的并发症包括支架移位、结石形成和狭窄形成。

骶神经电刺激配合后根切断术

应用植入式刺激器来刺激骶部副交感神经（S2—S4）。与骶神经后根切断术联合进行，以增加膀胱容量和顺应性，减少再次尿失禁。虽然它在欧洲已被广泛使用，但美国目前可用的骶神经刺激器（批准用于治疗尿潴留和膀胱过度活动的管理）在泌尿系统疾病中尚未证明其安全性和有效性。

膀胱扩大术

可利用肠管部分进行膀胱手术。这为自我导尿的患者提供了更大的膀胱容量和膀胱壁顺应性。

对于那些顽固性膀胱不自主收缩导致尿失禁，有能力和动机进行 IC，有意愿从反射性排尿转换为 IC，或因 DSD 而继发肾积水或 VUR 的上尿路恶化的高风险患者，可以考虑使用这种方法。对于女性截瘫患者，由于缺乏有效的外部收集装置，这可能是一种选择。

肾功能受损的患者应避免使用，因为他们更容易出现液体和电解质失衡。严重的腹部粘连或盆腔转移也是禁忌证。

可控性尿流改道术

采用腹壁上造瘘来插管。例如，在一些脊髓损伤（见第十一章）

或脊髓脊膜膨出的儿童中，Mitrofanoff 阑尾造口术可能是一种手术选择。

当膀胱扩大术不可行、尿道先天性畸形或功能受限而不能插尿管、尿道狭窄和糜烂导致膀胱不能储尿，以及膀胱癌需要膀胱切除术时，可考虑使用这些方法。

尿流改道术

在膀胱上方将输尿管横断，并与肠管（通常是回肠管）相连，连接到下腹壁的皮肤上，将外用器具放在腹部来收集尿液。

当手功能不允许自我导管时，它是膀胱成形术和可控性尿流改道术的替代方法。

经皮回肠吻合术

经皮回肠吻合术是尿流改道术的变异，这是为了保留输尿管膀胱连接，不是将输尿管与膀胱分开后连接到回肠段，而是将回肠段连接到膀胱，然后连接到下腹壁。

并发症治疗

第三十四、三十四 B 和三十四 C 章将进一步讨论神经源性膀胱并发症的治疗。

难点与展望

需要进一步的前瞻性研究来比较目前使用的膀胱管理方法的益处、风险和并发症。并于使用肉毒杆菌毒素注射剂和其他化学神经毒素治疗神经源性膀胱的疗效需要进一步评估。

推荐阅读

Cameron AP. Pharmacologic therapy for the neurogenic bladder. *Urol Clin North Am.* 2010;37:495-506.

Consortium for Spinal Cord Medicine. *Bladder Management for Adults with Spinal Cord Injury. Clinical Practice Guidelines for Health Care Professionals.* Washington, DC: Paralyzed Veterans of America; 2006.

Groah SL, Weitzenkamp DA, Lammertse DP, Whiteneck GG, Lezotte DC, Hamman RF. Excess risk of bladder cancer in spinal cord injury: evidence for an association between indwelling catheter use and bladder cancer. *Arch Phys Med Rehabil.* 2002;83(3):346-351.

Samson G, Cardenas DD. Neurogenic bladder in spinal cord injury. *Phys Med Rehabil Clin N Am.* 2007;18(2):255-274.

第三十四 B 章　尿路感染

基本原则

尿路感染是脊髓损伤后神经源性膀胱功能障碍最重要的并发症之一，发病率较高。

有症状的尿路感染与无症状的细菌尿（asymptomatic bacteriuria，ABU）的鉴别很重要。

病因

脊髓损伤患者的尿路感染大多由肠道细菌引起，大多数为革兰氏阴性杆菌和肠球菌。

引起导管相关性尿路感染（catheter-associated urinary tract infection，CAUTI）的病原体谱比引起简单尿路感染的病原体谱更广。病原体除了大肠埃希菌（占普通人群中绝大多数不复杂的尿路感染）外，克雷伯菌、假单胞菌、变形杆菌、沙雷菌、肠球菌、柠檬酸杆菌、乙酰杆菌和葡萄球菌等也很常见，并且导致患者发生尿路感染的比例更高。

流行病学和病理生理学

尿路感染是脊髓损伤患者中最常见的感染，估计每年在每名患者发生 1.5 ~ 2.5 次。它已被确定是导致脊髓损伤患者再入院的主要原因。

在脊髓损伤中，尿路感染的危险因素分为结构或生理、行为和人口统计学。结构和生理因素包括膀胱过度膨胀、残余尿多、膀胱输尿管反流、高压排尿、尿路结石和功能性（如逼尿肌 - 括约肌协同失调）或结构性（如狭窄）出口梗阻。

膀胱障碍的类型与症状性尿路感染发生率之间的关系尚不清楚。留置导管的患者发生尿路感染的风险可能比使用间歇导尿管理膀胱的患者高，但文献中对此的相关数据是矛盾的（尽管一致认为慢性留置导管患者的细菌尿患病率更高，几乎是普遍存在的）。使用避孕套反射性排尿的患者也被证明至少有与间歇导尿患者相似的尿路感染率。

脊髓损伤后尿路感染的行为学和人口学研究还不充分。不良的个人卫生被认为是一个危险因素。功能独立性较低的患者也属于危险因素。对于相同的神经损伤平面，轮椅运动员的尿路感染率明显低于非运动员。

临床思路

评估

病史和体格检查

发生尿路感染的脊髓损伤患者常出现非典型或非特殊症状。由于感觉受损，患者可能无法感觉排尿困难。患者可能只主诉全身不适。可能有新的尿失禁、尿浑浊或气味强烈或血尿，偶尔出现尿潴留。可能出现下腹部或下肢痉挛增加。T6 及以上脊髓损伤患者可能出现自主神经反射异常的症状，如头痛、出汗和潮红。有时，尤其是老年患者或以前有认知障碍的患者，意识障碍程度加重可能是主要的表现。

上下尿路感染

除上述症状和体征外，上尿路感染者常有发热和寒战。如果保留肋脊角的感觉，可能会出现不适和压痛。

鉴别诊断

当患者出现上述非特殊症状时，发生尿路感染的可能性最大，但在脊髓损伤患者中还有其他几种可能具有类似特征的疾病。其他感染、呼吸系统问题、大便嵌塞、肠梗阻或其他一些医学问题可能出现类似的非特殊症状。局部症状，如间歇导尿中间的尿失禁，可提供一些线索，但并不总是存在。

诊断

进行尿常规检查和培养。只要可行，在开始使用抗生素前获得尿培养是很重要的。当考虑全身感染时，可进行血培养。其他实验室检查包括全血细胞计数、血尿素氮和血清肌酐。

尿路感染与 ABU

尿路感染与 ABU 之间的区别很重要，但往往不直接。ABU 在脊髓损伤患者中很常见。有临床和微生物学标准来区分 ABU 和尿路感染。传统上所引用的微生物标准通常 $\geq 10^5$ 个细菌菌落形成单位（cfu）/ml（无导尿管）和 $\geq 10^2$ cfu/ml（留置导尿管）。但许多临床医师认为，无论尿液中的细菌数量如何，在脊髓损伤中存在诊断尿路感染必不可少的症状。

脓尿，即尿中白细胞的存在，是非脊髓损伤人群中尿路感染的良好指标。然而，在脊髓损伤患者中，脓尿的症状（如由白细胞酯酶试验确定）有时难以解释，可能不一定有助于区分尿路感染和ABU。导尿管，尤其是留置导尿管，对膀胱壁的刺激作用或常规的导尿管更换，在不改变细菌菌落计数的情况下，不能显著增加尿白细胞计数。虽然感染革兰氏阴性菌通常与显著的脓尿有关，但革兰氏阳性细菌，如表皮葡萄球菌和粪链球菌，即使菌落数很高，也可能引起轻微脓尿。因此，虽然明显的脓尿可能表明存在尿路感染与细菌组织入侵，但情况并非总是如此。没有脓尿并不代表没有尿路感染。

治疗

对于症状性尿路感染始终需要治疗。对于不明原因的体征和症状符合尿路感染，也可能需要经验性治疗。

在大多数情况下，不应治疗 ABU，除非在泌尿外科器械操作前。一些人建议对患有肾功能重度衰竭、肾积水或尿路菌群定植的人尝试治疗 ABU，但这并非统一的做法。其他考虑因素可能在决定是否在这些情况下使用抗生素治疗时起到作用。

抗生素治疗

应在开始抗生素治疗前进行尿培养。可在培养结果出现之前开始经验性抗生素治疗，并根据培养结果和敏感性进行调整。

有轻微症状的人可以开始口服抗生素，通常是氟喹诺酮。治疗时间通常为 7 ~ 10 天。

高热、寒战或脱水者应考虑住院治疗，以广谱抗生素开始，等待培养结果。如果临床表现与肾盂肾炎一致，建议采取抗生素治疗至少 14 天。应避免膀胱扩张，并使用留置导尿。如 48 ~ 72 h 内无反应，需重复培养，并考虑影像学检查以及排除尿路疾病。

不奇怪的是，从脊髓损伤患者尿路感染的尿液培养中可以看到不止一种微生物生长。由于很难准确区分是哪种微生物导致的临床感染，因此，从尿液培养物中培养出的所有潜在致病微生物的治疗都是合理的。

后续治疗

一旦感染得到控制，通常不建议进行常规的尿培养，因为尿路经常有其他菌群存在。

对于持续性或复发性尿路感染的患者，检查尿路是否存在解剖上的病灶或原因（如结石、脓肿或狭窄）或功能异常（如残余尿多或膀胱输尿管反流）。

预防尿路感染

一贯遵循良好的卫生习惯和正确的导尿技术，以及正确的膀胱管理和避免大的残余尿量，是预防尿路感染的重要因素。

预防性抗生素没有长期的效果，而且通常导致细菌耐药，因此在大多数情况下，除了在需要仪器进行泌尿系统检测之前，都不预防性应用抗生素。

关于蔓越莓补充剂和马尿酸乌洛托品在减少脊髓损伤患者尿路感染中的作用，文献报道有冲突。最近的研究报告没有明显的益处。常规使用抗菌药进行膀胱冲洗无效。

有一些报告表明，使用亲水性涂层导管治疗间歇导尿可能比使用非亲水性导管更不易出现尿路感染。这有待于进一步研究。

实践精要

应认识到在脊髓损伤患者中尿路感染的非特异性和非典型表现，以免漏诊。同时，考虑并充分评估其他非特殊症状的原因，避免抗生素对细菌尿的过度治疗也很重要。

难点与展望

膀胱非致病性生物体（如某些非致病性大肠埃希菌菌株）定植

的目的是引起细菌干扰，以减少致病性微生物的存在，在初步研究中显示了有前景的结果。

预防性抗生素在高浓度再利用率、肾积水或尿路定植中的作用尚不明确，需要进一步研究。

推荐阅读

Darouiche RO, Hull RA. Bacterial interference for prevention of urinary tract infection. *Clin Infect Dis.* 2012;55(10):1400-1407.

D'Hondt F, Everaert K. Urinary tract infections in patients with spinal cord injuries. *Curr Infect Dis Rep.* 2011;13(6):544-551.

Edokpolo LU, Stavris KB, Foster HE Jr. Intermittent catheterization and recurrent urinary tract infection in spinal cord injury. *Top Spinal Cord Inj Rehabil.* 2012;18(2):187-192.

Li L, Ye W, Ruan H, Yang B, Zhang S, Li L. Impact of hydrophilic catheters on urinary tract infections in people with spinal cord injury: systematic review and meta-analysis of randomized controlled trials. *Arch Phys Med Rehabil.* 2013;94(4):782-787.

Opperman EA. Cranberry is not effective for the prevention or treatment of urinary tract infections in individuals with spinal cord injury. *Spinal Cord.* 2010;48(6):451-456.

第三十四 C 章　尿路结石

基本原则

病因及流行病学

　　脊髓损伤后膀胱结石的发生率约为 35%，肾结石的发生率为 8% ～ 10%。有膀胱结石病史的脊髓损伤患者更容易出现泌尿系结石。

　　本病的发病机制尚不清楚，目前认为脊髓损伤后最初几个月肾结石的风险与这一时期发生的尿钙高有关。一些研究表明，结石形成者和非结石形成者的高尿钙的发生率相似，而其他因素，如尿潴留可能在早期结石中起重要作用。

　　一项研究发现，在损伤后最初的 2 年，98% 的肾结石是磷酸镁铵或磷酸钙（阿皮酸钙）。反复或慢性尿路感染是结石形成的重要因素。肾结石可能与尿液引流的选择有关，尽管在这方面比较留置和间歇导尿的报道是有争议的。膀胱输尿管反流的存在与肾结石的高风险有关。虽然一些研究表明，与较低或不完全的损伤相比，完全性四肢瘫患者的发病率更高，但这一关联在很大程度上可以通过该组尿液引流选择的差异来解释。

　　留置导尿的患者更容易出现膀胱结石。膀胱感染和尿潴留也是重要因素。膀胱结石也可能来源于上尿路结石。

病理生理学

　　结石与尿路感染有关。尿道内皮细胞的破坏和感染导致细菌黏附，释放磷酸铵镁和磷酸钙晶体，在产脲酶细菌中发生结石的风险也更高，包括奇异变形杆菌，尽管其他几种细菌也能产生脲酶。脲酶催化尿素和水分解，产生铵和碳酸氢盐的反应。产生的碱性尿液加速了磷酸铵镁和磷酸钙的结晶。

鹿角形结石是占据肾盂并延伸至两个或多个肾盏的结石。这些结石通常由磷酸铵镁组成。

一旦出现膀胱结石，则留置导尿管充当了异物，细菌附着其上，形成一个生物膜。之后出现上述过程，包括细菌黏附，磷酸铵镁和磷酸钙盐结晶，从而加速形成膀胱结石。

自然史

肾结石已被证实是与脊髓损伤患者肾功能永久性恶化相关的最重要因素之一（包括膀胱输尿管反流和复发性肾盂肾炎）。结石的大小和位置也很重要。鹿角形肾结石如未经治疗，会严重损害受累侧的肾功能。膀胱结石本身在没有其他泌尿系统问题的情况下与肾衰竭无关，但可以作为感染的病灶。

临床思路

评估

病史和体格检查

患者往往没有典型的绞痛症状。泌尿系结石最常见的表现之一是复发性或难治性尿路感染。

T6及以上脊髓损伤患者可能发生自主神经反射异常（AD）。非特异性症状可能是唯一表现，包括痉挛加剧、出汗、疲劳、厌食或腹部不适，可能出现恶心和呕吐。

患者可能有血尿。经证实，留置导尿管的结壳强烈预示着存在膀胱结石的可能性，此时可能会发生反复的导管堵塞。

诊断

影像学检查

通过影像学检查可确定结石的存在，并可显示其位置、大小和相关并发症。

通过 X 线平片可以识别钙化肾结石，尽管密度较低的结石或小结石可能难以显示，并且可能被胃肠道的大便所掩盖，X 线平片上不经常出现膀胱结石。CT 正成为泌尿系结石，尤其是急性期首选的成像方法之一。它既可鉴别放射透过性结石，又可鉴别非放射透过性结石，并可显示其他腹部病变，具有较高的敏感性和特异性，且相对无创性。腹部超声可以显示肾和膀胱结石，但特异性不高，输尿管结石容易漏诊。还可以鉴别相关的肾并发症，如脓肿或肾积水。作为定期评估的一部分，超声检查是泌尿外科常用的筛查工具。静脉肾盂造影现在的使用频率远低于过去。需要注射有潜在肾毒性的造影剂。逆行肾盂造影可在膀胱镜检查时进行，并可用于在手术过程中识别结石。

通过实验室检查确定肾功能和鉴别共存的泌尿系感染。

通过膀胱镜检查可确诊膀胱结石，并可在检查的同时对其进行治疗。

实践精要

在脊髓损伤患者中，尿路结石的症状可能是非特异性的，并且与其他并发症的表现重叠。进行鉴别诊断时，特别是在有复发性尿路感染病史的人中，考虑尿路结石是很重要的。

治疗

治疗包括取石和相关并发症的治疗。

手术适应证

对于小的结石，如果不再变大，或与感染、梗阻或肾功能受损无关，无须手术干预，可继续观察。对于非上述情况下的结石，应该及时清除。

预治疗

对任何明确的尿路感染都应该用抗生素治疗。虽然不能对尿液进行消毒，但通常建议术前预防性应用抗生素。开始时应给予患者适当的水合，控制恶心、呕吐或相关的不适。评估皮肤状况和良好的关节活动范围也许对制订手术体位摆放选择入路有重要作用。

如果结石造成急性梗阻，应立即治疗，尤其是在有感染的情况下。采用经尿道导尿或支架植入，或经皮肾造瘘，减轻梗阻并引流尿液。

取石手术的选择

取出肾结石的选择包括经皮肾镜取石术（percutaneous nephrolithotomy，PCNL）、体外冲击波碎石术（extracorporeal short wave lithotripsy，ESWL）或两者联用。单用 ESWL 可能对小结石有效，PCNL 适用于直径大于 2 cm 的结石。在采用 PCNL 提石之前，可能需要碎石，有时需要多次手术。并发症包括 AD 和尿脓毒症。

对于输尿管结石，可用输尿管镜、碎石术或体外震波碎石术治疗。

对于膀胱结石，采用膀胱镜检查或膀胱结石治疗（即在取出之前碎石）。

随着结石切除手术的微创化，现在很少进行开放性手术。

预防和随访

进行终身上尿路监测很重要，尤其是考虑到脊髓损伤后尿路结石的非特异性或无症状表现，以及复发感染和肾损害等严重并发症的风险。尽管大多数人同意定期监测应包括上尿路结构和功能的评估，但对评估的频率和具体情况缺乏统一共识。

难点与展望

关于脊髓损伤患者尿路结石治疗的具体文献是相当有限的，需要更大范围的研究。

随着膀胱管理和监测手段的不断进步，肾衰竭作为脊髓损伤后死亡原因的发病率显著下降，但并发症（如尿石症）的发病率仍然很高，还需要进一步研究，以加强预防措施。

推荐阅读

Linsenmeyer MA, Linsenmeyer TA. Accuracy of bladder stone detection using abdominal x-ray after spinal cord injury. *J Spinal Cord Med*. 2004;27(5):438-442.

Linsenmeyer MA, Linsenmeyer TA. Accuracy of predicting bladder stones based on catheter encrustation in individuals with spinal cord injury. *J Spinal Cord Med*. 2006;29(4):402-405.

Ost MC, Lee BR. Urolithiasis in patients with spinal cord injuries: risk factors, management, and outcomes. *Curr Opin Urol*. 2006;16(2):93-99.

Ramsey S, McIlhenny C. Evidence-based management of upper tract urolithiasis in the spinal cord-injured patient. *Spinal Cord*. 2011;49(9):948-954.

Welk B, Fuller A, Razvi H, Denstedt J. Renal stone disease in spinal-cord-injured patients. *J Endourol*. 2012;26(8):954-959.

第三十五章　脊髓损伤后性功能与生殖健康

基本原则

解剖和生理学

（表35.1）神经通路

副交感神经

支配生殖器的副交感神经是盆神经。副交感神经中枢位于骶髓中间柱（S2—S4）。副交感神经兴奋引起男性勃起和女性生殖器充血。

交感神经

生殖器的交感神经通过腹下神经支配。交感神经元位于胸髓（T10—L12）的中间柱。交感神经刺激主要导致男性射精和女性高潮时输卵管和子宫平滑肌的有节奏的收缩。

性唤起神经生理学

勃起可以是精神性的，也可以是反射性的。通常这两种机制协同作用。生殖器的感官刺激会诱发反射性勃起。反射的中枢位于脊髓的S2—S4节段。传入神经是阴部神经的感觉传入支，传出神经是上述盆神经。精神性勃起涉及更复杂的途径。在精神性勃起中，各种视觉、听觉、触觉和（或）想象性传入刺激通过中枢通路进行处理。经过不同的通路后，这些脑电刺激传至腹下神经，并到达盆神经丛。在盆丛这种作用与副交感神经功能相结合。交感神经系统与副交感神经系统协同工作，在精神性勃起的发生中起着重要作用。

在女性，同样涉及反射性和精神性充血和湿润。

表 35.1　性功能的自主控制				
神经支配的类型	脊髓核	神经	男性生理效应	女性生理效应
副交感神经	S2—S4	盆神经	勃起（反射性和精神性）	生殖器唤醒和充血
交感神经	T10—L2	腹下神经	参与精神性勃起（与副交感神经一起）；射精	在心理唤醒和湿润中的作用

射精

射精是一种神经上更复杂的现象。除了通过阴部神经（S2—S5）的躯体神经系统外，还依赖交感神经（T11—L2）和副交感神经系统（S2—S4）的协调。尿道平滑肌（由交感神经支配）、坐骨海绵体和球海绵体肌（由躯体神经支配）的有节奏收缩产生射精。

勃起的生化途径

参与副交感神经介导的勃起的主要神经递质是一氧化氮（NO）。副交感神经刺激后释放 NO，并进入小动脉壁的平滑肌细胞。NO 激活鸟苷环化酶。它将鸟苷一磷酸（guanosine monophosphate，GMP）转化为 cGMP，后者是一种有效的血管扩张剂。小动脉的平滑肌松弛使海绵窦腔迅速扩张。由于勃起组织内静脉被压迫导致回流障碍，进一步促进了勃起。这个过程的逆转涉及通过磷酸二酯酶 5 将 cGMP 转化为 GMP。这是使用磷酸二酯酶抑制剂（PDE5I）治疗勃起功能障碍（erectile dysfunction，ED）的基础。

病理生理学和流行病学

脊髓损伤对性功能的影响（表 35.2）

超过 80% 的男性在受伤后 2 年内恢复部分勃起功能，尽管勃起的质量或可持续性通常会受影响。脊髓损伤对性功能的影响可以根据上述生理学来理解（表 35.2）。S2—S4 水平的完全性脊髓损伤预期会导致男性勃起障碍。骶上型脊髓损伤患者可见反射性勃起。T10 或以上的脊髓损伤患者一般不出现精神性勃起，但 T10—L2 以下的损伤患者可保留。女性患者类似出现反射性及精神性湿润。

表 35.2　基于损伤平面及完全性的性功能障碍预测
完全性骶上型（UMN）损伤后，90% 的男性保留勃起功能
T10 以上的完全脊髓损伤，通常不出现精神性勃起；低于 T10—L2 的骶上型损伤（即 T10—L2 皮区保留感觉），通常会保留精神性勃起
骶神经（LMN）完全损伤（检查时无球海绵状反射和肛门反射）时无勃起；精神性勃起约占 25%
不完全脊髓损伤时，损伤越不完全，保留反射性勃起和精神性勃起的可能性就越大
类似的结论可能也适用于脊髓损伤女性患者，尽管这方面的研究较少
在 T11 以上的完全性脊髓损伤男性患者中自发性射精是罕见的。低于此节段的完全性脊髓损伤患者中 20% 可出现射精。通常是那些保留了精神性勃起的男性
即使在脊髓损伤后仍保留勃起功能的患者中，勃起质量或可持续性的损害也很常见

在 T10—L2 节段保留感觉功能的患者保留有精神性勃起和充血。S2—S4 肿瘤患者的生殖道唤醒与完整的生殖功能（球海绵体反射和肛门反射）的保存有关。在不完全性脊髓损伤患者中，损伤越不完全，男性精神性反射、勃起和射精以及女性生殖器润滑和性高潮的可能性就越大。

总体而言，脊髓损伤后，只有不到 10% 的男性有自发性射精的能力。T10 以上完全性脊髓损伤男性患者的射精很罕见。低于该平面的完全性损伤患者中有 20% 出现射精，通常是保留了精神性勃起的患者。脊髓损伤后，无论是自我刺激还是伴侣刺激，保留射精能力的征象包括不完全损伤、生殖器感觉程度和肛门自主收缩，以及存在强烈的球海绵体反射。

影响脊髓损伤性功能的其他因素

除了脊髓损伤对性反应的直接影响外，其他因素也会显著影响性功能，包括疼痛、痉挛、姿势不稳、手功能受损、神经源性肠道和膀胱相关问题，以及与抑郁、自尊或关系相关的心理和情感问题。

精液异常与男性生育

尽管精子浓度受影响较小，但脊髓损伤后精子活动能力受损是常见的。原因可能是多因素的，而且还不完全了解。

精液淤滞与精囊功能不全有关。据报道，精液中的细胞因子和白细胞水平升高。这表明精液中存在炎症。也存在其他因素，如阴囊高热，但其意义尚不清楚。获得精液的方法本身可能导致一些精液异常。只有一小部分患有脊髓损伤的男性能够在没有医疗干预的情况下成为父亲。

月经和女性生育

暂时的停经是脊髓损伤后的典型症状，但大多数女性在 6 ~ 12 个月内恢复正常月经。虽然研究不多，但此后生育率被认为是正常的。影响怀孕和分娩的脊髓损伤相关因素有很多，本章后面将讨论这些因素。

临床思路

由脊髓医学联盟制定的《成人脊髓损伤的性和生殖健康临床实践指南》（Sexuality and Reproductive Health in Adults With Spinal Cord）为这一主题提供了很好的指导。

在考虑到个人是否愿意讨论这些信息的基础上，在康复过程中，应以直截了当、非判断性的方式探讨这一主题，并提出开放式问题，鼓励进行持续对话。应在适当的时候向该领域具有额外专业知识的专业人员推荐。关于性行为干预的建议框架是 PLISSIT 模型。PLISSIT 是四个干预级别的缩写：许可（Permission）、有限信息（Limited Information）、特殊建议（Specific Suggestions）和强化治疗（Intensive Therapy）（表 35.3）。

在处理敏感话题（如性功能）时，适当注意隐私和尊重职业界限尤为重要。

评估

病史和体格检查

对可能影响性功能的神经因素和医疗条件的评估是评估的一个重要方面。应进行详细的神经、肌肉骨骼和功能评估。使用《脊髓损伤神经学分类国际标准》（ISNCSCI）进行检查时，应特别留意 T10—L2 和 S2—S5 的感觉，同时确定是否存在肛门自主收缩，并重新评估性功能。

还应该评估医学上的合并症，如糖尿病、心血管疾病、慢性疼痛、药物或酒精使用。目前使用的药物也很重要，因为一些药物，包括抑郁或痉挛的药物，可以影响性功能。

表 35.3   性行为干预框架的 PLISSIT 模型

干预水平	描述
许可	创造一种氛围，让人们清楚地认识到，关于性的讨论将受到广泛欢迎
有限的信息	这关系到一个人是否愿意接受有关其具体情况对性表达影响的信息。这将因人而异。有些人可能希望医疗保健提供者只做一些澄清误解的事情，另一些人可能准备好获得关于他们性功能更详细的信息
特殊建议	指针对特殊性行为的建议。这一水平可能需要提供者具有高级知识和临床技能，因为涉及获得详细的性史，识别特殊问题，以及为特殊干预、教育或补偿策略设定目标
强化治疗	需要转诊到接受过正规培训且具备性治疗、性咨询或心理治疗能力的专家处

为了评估相关的情绪和心理因素，包括抑郁、以前的经历和关系以及当前的关系，应考虑向心理学家或具有专业知识的适当提供者推荐。

美国脊髓损伤学会（ASIA）发布的记录脊髓损伤后自主神经功能的国际标准，包括有关性功能的具体指南。对于性功能，建议记录精神性生殖器唤醒（阴茎勃起或阴道润滑），并记录反射性勃起，并记录达到性高潮的能力。

记录男性的顺行射精。记录女性在受伤前感觉月经（抽筋和疼痛等）的能力。

治疗

重要的是要在整个人的背景下解决性功能的问题，而不是作为一种孤立的生理现象。作为合适的人选，应提供机会让患者的伴侣参与讨论和教育。促进健康的人际关系、自尊和亲密关系是整体管理不可或缺的一部分。

关于脊髓损伤后性行为的实践思考

与脊髓损伤有关的几个因素可能对性活动构成实际挑战，应酌情通过教育、建议和帮助加以解决。

这些因素包括体位、膀胱和肠道功能、自主神经反射异常（AD）和皮肤破裂（表 35.4）。

ED 的治疗

对于脊髓损伤男性患者，在进行可能产生不良反应的干预措施之前，应采用微创治疗方法。应讨论各种选择，并制订个性化治疗计划。

磷酸二酯酶 5 型抑制剂（PDE5I）

PDE5I 在脊髓损伤人群中非常有效，除了马尾神经和脊髓圆锥损伤的人。脊髓损伤男性患者通常可以耐受，并往往是首选。绝对禁忌证包括同时使用硝酸盐（如用于治疗 AD 的硝化钠）、某些 α 受体阻滞剂或存在色素性视网膜炎。西地那非是最初批准的药物，随后 vardenafil 和 tadalafil 也被批准用于 ED。

海绵体内注射

当口服药物无效时，常采用腔内注射。可自己或由伴侣为患者注射前列地尔（前列腺素 E1，或前列地尔与罂粟碱和酚妥拉明的多种组合）。将剂量滴定到允许在 5 ～ 10 min 内勃起的水平，持续大约 1 h。在注射部位保持压力几分钟可以减少阴茎瘢痕。阴茎异常勃起是一种潜在的并发症。

表 35.4　关于脊髓损伤患者性活动的实用建议

在性活动之前完成全部的膀胱和肠道护理。如果出现尿失禁，则在必要时检查应急计划。如果使用留置导尿管或避孕套进行尿液引流，可能需要采取特殊措施

在性活动后立即检查不敏感的皮肤表面，尤其是生殖器和臀部周围，因为这些区域可能会受到过度摩擦、压力或拉扯

T6 或以上的脊髓损伤患者有可能出现 AD。如果出现 AD，应该立即停止性活动，并且应该立即坐起来并寻求治疗。可以考虑在活动之前使用 AD 预防性药物

可能需要在性活动期间尝试和了解最佳体位和（或）在准备期间获得护理人员的帮助。应酌情加强在性活动期间防止受伤的安全问题

了解感染或传播性传播疾病的风险，并采取适当的预防措施

真空装置

通过这个装置，放置在阴茎上的管子会产生真空，使血液进入阴茎。当阴茎获得满意的硬度时，管子上滑下一个有弹性的阴茎环，固定在阴茎底部以保持勃起。收缩环的放置时间不得超过 30 min。该设备需要一定程度的手指灵巧性或伴侣的协助。并发症包括不自然的勃起和缺乏自发性。使用抗凝药物也是禁忌。

尿道内药物

尿道内血管扩张剂已被使用，通常是前列地尔，但在脊髓损伤患者中相对无效，现在很少开具处方。

阴茎植入物

阴茎植入物可能非常有效，但通常是最后的手段，因为会对阴茎组织造成不可逆的损伤。有两种类型的植入物：硅胶可延展假体和可修复液压假体。

睾酮缺乏症的评价与治疗

男性脊髓损伤患者的睾酮缺乏率较高。对于性欲下降、硬度降低、疲劳或 PDE5I 效果不佳的男性，应考虑进行评估，以确定是否需要睾酮替代。

然而，重要的是要意识到，外源性睾酮替代会抑制精子的产生，因此，不应是那些希望成为生物学父亲的性腺机能低下男性的首选治疗方法。

辅助生育和父亲身份的选择

对于脊髓损伤的男性来说，辅助生殖技术（assisted reproductive technology，ART）是非常必要的。在这种情况下，应进行精液分析。对于病变不完全的男性，自然射精和阴道性交受孕是可能的。对于考虑怀孕的夫妇，需要考虑诸如精液提取、精液质量、伴侣生育率以及 ART 的可用性和可承受性等因素。

精液回收的选择（目的是以最少的侵入性和优先性作为初始选择）包括自然射精和自我或伴侣自慰、振动刺激、电刺激射精和手术取精。当发生 T6 以上损伤时，振动刺激和电刺激射精都可能发生 AD。如果不可能进行侵入性较低的手术或手术无效，可以使用手术取精。ART 包括将取出的精子放置在子宫中，或提取单个精子与提取的卵结合进行体外受精（in vitro fertilization，IVF）和（或）卵胞质内精子注射。

脊髓损伤女性的生殖健康

预防保健

患有脊髓损伤的女性应能充分获得预防保健服务和常规妇科手术和筛查。应识别障碍并尽可能加以解决。

计划生育

对于脊髓损伤女性，应与其讨论，选择确定最安全可行的避孕方法。对于患有脊髓损伤的女性来说，避孕的首选方法之一是伴侣使用避孕套。其他选择包括永久性绝育和口服避孕药。对于激素节育必须谨慎，并在受伤 1 年内完全避免女性怀孕。屏障法，如宫内节育器，有发生炎症性疾病与较高的盆腔炎的风险。而在患有脊髓损伤的女性中，由于尿路感染频繁和无法检测疼痛，盆腔感染风险增加。使用横膈膜和宫颈帽时需要灵巧的手，否则可能导致阴道壁破裂。

怀孕

应提供有关生育和怀孕的信息。在某些情况下，领养可能是完整家庭的首选选择。在怀孕前，应考虑育儿问题。应尽早开始产前护理。在怀孕期间，可能需要额外的帮助来进行转移、包扎、监测皮肤表面以及肠道和膀胱护理。体重增加、皮肤破裂、不能运动、二便失禁、消化问题和呼吸困难可能是怀孕期间的问题。在整个怀孕期调整轮椅座椅至关重要，需要逐步增加座椅到靠背的角度，以适应腹部的重量的增长。

阵痛和分娩

早产比较常见。妊娠 28 周时应经常检查宫颈是否变薄和扩张。感觉减弱和疼痛消失可能导致无法识别的常规分娩症状，尤其是在 T10 及以上的脊髓损伤患者中。在 T6 以上损伤的女性中一个最关键的并发症是 AD。AD 必须与先兆子痫（血压升高持续存在，而不是像 AD 那样偶尔发作）区别开来。硬膜外麻醉通常是预防和降低分娩和分娩中 AD 风险的推荐方法。

难点与展望

正在研究治疗 ED 的新药，包括新的 PGE5I。它可能比现有的药物更具有选择性，并且张力和心血管副作用较低。这类药物需要更好的结果测量来评估它对性功能障碍的干预效果。其他研究领域包括进一步研究男性脊髓损伤患者精子畸形的机制和潜在治疗方法。

推荐阅读

American Spinal Injury Association. International standards to document remaining autonomic function after spinal cord injury (ISAFSCI). *Spinal Cord*. 2012; Atlanta, GA.

Brackett NL, Lynne CM, Ibrahim E, Ohl DA, Sønksen J. Treatment of infertility in men with spinal cord injury. *Nat Rev Urol*. 2010;7(3):162-172.

Brown DJ, Hill ST, Baker HW. Male fertility and sexual function after spinal cord injury. *Prog Brain Res*. 2006;152:427-439.

Consortium for Spinal Cord Medicine. Sexuality and reproductive health in adults with spinal cord injury: a clinical practice guideline for health-care professionals. *J Spinal Cord Med*. 2010;33(3):281-336.

Dimitriadis F, Karakitsios K, Tsounapi P, et al. Erectile function and male reproduction in men with spinal cord injury: a review. *Andrologia*. 2010;42(3):139-165.

Elliott SL. Problems of sexual function after spinal cord injury. *Prog Brain Res*. 2006;152: 387-399.

Everaert K, de Waard WI, Van Hoof T, Kiekens C, Mulliez T, D'herde C. Neuroanatomy and neurophysiology related to sexual dysfunction in male neurogenic patients with lesions to the spinal cord or peripheral nerves. *Spinal Cord*. 2010;48(3):182-191.

Rizio N, Tran C, Sorenson M. Efficacy and satisfaction rates of oral PDE5 is in the treatment of erectile dysfunction secondary to spinal cord injury: a review of literature. *J Spinal Cord Med*. 2012;35(4):219-228.

第三十六章　消化道并发症：概述

基本原则

胃肠道问题是脊髓损伤后常见的问题，也是影响发病率和死亡率的重要原因。神经源性肠道是脊髓损伤最常见的胃肠道并发症之一，第三十六 A 章讨论了其相关并发症。

此外，还有一些胃肠道问题也是脊髓损伤的直接或间接结果。表 36.1 有所总结。

临床思路

脊髓损伤对腹部紧急情况和急腹症的表现、诊断和治疗也有影响（表 36.2）。据报道，急腹症的死亡率高于平均水平。为了避免漏诊或延迟诊断，需要高度重视。

脊髓损伤会影响结肠癌的筛查。在有痔疮的情况下，血液检测可能会出现假阳性结果，而痔疮在脊髓损伤患者中更为普遍（第三十六 A 章）。尽管结肠镜检查的肠道准备工作比平时更困难，但与一般人群一样，遵守结肠癌筛查指南是很重要的。

表 36.1 脊髓损伤中的上消化道相关问题	
情况	考虑事项
牙齿卫生差	- 由于上肢功能受损，四肢瘫患者难以进行牙齿卫生。这导致了牙齿和牙龈疾病的患病率增加 - 另一个可能导致牙科问题的因素是，由于只有一些牙科诊所能容纳电动轮椅，因此无法获得牙科保健
吞咽困难	- 吞咽困难在四肢瘫患者的急性和初始康复阶段很常见 - 风险因素包括气管切开术、机械通气、脊柱前路手术以及年龄增加 - 在这些情况下，需要进行吞咽评估和适当的吞咽预防措施
胃食管反流	- 胃食管括约肌张力降低、胃酸分泌增加、药物治疗、卧位和固定可能导致四肢瘫患者更高的胃食管反流发生率 - 可能缺乏胃灼热的特征症状
糜烂性胃炎和溃疡	- 急性期风险增加，特别是在损伤平面较高或完全性损伤患者 - 胃迷走神经支配与交感神经支配的丧失可能导致胃酸分泌增加 - 首先预防应激性溃疡 - 脊髓损伤后 4 周，使用质子泵抑制剂或组胺 H_2 受体拮抗剂。随着溃疡风险的逐渐降低，不应持续应用。长期使用质子泵抑制剂与艰难梭菌感染增加有关
胃动力差	- 可能导致早期饱腹感和上腹胀气
SMA 综合征	- 肠系膜上动脉综合征是一种罕见的情况，其中十二指肠的第三部分间歇性地被覆盖的肠系膜上动脉所压迫 - 诱发因素包括：快速体重下降，使用收缩的身体外套或矫形器，延长仰卧位 - 症状包括胃脘痛、腹胀和呕吐，尤其是仰卧时 - 钡餐检查显示，仰卧位十二指肠的第三和第四部分之间有中断 - 治疗包括：用餐时直立，餐后取侧卧位（相对于仰卧位），减少体重快速丢失。很少需要手术

情况	考虑事项
胰腺炎	– 急性脊髓损伤可能增加急性胰腺炎的危险，可能是由于副交感神经优势和括约肌功能障碍所致。如果在急性脊髓损伤后服用高剂量皮质类固醇，也可能增加患病风险 – 四肢瘫患者可能没有症状。通过实验室检测（淀粉酶和脂肪酶）可支持诊断
胆囊疾病	– 患病率可能会增加，但尚未确定 – 交感神经受损导致胆汁淤滞，肝肠循环受损，胆道分泌异常导致脂质排泄异常 – 由于感觉障碍，可能不会出现典型症状

表 36.2　脊髓损伤后急腹症：特殊注意事项

颈椎或上胸段损伤患者的疼痛和压痛可能不存在或不典型（如仅指肩部）

运动和反射功能的丧失可能会掩盖压痛和反跳痛

存在腹部痉挛状态时，压痛也可能难以评估

需要高度警惕，以避免错过或延迟诊断

恶心、呕吐或非特异性不适可能是唯一的临床症状

低热或心动过速可能是唯一的临床表现

根据病理学，肠鸣音可能会增加、减少或消失

可能会出现痉挛加重

表现还可能包括 T6 以上受伤人群的自主神经反射异常

对于无法解释的非特异性症状，进行实验室检查和影像学检查（腹部超声和 CT）是必要的

推荐阅读

Chen D, Nussbaum SB. The gastrointestinal system and bowel management following spinal cord injury. *Phys Med Rehabil Clin N Am*. 2000;11(1):45-56.

Ebert E. Gastrointestinal involvement in spinal cord injury: a clinical perspective. *J Gastrointestin Liver Dis*. 2012;21(1):75-82.

Enck P, Greving I, Klosterhalfen S, Wietek B. Upper and lower gastrointestinal motor and sensory dysfunction after human spinal cord injury. *Prog Brain Res*. 2006;152:373-384.

Gondim FA, de Oliveira GR, Thomas FP. Upper gastrointestinal motility changes following spinal cord injury. *Neurogastroenterol Motil.* 2010;22(1):2-6.

Kirshblum S, Johnston MV, Brown J, O'Connor KC, Jarosz P. Predictors of dysphagia after spinal cord injury. *Arch Phys Med Rehabil.* 1999;80(9):1101-1105.

Shem K, Castillo K, Wong S, Chang J. Dysphagia in individuals with tetraplegia: incidence and risk factors. *J Spinal Cord Med.* 2011;34(1):85-92.

第三十六 A 章　神经源性肠道

基本原则

结肠解剖和生理学

结肠解剖

结肠起自回肠括约肌，止于肛门括约肌。肛门内括约肌（internal anal sphincter，IAS）由平滑肌组成。肛门外括约肌（external anal sphincter，EAS）由横纹肌组成，参与盆底收缩。耻骨直肠肌环绕直肠近端，维持近 90° 的肛门直肠角。

结肠的神经支配（表 36A.1）

结肠的神经支配由外在神经系统（副交感神经、交感神经和躯体神经）和内在神经系统（肌间神经丛和黏膜下神经丛）组成。表 36A.1 总结了不同神经支配的具体情况。

结肠的反射（表 36A.2）

结肠的反射在脊髓损伤后的病理生理学中起着重要作用，是脊髓损伤后肠道管理的几个方面的基础，因此，了解其在脊髓损伤中的潜在机制和相关性是非常重要的。

表 36A.2 总结了重要的结肠反射。胃 - 结肠反射、结肠 - 结肠反射和直肠 - 结肠反射都可以刺激结肠活动。直肠 - 肛门抑制反射（recto-anal inhibitory reflex，RAIR）和肛门 - 直肠兴奋反射与排便

有关。EAS 和耻骨直肠肌（自主）收缩可阻止排便，并在直肠收缩时保持收缩，也称保持反射。

结肠生理学

结肠的功能包括：

储存：结肠形成并储存大便，支持共生细菌，分泌黏液用于粪便润滑。

推进：此过程通过化学控制（神经递质和激素）和局部神经控制（肠神经系统）完成，并由外源性反射（通过副交感神经和直肠 - 结肠反射）易化。

控便：肛门外括约肌收缩和肛门直肠角小于 90° 有助于防止排便。交感神经（L1—L2）放电可增强肛门外括约肌的张力。

排便：排便为从大便进入直肠开始。由于直肠扩张，RAIR 使直肠扩张，IAS 张力下降。耻骨直肠肌被牵拉，产生排便的意识冲动。在自主控制下，EAS 和耻骨直肠肌松弛，粪便排出。肠道蠕动和增加的腹压（Valsalva）可加速粪便排出。

神经源性肠道的病理生理学

脊髓损伤通过多种机制影响肠道活动。这些机制包括暂时丧失 / 抑制反射活动（如脊髓休克）、对结肠和直肠顺应性和活动性的影响、结肠转运时间的增加以及肛门括约肌控制的改变。

泌尿生殖道和胃肠道在肌肉分布、神经支配、血液供应以及对胆碱能和肾上腺素能刺激的反应方面有相似之处。因此，那些排尿困难并伴有神经源性膀胱的患者也可能出现排便问题。

上运动神经元肠道和下运动神经元肠道（表 36A.3 ）

根据脊髓损伤平面和损伤程度，神经源性肠道可能是反射性肠道，也可能是无反射性肠道。

表 36A.1　结肠的神经支配

神经支配的类型	神经	对肠道的影响
副交感神经	迷走神经（第 X 脑神经）最远至脾曲； 盆神经（S2—S4），从脾到肛门括约肌	使胃肠道蠕动增加；使分泌增加；使平滑肌括约肌松弛
交感神经	腹下神经（T10—L2）	使胃肠蠕动减少；使分泌物减少；使平滑肌括约肌收缩
躯体神经	阴部神经（S2—S5）	使肛门外括约肌和盆底肌收缩
固有（内在）神经系统	肌间神经丛（Auerbach 神经丛）位于肠壁的环形内层与纵向外层之间；黏膜下神经丛	控制张力和有节奏的收缩力，帮助大便在整个结肠内推进。控制肠道分泌和吸收

表 36A.2　结肠的反射

反射	调节	作用	脊髓损伤相关性
胃 - 结肠反射	胆碱能	饭后结肠活动增加	据报道在脊髓损伤后出现、扩大或减少，是饭后排便的基础
结肠 - 结肠反射	由肌间神经丛介导	结肠上段平滑肌收缩，下段平滑肌松弛，从而促进粪便推进	在脊髓损伤患者中保留
直肠 - 结肠反射	由盆神经介导	在机械性或化学性刺激的情况下导致结肠蠕动	在上运动神经元损伤的神经源性肠道患者中保留，为手指刺激或肠道栓剂的应用提供了基础
直肠 - 肛门抑制反射	由肌间神经丛介导	直肠扩张及粪便导致肛门内括约肌松弛，通过直肠收缩引发排便	不受脊髓控制，因此在脊髓损伤患者中保留
肛门 - 直肠兴奋反射		当粪便通过肛管时，保持直肠收缩（和缺损）	

反射性肠道或上运动神经元（UMN）肠道

特点包括：

- 骶髓（S2—S4）以上损伤。
- 脊髓损伤在 T5 以上的患者，由于腹肌丧失功能，无法产生腹压，腹压来自于肋间肌和膈肌的收缩。颈脊髓损伤的患者仅仅依靠膈肌收缩。
- 粪便推进反射的协调性依赖于脊髓与结肠之间完好的神经连接。直肠扩张引起短暂的 EAS 收缩，防止便失禁。
- 肠道反射过度活动，直肠顺应性降低。
- EAS 无法自主放松，导致大便潴留，盆底肌痉挛。
- 粪便转运时间延长。
- 通常导致便秘和轻度大便失禁。

无反射性肠道或下运动神经元肠道的特征包括：

- 骶段（脊髓圆锥）或马尾神经损伤（或盆神经损伤）。
- 脊髓介导的反射消失。
- 肌间神经丛介导协调粪便缓慢推进。
- 粪便移动迟缓，干燥，呈球形（镰刀形）。
- 肛门括约肌和肛提肌张力低下，有大便失禁的风险。
- 通常导致便秘、尿失禁和排便频率增加。

UMN 和 LMN 肠道的区别总结在表 36A.3 中。

神经源性肠道并发症

神经源性肠道并发症包括便秘、大便嵌塞、腹泻、直肠出血和痔疮。这些并发症的评估和治疗将在本章后面讨论。

T6 以上的脊髓损伤、便秘或其他神经源性肠道并发症可诱发自主神经反射异常（AD）。

呼吸相短可能伴随腹胀。

特点	UMN	LMN
表 36A.3 上运动神经元（UMN）性肠道与下运动神经元（LMN）性肠道		
损伤平面	骶髓上	骶髓（圆锥）、马尾或盆神经
病理生理学	出现反射性肠管收缩，高反应性，节律性收缩	脊髓反射性蠕动丧失，大便运动迟缓
主要症状	便秘，大便失禁通常是中度	便秘，大便失禁，大便频率增加，大便干燥，大便呈球形
检查	盆底和肛门外括约肌痉挛	肛门括约肌张力低
治疗：		
期望的大便稠度	成形软便	硬便（尽管不难）
排便频率	每 1～3 天	每天甚至更多
直肠刺激	直肠栓剂和（或）手指刺激后开始排便	直肠栓剂和手指刺激通常无效
人工排便	通常不需要常规使用（尽管可以在插入栓剂之前进行，诱发直肠肌肉收缩，或在出现大便嵌塞等并发症时使用）	通常需要作为肠道管理的一部分。将戴上润滑手套的手指插入直肠，钩住或折断粪便并将其拉出
Valsalva 动作	与 LMN 肠道相比，较少使用	采用温和的 Valsalva 手法，先排空膀胱，避免膀胱输尿管反流，可以通过增加腹内压力来帮助排便

表 36A.4　典型 UMN 肠道管理的要点（目标：可预知和有效地排出；尽量减少并发症，与个人生活方式相适应）

进行个性化治疗，同时遵循以下一般原则

每天大约在同一时间排便，建立稳定的时间表（以形成习惯性、可预测的反应）

频率：每日或每隔一天（取决于饮食量和类型、摄入的液体、肠道损伤类型、个体差异以及损伤前的排便模式）

排便前约 30 min 进食食物或液体（利用胃 - 结肠反射）

如果可以（相对于在床上），最好选择坐位，利用重力作用（更快、更有效），否则取侧卧位

用手指刺激和（或）直肠栓剂启动排便时应使用最低有效刺激或剂量。手指刺激（将润滑的手指顺时针缓慢移动）通常进行 15 ~ 20 s，如果需要，每 5 ~ 10 min 重复一次

使用合适的肠道护理设备（例如，根据受伤程度选择有衬垫的便盆或淋浴椅，为手功能受损的患者提供数字肠道刺激器或栓剂插入器）

个体化的辅助技术在某些情况下可用于帮助排便（如腹部按摩、深呼吸或摄入热液体）

药物（并非总是需要）：大便软化剂（如多舒酸钠 100 mg，每日 3 次），蠕动刺激剂（如塞纳），多舒酸栓剂（表 36A.5）

在肠道护理期间预防皮肤损坏和跌倒

确保有足够的教育和培训

监控有效性和依从性

如有需要，可做出修改，以简化程序或提高效率。在做出改变之前，维持 3 ~ 5 个周期（在没有不良反应和并发症的情况下）。每次更改一个要素

临床思路

评估

病史

患者病史的要点包括发病前的胃肠功能和医疗状况、当前的肠

道管理（包括满意度）、当前的肠道相关症状、排便频率和持续时间、大便特征和药物使用。应评估液体摄入量、饮食和活动水平。

应进行肠道功能的系统评估，包括时间、频率、所需协助和持续时间、促进技术、直肠刺激的类型、肠道功能的药物、大便的特征（量、稠度、颜色、黏液以及是否含有血液）以及是否有排便愿望。即将排便的信号可能包括腹压、刺痛感、痉挛加剧、起鸡皮疙瘩或出汗。

应评估排便的难易程度，包括询问是否有延迟或疼痛、便秘、腹泻、计划外排便或大便失禁。

AD 的症状有时可能是由便秘或其他神经源性肠道并发症引起的。

大便嵌塞或其他腹部病理可能出现不典型或非特异性症状，如厌食和恶心。

体格检查

腹部检查包括是否有腹胀、疝气或其他异常；触诊时是否有硬大便、压痛或肿块；叩诊；听诊时是否有肠音。

应检查肛门。肛门可能存在扩张或撕裂（如由于外伤或膨胀所致）。通过拉扯肛周毛发或用掰断的拭子棒轻抚来检查肛门反射（由阴部神经介导，S2—S4）。应该检查双侧。

应检查肛周针刺觉。

应进行直肠指诊，检查肛门深压觉、耻骨直肠肌、肛门自主收缩、球海绵体反射和大便、痔疮或肿块。

《脊髓损伤自主神经国际标准》（FSAFSCI）推荐下列远端肠道自主控制的检查方法：肠道运动需要的感觉、大便的自制力和肛肠检查时出现的括约肌自主收缩。

功能评估在确定最合适的肠道计划中很重要。应该包括患者的学习能力、指导他人的能力、坐位耐力、坐位平衡、上肢力量、感觉、功能、转移技能、已存在和发生皮肤破裂风险的评估。应评估家庭可达性和设备需求。

诊断

腹部平片可以显示大便和异常积气，以防大便嵌塞。

作为结肠癌筛查的一部分，对 50 岁及 50 岁以上的人群应进行大便潜血检测。但由于出血过多，可能导致假阳性结果。结肠镜检查是癌症筛查的另一种选择，但需要良好的术前肠道准备，以便正确地显示结肠黏膜。

在特殊情况下可采取其他检查如调查原因不明时，或在考虑进行肠道手术时。在调查不明原因的腹泻时，可能需要通过大便检查白细胞、病原体和二硫化梭菌毒素。

治疗

脊髓损伤患者的肠道治疗应是全面、个性化的（基于神经损伤、需求、医务人员援助的可用性、适应性设备的使用、活动水平和生活方式），并以患者为中心。

排便计划的目标是：实现有效、可预测和有效的排便，预防大便失禁，并尽量减少并发症。

肠道管理的组成部分（表 36A.4 ）

饮食

饮食应具有足够的膳食纤维含量，但应因人而异。不建议患者自动进行高纤维饮食。开始时可以给予 15 g 纤维，然后滴定。高纤维饮食在脊髓损伤中的作用在不同研究中结果各异。一些报告表明，高纤维增加而不是减少小肠的转运时间。对引起排便不适或对大便稠度有不利影响的食物应加以鉴别，并尽可能避免食用。

液体

粪便硬度的液体需求必须与膀胱管理的液体摄入相平衡。增加液体摄入量有助于防止大便坚硬和堵塞。然而，可能需要增加间歇导管的频率，以避免因增加的液体摄入量而导致膀胱过度膨胀。

体力活动

运动会引起机械刺激，并可能增加肠蠕动，所以定期的体育活动是有帮助的。

排便时间表

应制订一致的排便时间表，以消除影响的因素和损伤前的排便模式，并考虑到护理人员、个人目标和生活方式。应将排便安排在一天中的同一时间。建议至少每 2 天一次，以避免慢性结直肠扩张。如果可行，目标应该是让完成既定肠道管理的时间少于 45 ~ 60 min。

通过手指刺激、甘油栓剂或必要时的比沙可啶栓剂来触发排便。这些药物通常在饭后 20 ~ 30 min 服用（利用胃绞痛），服药 10 min 后尝试排便。个性化辅助技术可能有助于促进排便。如果可以利用重力和腹部肌肉的机械优势在坐位上方便排便，则应进行直立式排便。

该计划应在急性期启动，并持续终身。如果在排便过程中没有计划外排便，则可以考虑简化程序。监测治疗方案的有效性和对治疗依从性的评估很重要。如有需要，可对方案进行修订。通常，每次修订后，在进行额外更改之前，至少需要 3 ~ 5 个肠道护理周期来评估其充分性。

手工排便（用于 LMN 肠道）

LMN 损伤患者的直肠 - 结肠反射功能受损，典型症状是无反射性排便，因此通过手指刺激或栓剂触发排便通常是无效的。在这些情况下，通常需要每天或更频繁地手工排便，以充分排便，并减少大便失禁（表 36A.3）。

患者和护理者教育

对患者和护理者的教育至关重要。教育计划应包括解剖、排便过程、脊髓损伤对肠道功能的影响、肠道管理的目标和基本原理、促进排便和有效排便的措施、所涉及的技术以及相关并发症的预防、再认识和管理。

辅助肠道功能的药物（表 36A.5）

口服药物可能有助于肠道管理，但并非总是必需的。药物包括大便软化剂（如多西他汀）、通过增加大便体积刺激蠕动的体积形成剂、蠕动刺激剂（如番泻叶）和接触刺激剂（如比沙可啶）。表 36A.5 总结了有关这些药物的信息，包括作用机制、副作用和其他注意事项。

其他干预措施

已尝试生物反馈，但效果令人怀疑。间断灌肠（通过直肠给予温盐水）已在儿童中使用，最近在成人中使用。虽然有一些有效性的报告，但在推荐常规使用前需要进一步评估。

手术选择

难治性病例的手术选择包括结肠造口术或经阑尾盲肠造口术，以形成顺行节制性灌肠（antegrade continence enema，ACE，Malone 手术）。外科决策和计划包括跨学科的评估和投入，以确保适当的非外科选择已给予充分的试验，以及个人的期望、目标和局限性。

表 36A.5　肠道的药物			
类型	药物举例	作用机制	副作用或注意事项
大便软化剂	多库酯酸钠（Colace）；多库酯酸钙（Surfak）	乳化脂肪，降低结肠内水分吸收，增加大便含水量，使大便变软	充足的液体摄入是必要的，必须考虑平衡液体摄入与膀胱管理
散装成型剂	亚麻籽（Fibercon，Metamucil，Naturacil），聚卡波非钙（Fibercon），甲基纤维素（Citrucel）	吸水增加大便体积	过量使用导致腹泻；如果液体摄入不足，则有发生肠梗阻的风险
蠕动刺激剂和促动剂	番泻叶（Senokot）	直接刺激Auerbach神经丛诱导结肠蠕动	黑色素大肠埃希菌（结肠镜显示结肠黏膜定植），随着时间的推移，反应性降低可能导致肠道张力下降 促动力剂，西沙必利因严重心律失常而被撤出市场
接触刺激物	比沙可定（Dulcolax）口服片剂、栓剂和灌肠剂	通过直接刺激或刺激结肠黏膜来增加结肠蠕动	口服液不建议经常使用，只有在肠道系统出现问题时才可以偶尔使用 栓剂：聚乙二醇（PGB）为基础的比沙可定栓或其组合物 在一些研究中，小体积的微型灌肠剂已被证明比氢化植物油为基础的比沙可定栓剂更有效

　　ACE 或 Malone 手术包括在结肠移动后将阑尾带到腹壁，并切断其尖端，在腹壁上形成一个可插管的孔，通过它可以进行灌肠。这种方法主要用于儿童（第十一章），但有报道称其在成人脊髓损

伤中的应用越来越多且有效。

对于没有建立充分的肠道管理方案或不成功的患者，可选择结肠造口术。仔细选择患者至关重要。对于有严重问题或保守管理困难的患者，让其了解手术的局限性和副作用，以及管理结肠造口的能力。手术可以显著减轻护理负担，提高生活质量。合适的造口位置对于可视化操作是很重要的。有时也可作为将粪便远离骨盆压疮的暂时或永久性措施。

并发症的治疗

便秘

均衡的饮食、充足的水分和纤维摄入量是控制和预防便秘的重要组成部分。通过机械刺激蠕动，增加活动是有帮助的。如果可行，应尽量减少容易引起便秘的药物。如果单独采取其他措施无效，在计划的肠道管理前至少 8 h 给予散装成型剂和泻药可能会有所帮助。

粪便嵌塞

可通过结肠触诊、直肠检查和（或）腹部 X 线片来明确粪便嵌塞。

如果直肠中有粪便，应尝试手工排便。为了减少高危人群（T6以上脊髓损伤）中的有害刺激和 AD 的发生，应使用麻醉软膏或凝胶。如果发生 AD，则必须对其进行监测和治疗。对于更近端的嵌塞，可能需要使用口服刺激剂，如柠檬酸镁片或双乙酰片。如果怀疑有肠梗阻，需要小心，因为可能导致肠穿孔。甘油灌肠可能有助于配合口服药物来使粪便松软。

痔疮

在肛门刺激过程中，通过维持软便和减小创伤，可减少痔疮的发展。症状可能包括疼痛、出血、黏液失禁（由于黏膜脱垂）或

AD 症状。临床症状性痔疮和（或）痔疮样症状的治疗包括：在肠道护理期间不鼓励紧张和尽量减少手指刺激，增加粪便软化剂以避免出现硬便，使用局部消炎药或栓剂。对于持续出血或对保守治疗无反应的 AD，可以考虑进行痔切除术。

实践精要

重要的是，要认识到粪便嵌塞可能只会出现恶心和食欲不振。治疗恶心的药物具有抗胆碱和便秘的特性，如果误服，会使问题恶化。水样粪便在粪便嵌塞时可绕过堵塞物，不应误诊或按照腹泻来治。

难点与展望

膳食纤维摄入量对神经源性肠道的影响需要进一步评估。目前已有的研究结果令人信服。关于肠道药物的长期疗效需要进一步研究。

推荐阅读

Chen D, Nussbaum SB. The gastrointestinal system and bowel management following spinal cord injury. *Phys Med Rehabil Clin N Am*. 2000;11(1):45-56.

Consortium for Spinal Cord Medicine. *Neurogenic Bowel Management in Adults with Spinal Cord Injury. Clinical Practice Guidelines for Health Care Professionals*. Washington, DC: Paralyzed Veterans of America; 1998.

Ebert E. Gastrointestinal involvement in spinal cord injury: a clinical perspective. *J Gastrointestin Liver Dis*. 2012;21(1):75-82.

Steins SA, Bergman SB, Goetz LL. Neurogenic bowel dysfunction after spinal cord injury: clinical evaluation and rehabilitative management. *Arch Phys Med Rehabil*. 1997;78: S86-S100.

第三十七章 压 疮

压疮是造成脊髓损伤患者全生命周期内患病、参与率和生活质量下降、住院率和护理成本增加的主要原因。

基本原则

国家压疮顾问小组（National Pressure Ulcer Advisory Panel，NPUAP）对压疮的定义是：由于压力或压力与剪切力的联合作用，造成皮肤和（或）皮下组织的局部损伤，通常发生在骨突上。

病因

压疮的病因是多方面的。经过科学研究，脊髓损伤患者的神经学受损皮肤经历了明显的改变，更容易破溃。包括自主神经变化、生化因子和机械因素。

丧失活动能力和感觉障碍限制了患者的减压能力。压力、摩擦力和剪切力是导致压疮的主要因素。与膀胱或肠道失禁相关的水分可能是一个重要因素，包括身体状况或营养受损在内的系统因素也可能是一个重要因素。

流行病学

尽管目前还没有精确的估计，但据估计，患有脊髓损伤的患者全生命周期患压疮的风险超过 50%。年龄越大，风险越高。脊髓损伤相关的压疮危险因素包括完全性损伤、脊髓损伤持续时间较长和功能独立性较低。糖尿病或血管疾病也增加了患病风险。

既往压疮史是预测未来压疮风险的重要指标。压疮的复发率很高，尽管根据研究人群报告的复发率有显著的变化。

伤后早期最常见的压疮部位是骶骨，其次是足跟和坐骨。伤后2年，最常见的部位是坐骨、骶骨和粗隆。

病理生理学

压疮形成的确切机制尚不充分。压力、剪切力以及由此产生的组织变形是导致压疮形成的主要因素。肌肉比皮肤对缺血更敏感。压疮通常发生在骨突上。这些部位的长期压力压迫皮肤和肌肉，阻塞血管供应。

临床思路

评估

在压疮的预防和治疗中，进行多维评估是必不可少的。评估的方面包括评估患者整体、评估、皮肤和伤口、并发症以及愈合或恶化。

风险评估

压疮的综合风险评估包括：

- 人口因素：年龄、伤害持续时间、种族、婚姻状况及教育程度。
- 物理和医学药物：损伤节段以及是否为完全性损伤、活动和转移能力、包括排尿在内的肠道和膀胱状况以及医学并发症。
- 营养状况：膳食摄入量、人体测量、生物化学参数，包括前

白蛋白、白蛋白和血红蛋白。2～3 天的短暂半衰期使前白
蛋白成为监测营养充足性的最敏感指标。

■ 心理和社会因素：认知状态、心理疾病、药物滥用和行为问
题，包括是否遵医嘱。

现有的风险评估工具不适用于脊髓损伤人群，其预测价值需要
进一步调查。在缺乏最佳风险评估工具的情况下，常用的量表是布
莱登量表（Braden Scale，表 37.1），尽管大多数患有脊髓损伤的人
将使用该量表进行风险分类。其他风险评估工具包括萨尔茨堡量表
（Salzberg Scale）和诺顿量表（Norton Scale）。其他几个量表已经
开发出来，但大多数是在有限的基础上使用的，没有充分的有效性
证明。

表 37.1 布莱登量表标准和评分

标准和分量表

感觉

水分

活动

转移能力

营养

摩擦和剪切

得分

每个子量表的得分从 1 分（最高风险）到 4 分（最低风险）。除了"摩擦
和剪切"得分从 1 分到 3 分，总得分范围为 6～23 分

评分越低，患压疮的风险就越大

风险类别从无风险（总分 19～23 分）到极高风险（总分低于 9 分）

高风险为 11～19 分。但对于脊髓损伤患者而言，该截止点尚未确定

压疮发生后的评估

系统性评价

进行全面的系统评估很重要。如有可能，应考虑导致压疮发展的因素和情况。评估应包括：完整的历史和检查，以评估上述系统性风险因素；心理和行为健康、社会和金融资源；护理援助的可用性和利用度；体位、姿势和相关设备；以及系统性并发症，如败血症、疼痛和痉挛恶化。

压疮的评估和记录应包括：

- 位置。
- 伤口基底的一般外观。
- 大小（长、宽、深及伤口面积）。
- 分期。
- 渗出物。
- 气味。
- 坏死。
- 侵犯。
- 边缘。
- 周围组织。
- 窦道。
- 感染证据（表 37.2）。
- 愈合（如肉芽化和上皮化）。

压疮分期（表 37.3）：NPUAP 于 2007 年对压疮分期进行了重新定义，包括最初的四期，并对深部组织损伤和不稳定压疮增加了两期（表 37.3）。

表 37.2 伤口感染指标
局部性
红
肿
热
硬结
疼痛
排脓
全身性
发热
发冷
白细胞增多
心理状态改变
心动过速
自主神经反射异常
痉挛加剧

表 37.3 压疮分期（NPUAP）		
分期	**定义**	**附加说明**
Ⅰ期：淤血红润期	皮肤完整，局部区域有压之不退的红色，通常在骨突起上	与邻近组织相比，该区域可能有疼痛、硬块、变软、发热或冰冷。Ⅰ期可能很难在肤色较深的人身上发现。深色皮肤可能没有明显的苍白改变，其颜色可能与周围组织不同
Ⅱ期：局部变薄（炎性浸润期）	局部真皮的厚度减少，表现为粉红色伤口床（创面）的浅开放性溃疡，无腐肉。也可表现为完整或开放和破裂的血清样水疱	此期不应该用来描述皮肤撕裂、胶带烧伤、会阴皮炎、浸渍或抓痕

分期	定义	附加说明
Ⅲ期：全层皮肤缺失（浅度溃疡期）	全层皮肤组织缺失。可见皮下脂肪，但骨骼、肌腱或肌肉未暴露。可能存在腐肉，但组织缺失的深度不明确。可能包含侵蚀和窦道	Ⅲ期压疮的深度因解剖位置的不同而不同。鼻梁、耳、枕及踝部无皮下组织，Ⅲ期溃疡可浅。相反，明显肥胖的区域可以发展到极深的Ⅲ期压疮。骨或肌腱不可见或不能直接触及
Ⅳ期：全层组织缺失（坏死溃疡期）	全层组织丢失，暴露骨、肌腱或肌肉。伤口床的某些部位可能会出现腐肉或焦痂。常常包含侵蚀和窦道	Ⅳ期压疮的深度也因解剖位置的不同而不同。Ⅳ期溃疡可扩展至肌肉和（或）支持结构（如筋膜、肌腱或关节囊），使骨髓炎成为可能。可见或可直接触及外露的骨或肌腱
无法分期的压疮：全层皮肤或组织缺失，深度未知	全层组织缺失，其中溃疡的基底部被伤口床中的腐肉（黄色、棕褐色、灰色、绿色或棕色）和（或）焦痂（棕褐色、棕色或黑色）覆盖	在去除足够多的腐肉和（或）痂皮以露出伤口底部之前，无法确定伤口的真实深度和分期。作为身体的生物覆盖，对于稳定的（干燥，附着，完好无损，无红斑）足跟的焦痂不应该将其移除
疑似深部组织损伤	局部区域变成紫色或褐红色，因压力和（或）剪切损伤皮下软组织而导致皮肤变色、完整或有血丝的水疱。与邻近组织相比，该区域之前可能有疼痛、硬块、糊状、潮湿、发热或冰冷的组织	深部组织损伤可能很难在深色皮肤的人身上发现。可能包括在深色伤口床上形成一个薄薄的水疱。伤口可能进一步发展，并成为覆盖薄痂。也可能快速进展，即使在最佳的治疗方法下，也会暴露出额外的组织层

为了确定治疗计划的充分性，需要持续不断地对压疮进行重新评估和监测。测量伤口表面积，包括伤口深度和破坏程度，是评价伤口愈合的可靠、有效方法。拍照有助于记录进展情况。

压疮愈合量表（pressure ulcer scale for healing，PUSH）是一个简单的量表，用于根据大小（长度和宽度）、渗出量和组织类型评估压疮的愈合情况。

可疑骨髓炎和其他并发症的检查

如疑似骨髓炎，可通过影像学研究进行评估。骨扫描比普通平片更为敏感，但在鉴别软组织感染方面的特异性有限。铟白细胞扫描更为特殊。MRI 可显示解剖细节。骨活检是最具有决定性的诊断形式，但除非另有手术指示，否则患者可能不愿意进行。

20 年或更长时间的长期溃疡偶尔会发展成鳞状细胞癌（Marjolins 溃疡），临床上可表现为分泌物增多、疣状生长和（或）伤口出血。如果临床上有怀疑，就要对可疑部位进行活检，以确定病变部位。

治疗

脊髓医学联盟已发表脊髓损伤患者压疮的防治指南，NPUAP 同样也发表了脊髓损伤患者压疮管理指南。

综合治疗计划

综合治疗计划的要素包括清洁、清创、敷料、手术（如有手术适应证）、支撑表面和减轻负荷的体位、身体的一般状况、营养和其他系统因素。如果溃疡在 2 ~ 4 周内没有愈合的迹象，应重新评估和修改治疗计划。教育和加强预防措施对于减少复发至关重要。

注意一般状况和系统并发症

对潜在影响因素的治疗至关重要。积极的营养支持和水合作用对愈合很重要。应根据需要补充摄入量，以确保足够的蛋白质和热量摄入。应纠正已确定的营养缺陷。然而，常规使用微量营养素补充剂并没有被证明能促进愈合。

一项大型随机对照试验表明，添加合成类固醇（安卓酮）对Ⅲ期或Ⅳ期压疮的愈合没有任何改善。

应治疗干扰伤口愈合的共病情况。对膀胱和粪便失禁需要妥善处理。戒烟很重要。

可能需要全身应用抗生素来治疗感染的伤口。对骨髓炎的治疗包括抗生素治疗 6 ~ 12 周。

清洁伤口

清洁是为了去除可见的残存组织，并在伤口最初出现后去除多余的泥垢和渗出物，以及去除残留的敷料，用来评估。

每次换药时都要清洁伤口。生理盐水是很好的清洁剂。冲洗是清洁伤口的首选方法。可使用注射器进行此操作，以产生轻微的压力，并防止伤口受伤。防腐剂（如聚维酮碘或过氧化氢）可能具有细胞毒性，应避免使用。

脉动灌洗疗法是一种水疗形式。对于大量渗出物和坏死组织的患者来说，它可能是首选的替代物。

清创术

伤口清创的方法取决于临床情况。应去除焦痂和失活组织。清创方法包括自溶法、酶法、机械清创法、锐利清创法（使用无菌器械仅清除坏死组织，而无须麻醉或出现大量活组织出血）或手术清创法。

敷料（表 37.4）

应使用敷料，以保持溃疡床持续湿润和周围皮肤干燥。敷料的作用是保护伤口不受污染或外伤，在预计会出现肿胀或出血时提供压迫、用药、吸收引流和（或）清创坏死组织。

伤口状况和所需功能决定了敷料的选择。每种产品都有优点和缺

表 37.4 皮肤伤口敷料的分类

敷料类型	举例	优点	缺点	适应证	禁忌证
透明薄膜敷料	Opsite, Tegaderm	是对外部污染的屏障，舒适，允许检查，可最大限度地减少摩擦	对渗出物吸收作用差，祛除时可能会造成创伤，特别是对于脆弱的皮肤，应用时可能会很困难	表浅伤口（I～II期），作为辅助敷料，覆盖亲水性粉末或糊状物	高度渗出的伤口，感染的伤口
水胶体敷料	Duoderm	保持水分，无痛去除，促进自溶清创，无粘连，防水	不透明，可能卷边，味，因此可能与感染混淆	部分变厚伤口，作为高风险摩擦区域的预防性敷料	渗出物重，窦道
水凝胶	Curasol SoloSite	无粘连，无创伤清除，对干燥伤口床舒适补水，促进自溶	有些需要二次敷料来固定，可能会浸泡周围的皮肤	部分和全层伤口，坏死或腐肉	严重渗出性伤口
泡沫	Lyofoam, Polymem	保湿，吸水和保护	泡沫的大小可能受伤口大小的限制	轻度至中度渗出物的伤口	干燥的伤口，干燥的焦痂及需要经常检查的伤口
海藻酸钠	Sorbsan, Seasorb	高吸水性，填塞死腔，可充填空洞，促进止血	可能需要二次敷料，凝胶会与腐肉或脓胀混淆	中度或高度渗出的感染或未感染的伤口，需要包扎和吸收的伤口	干燥的伤口或硬痂

续表

敷料类型	举例	优点	缺点	适应证	禁忌证
复合材料	Covaderm plus, Alldress	两种或两种以上物理上截然不同的产品组合而成的一种敷料，可用于多种用途	因产品而异	易碎的皮肤可能会限制使用	有些产品是Ⅳ期溃疡的禁忌证
胶原蛋白	纤维蛋白醇	吸附剂，不黏附，附着力好	需要二次敷料才能固定	部分和全层伤口伤口	坏死的伤口
酶促清创	阿库斯特酶、水杨酸檀香酯	非手术清创的方法	一些酶制剂被肥皂和清洁剂灭活后会损伤健康组织	清除伤口	治愈不需要清创的伤口
纱布辅料	Kendall Curity	随时可用，为有效的包装剂，可用于感染伤口，也可用于机械清创（湿到干）	使用不当，移除时疼痛及劳动密集会延迟愈合	不同的产品和使用方法、引流伤口，坏死的伤口	用健康的肉芽组织清洁伤口

点，没有一种敷料适合所有伤口。可用敷料的种类和适应证见表37.4。

实践精要

重要的是要根据特殊的伤口特点和所需的功能选择敷料，并在不同时期相应地变换敷料。例如，对于感染Ⅳ期骶部溃疡并伴有黄色坏死性糜烂和渗出物，可用海藻酸钙绳治疗，以吸收伤口渗出物并促进自体清创。随着伤口愈合并形成红色颗粒状基底，敷料的选择可能会变为水胶体糊剂和敷料，以填补伤口腔中的死角，并提供保湿的封闭性愈合环境。随着伤口进一步愈合，伤口变成粉红色并重新上皮化。水胶体敷料本身可用于保护新上皮。

辅助疗法

用于促进愈合的辅助疗法包括电刺激、高压氧和负压伤口疗法（negative pressure wound therapy，NPWT）。

NPWT装置包括带有泡沫的抽吸泵和封闭敷料，以在处理的伤口上产生负压。该疗法旨在通过多种机制促进伤口愈合，包括减少细菌负荷和水肿，同时促进肉芽形成和改善局部循环。需要紧密密封并与解剖表面一致才能更加有效。

体位

由于脊髓损伤显著限制了患者移动和改变位置的能力，因此需要采取适当的体位来减少组织负荷。需要周期性的休息来缓解骨骼突出部位的压力。应制订最佳的床上转移计划。

应避免将患者直接置于压疮上。应避免使用封闭式切口或环形垫。

应限制床头升高的时间，并建议床头升高最小角度，符合医疗考虑和其他指标。因为升高床头会增加皮肤与床表面之间的剪切力和摩擦力。

床支撑面

在进行压疮的通气和治疗时，应使用适当的床支撑表面来减少组织负荷。特殊的支撑表面在床（或椅子，如果是垫子）上按压时，会使个人的体重重新分布在皮肤和皮下组织上。

床支撑面可分为动态或静态两类。

- 动态支撑面包括空气导向、低空气损失和交替空气床垫。
- 静态表面包括静力触探、泡沫和标准床垫。

静态支撑面可用于溃疡恶化的患者，使他们在支撑面上处于疮面不负重的体位。如果患者不能在没有对溃疡施加压力的情况下进行定位，当静态支撑表面底部出来时，如果在静态支撑表面上出现无法愈合的溃疡或新溃疡的发展，则指示动态支撑表面。低空气损失和空气导向床用于多个旋转表面上的压疮，或在出现Ⅲ期或Ⅳ期溃疡时管理湿度和温度。空气流动床昂贵、笨重、噪音大，转移困难，限制了抬高床头的能力，增加了脱水的可能性。

轮椅体位、重量转移和坐垫

轮椅应定制并进行安装，以促进适当的姿势调整，并且允许根据个人的功能情况改变身体的压力分布（见第二十九章）。

重量变化是减压的关键因素。对于不能独立进行手动重量转换的患者，应采用电动重量转换轮椅系统。坐在手动轮椅上的俯卧撑压力缓解可以减轻臀部的负担，但需要足够的手臂力量，并且随着时间的推移，会导致上肢过度使用问题。向前倾斜可以使采取坐姿患者的坐骨结节脱出，侧倾斜可以使采取坐姿患者的对侧脱出。

需要制订适当的坐位时间表。尽可能避免将坐轮椅的人直接放在压疮上。

压力图可作为识别高压区域和评估不同座面和对准效果的辅助措施。该装置由位于活动垫上的传感器阵列组成，测量用户和支撑面之间的压力。信息以彩色编码图像显示，以说明压力大小。

　　轮椅坐垫包括泡沫、凝胶、空气和交替气垫。适当的垫层维护和检查非常重要。应该检查坐垫，以确保它们没有"见底"。环形（甜甜圈）坐垫会增加静脉充血和水肿，不应该使用。

外科手术

　　对于复杂的全层压疮，可能需要手术治疗。外科手术包括为伤口成功愈合做准备的手术（如外科清创术，或者窦腔或腔体切开术），或提供最终闭合的手术。

　　除局部伤口考虑因素外，一般评估对于正确选择患者很重要，包括医疗状况、耐受手术的能力以及遵守所需要的术后和持续护理的能力和动机（然而，这通常难以客观量化）。

　　术前应尽可能优化局部和全身因素，包括戒烟、痉挛性管理、感染治疗和营养优化。

　　黏膜皮肤或筋膜皮肤皮瓣术是首选手术方式。手术的要点包括切除溃疡、周围的瘢痕和潜在的坏死或感染的骨骼，缩小死角，增强愈合伤口的血管性，分散骨骼的压力，以及在将来出现问题时保留选择。不建议采取预防性坐骨切除术，因为它不能防止复发，但可能导致继发性问题，包括在其他高危区域增加负重。

　　术后让患者在低空气流失或空气导向垫上卧床休息，通常3～6周后开始逐步活动。一旦患者能够在不压迫手术部位的情况下承受髋部90°的被动活动范围，则开始短间隔（10～15 min）的坐姿，并在小心的情况下逐渐进行，以确保手术部位愈合而不会恶化。术后应特别注意戒烟、营养和痉挛的处理。

后续的预防措施

　　预防压疮是整个护理过程中科学护理的一个重要方面。

　　只要可行，应避免长时间固定。应尽快采取减压措施，并在整个护理过程中继续实施。

　　患者教育至关重要。教育时应强调对健康的皮肤护理的需要，避免皮肤干燥或水分过多，定期进行皮肤检查（包括使用长柄镜观察难以看到的骨骼突出物），定期减压，给予适当营养，以及避免吸烟和维持营养。

难点与展望

　　针对脊髓损伤的压疮风险评估工具仍需开发和研究。

　　还需要研究制订测量伤口和报告愈合率的标准方法。

　　NPWT 的确切作用和适应证需要进一步描述，以便在脊髓损伤患者中使用得最佳。

　　目前新的和有希望的辅助疗法正在被开发，并应用于治疗压疮，包括生长因子（如重组血小板衍生生长因子和神经生长因子）和细胞疗法，但需要更多的信息来确定这些方法的有效性以及在陈旧性压疮中的作用。

推荐阅读

Bauman WA, Spungen AM, Collins JF, et al. The effect of oxandrolone on the healing of chronic pressure ulcers in persons with spinal cord injury: a randomized trial. *Ann Intern Med.* 2013;158(10):718-726.

Consortium for Spinal Cord Medicine. *Pressure Ulcer Prevention and Treatment Following Spinal Cord Injury. Clinical Practice Guidelines for Health Care Professionals.* Washington, DC: Paralyzed Veterans of America; 2000.

European Pressure Ulcer Advisory Panel and National Pressure Ulcer Advisory Panel. *Prevention and Treatment of Pressure Ulcers: Quick Reference Guide.* Washington, DC: National Pressure Ulcer Advisory Panel; 2009.

Henzel MK, Bogie KM, Guihan M, Ho CH. Pressure ulcer management and research priorities for patients with spinal cord injury: consensus opinion from SCI QUERI Expert Panel on Pressure Ulcer Research Implementation. *J Rehabil Res Dev.* 2011;48(3):xi-xxxii.

Reddy M, Gill SS, Kalkar SR, Wu W, Anderson PJ, Rochon PA. Treatment of pressure ulcers: a systematic review. *JAMA.* 2008;300(22):2647-2662.

Regan MA, Teasell RW, Wolfe DL, Keast D, Mortenson WB, Aubut JA. Spinal Cord Injury Rehabilitation Evidence Research Team. A systematic review of therapeutic interventions for pressure ulcers after spinal cord injury. *Arch Phys Med Rehabil.* 2009;90(2):213-231.

第三十八章 神经和肌肉骨骼并发症：概述

基本原则

脊髓损伤可伴有多种神经和肌肉骨骼并发症。这些疾病累及单个或多个脊柱和（或）脊髓节段，涉及多个区域，如痉挛（三十八A章）或低于损伤水平的神经病理性疼痛（三十八C章）。

伴有脊柱或脊髓损伤的神经和肌肉骨骼疾病汇总在表38.1，而节段性损伤汇总在表38.2。

表38.1 脊髓损伤后累及脊柱或脊髓的神经和肌肉骨骼并发症	
疾病	**原因**
创伤后脊髓空洞症	- 见第三十八B章
脊柱侧凸	- 在骨骼发育成熟之前在小儿脊髓损伤中最为流行，在成人发病的脊髓损伤中罕见（见第十一章）
脊髓栓系综合征	- 脊髓性蛛网膜炎在脊髓损伤后可导致神经根或马尾的瘢痕和束缚
损伤部位周围的脊椎疼痛和退行性变（脊髓或神经根受压）	- 进行性退行性改变可发生在损伤部位邻近变形或不活动的椎体节段，包括椎间盘退行性疾病、脊柱侧凸、脊柱后凸、既往手术固定不愈合以及节段性不稳定。有可能出现关节松动、内固定断裂及感染 - 脊髓或神经根受压或局限性疼痛可导致神经系统恶化

疾病	原因
夏科氏脊柱或神经病性关节病	– 脊柱的影像学检查是确诊的必要条件 – 治疗可包括疼痛对症治疗、固定和（或）手术 – 随着时间的推移，脊柱融合术或内固定术水平上下的椎体运动可导致软骨和骨的侵蚀性破坏和脊柱假关节的发展；本体感受缺陷和保护机制的丧失加了速病理变化 – 症状和体征包括：背痛，脊柱运动时可听见咯吱声或沉闷的声音，脊柱不稳定导致脊髓受压而造成新的神经功能缺损，坐位失平衡，膀胱或肠道的上下运动神经元损害，反射性勃起丧失（由于腰骶神经根受累） – 通过影像学确诊，与感染或恶性肿瘤相区别 – 治疗方式主要是手术 但是，仍然有手术后复发的风险

表 38.2　脊髓节段性损伤后神经和肌肉骨骼并发症

疾病	原因
急性损伤时骨折	– 创伤性骨折可能同时伴有急性脊髓损伤，通常需要手术治疗（与慢性脊髓损伤造成的病理性骨折不同） – 在不考虑脊髓损伤完整性的情况下，可酌情行手术固定 – 暂时的负重限制可能需要对脊髓损伤的康复进行修正
慢性脊髓损伤时骨折（骨质疏松性骨折）	– 见第三十九 B 章
异位骨化	– 见第三十八 D 章
肌肉骨骼过度使用综合征	– 见第二十七章表 27.3，采取关节保护技术，以减轻上肢过度使用损伤 – 肩关节疼痛最常见。见第三十八 C 章另行讨论

续表

疾病	原因
肌肉骨骼过度使用综合征	– 其他上肢软组织损伤，包括肱骨外上髁炎（伸肌腱）、肱骨内上髁炎（屈肌腱）、鹰嘴滑囊炎、桡骨茎突狭窄性腱鞘炎（包括拇长展肌和拇短伸肌） – 下肢过度使用损伤发生于经常走动的人
神经卡压综合征	– 脊髓损伤后最常见的神经卡压综合征是腕关节的正中神经卡压（腕管综合征）和肘关节的尺神经卡压（表 38B.2）
痉挛及挛缩	– 见第三十八 A 章

推荐阅读

Biering-Sørensen F, Burns AS, Curt A, et al. International spinal cord injury musculoskeletal basic data set. *Spinal Cord*. 2012;50(11):797-802.

Goldstein B. Musculoskeletal conditions after spinal cord injury. *Phys Med Rehabil Clin N Am*. 2000;11(1):91-108.

Paralyzed Veterans of America Consortium for Spinal Cord Medicine. Preservation of upper limb function following spinal cord injury: a clinical practice guideline for health-care professionals. *J Spinal Cord Med*. 2005;28(5):434-470.

Widerström-Noga E, Biering-Sørensen F, Bryce T, et al. The international spinal cord injury pain basic data set. *Spinal Cord*. 2008;46(12):818-823.

第三十八A章 痉挛

基本原则

痉挛被定义为一种运动障碍，其特征是张力性牵张反射的速度依赖性增加或肌肉张力增强，伴有异常增高的肌腱痉挛。这是由于牵张反射作为上运动神经元综合征（upper motor neuron，UMN）的一个组成部分，具有超兴奋性。

痉挛包括一系列紧张性和阶段性特征，包括增强的肌肉张力、异常增高的肌肉伸展反射、不随意肌痉挛和阵挛。

病因和病理生理学

痉挛背后的机制很复杂，并未完全明了。主要机制被认为是由于脊髓损伤导致下行抑制调节信号的丢失。下行抑制的丧失导致节段性反射的过度活跃。

另一种作用机制被认为是随着时间的推移，在受体水平上发生的去神经化超敏反应，导致运动单元激活阈值降低以及对刺激的反应增强。

脊髓中间神经元的异常分支和通讯也可能是一个因素。

流行病学

脊髓损伤后痉挛很常见，据报道有 50% ~ 75% 的人在受伤后会出现痉挛。与损伤平面较低的人相比，在颈椎和上胸椎损伤的患者中痉挛的发生率较高。

自然史

在脊柱休克期间，肌肉张力通常降低。痉挛随时间出现。即使在损伤平面和完全性相似的患者之间，发病和进展的时间以及严重程度也存在很大差异。

临床思路

评估

病史和体格检查

评估应包括对痉挛的严重程度和部位的评估，确定诱发或加重痉挛的触发因素，以及对功能、舒适度和睡眠的影响。

诱因

任何伤害性刺激都会加重痉挛。病因包括尿道感染、膀胱结石、肠嵌塞、痔疮、趾甲内生、压疮、骨折、月经、创伤后脊髓空洞症或腹腔内病变。

痉挛的结局

痉挛作为一种常见的主诉和并发症的来源，引起疼痛、不适以及减少活动和活动范围。它会破坏坐位的稳定性和睡眠，干扰个人日常生活活动能力，使护理人员难以最佳地协助患者穿衣、打扮和卫生。严重和慢性痉挛的并发症包括关节挛缩、关节半脱位和压疮。

自评量表被用来量化痉挛对个体日常生活的影响。脊髓损伤痉挛度评价工具（SCI Spasticity Evaluation，SCI-SET）就是一个例子。

体格检查

临床检查显示对速度相关的被动牵张有抵抗。无力、过度活跃的肌肉伸展反射以及经常出现不正常的原始反射（如巴宾斯基反应）都是 UMN 综合征的一部分。

评估痉挛的临床量表

虽然这些量表方便，易于学习和使用，但测量的准确性和一致性可以根据考官的解释和患者的自我报告而变化。临床最常用的痉挛量化量表是改良 Ashworth 量表（Modified Ashworth Scale）。

改良 Ashworth 量表（表 38A.1）的理想体位是仰卧测量，并指导患者放松。如果主要测试屈曲关节的肌肉，测试者会将关节置于最大弯曲位置，并在 1 s 内移动到最大伸展位置（数"1001"）。如果主要测试伸展关节的肌肉，则将关节置于最大伸展位置，并在 1 s 内移动到最大屈曲位置。从 0 到 4 分为 0 级。0 分表示肌肉张力没有增加（在这个量表中没有肌张力降低的指示），4 分表示受影响的部分在屈伸时是僵硬的。

表 38A.1　改良 Ashworth 量表

分值	描述
0 分	无肌张力增加
1 分	肌张力轻度增加，表现为受累部分肌肉进行被动屈伸时，在运动范围的末端出现突然卡住，然后释放或出现最小阻力
1+ 分	肌张力轻度增加，表现为被动屈伸时，在运动范围后部分（小于 50%）中出现卡住，继续运动时始终有最小阻力
2 分	肌张力较明显增加，通过运动范围的大部分，阻力均较明显增加，但受累部分仍能较容易地移动
3 分	肌张力严重增高，进行被动关节活动检查有困难
4 分	僵直，受累部分不能屈伸

Penn 痉挛频率量表是一个 5 分自我报告量表，范围从 0 分（无痉挛）到 4 分（每小时痉挛发生 10 次以上）。

诊断

生物力学评估可以用钟摆测试、生物力学步态分析和等速动力测量等技术来完成。钟摆测试是在坐着的位置进行，将腿悬在测试表面的边缘。对膝关节周围的运动用测角仪进行评估，减少摆动的程度可以量化为痉挛的测量。该测试的临床价值有限，但已被证明具有良好的可靠性，并已在研究环境中被用作可量化的结果测量。

电生理评估利用表面肌电图测量运动单元活动的激活阈值，测量包括霍夫曼反射（H 反射）、H/M 比值（H 反射的幅度与复合运动动作电位的反射幅度之比）。H/M 比值在痉挛人群中会增加，与 Ashworth 量表有较好的相关性。

这些测试的临床价值有限，但已被证明具有良好的可靠性，并已在研究环境中被用作可量化的结果测量。

治疗

治疗方法

治疗时不仅要考虑症状的存在或严重程度，还要考虑对脊髓损伤患者日常活动和生活的影响。治疗的决定应该基于一些因素，如痉挛对功能的干扰，与痉挛或张力有关的疼痛的存在，对睡眠的干扰，以及出现上述并发症的风险。

并不是所有的痉挛都需要治疗。有些人可能会利用痉挛带来的好处，例如，帮助转移和床上位置。不完全脊髓损伤患者在站立和行走时可依靠下肢伸肌张力来帮助膝关节稳定。一定程度的痉挛被认为对维持骨骼或肌肉质量和预防深静脉血栓形成是有益的。

通常的痉挛治疗方法是逐步的。首先，要识别和清除有害的诱因，并结合定位、伸展以及必要时的矫正。然后加入口服药物并滴定，以达到最佳管理。化学去神经化被考虑，特别是在治疗目标是局部痉挛时。鞘内巴氯芬用于口服药物效果不佳或耐受性不佳的情况。

处理诱发因素

确定和治疗其他潜在的病理生理过程是重要的。痉挛的增加可能继发于尿道感染、膀胱结石、向内生长的脚趾甲、痔疮、便秘或肠嵌塞。尿道导管的刺激、骨折、月经、深静脉血栓形成、压疮、阑尾炎、胆囊炎或其他腹部情况也可能加重痉挛。

物理治疗

缓慢、持续的拉伸可以降低运动神经元的兴奋性，并防止挛缩。在治疗后的几个小时内，可能会有痉挛减轻的后遗症。在斜床、站立架或其他站立的设施上负重可以提供长时间的牵伸。

姿势和体位可以发挥重要作用。在轮椅上提供适当的腰椎支撑以及避免坐在骶骨上可以减少症状的诱因。应避免悬吊式坐，可能会引起股骨过度内旋。

使用矫形器，如踝足矫形（AFOs）可以减少张力，改善步态模式。石膏固定已成为关节挛缩治疗的关键部分。石膏通常分为两片，有利于进行皮肤检查。在石膏固定前有时会进行化学去神经化以加强牵伸。

冷敷（如冷敷或冷却喷雾）可降低肌肉内温度，有助减少痉挛。据报道，对有症状的肌肉进行电刺激有短期效果。

口服药（表38A.2）

应根据患者的年龄、既往疾病和认知状态选择药物。

巴氯芬是γ氨基丁酸（gamma amino butyric acid，GABA）的类似物。γ氨基丁酸是一种抑制性神经递质，与GABA-B受体突触前结合。它通过减少屈肌痉挛，增加运动范围，减少痉挛来发挥作用，经常被用作治疗与脊髓损伤有关痉挛的一线药物。剂量从每天15 mg到80 mg不等，尽管在有些患者需要更高的剂量。它的半衰期很短，为3.5 h，可能需要经常服用，以维持治疗效果，不分昼夜。

它可能具有抗焦虑和镇痛的特性。副作用包括镇静、疲劳、无力、恶心、头晕、感觉异常和幻觉。停药时必须逐渐减少剂量，以防止可能出现癫痫发作、视力障碍和幻觉的停药症状。本药经肾代谢。对肾功能受损的人可能需要调整剂量。

苯二氮平包括地西泮（安定）和氯硝西泮。这些药物通过GABA 系统起作用，但不直接与 GABA 受体结合。地西泮与突触前神经元 GABA-A 受体附近的一个位点结合，增强 GABA 介导的氯离子进入神经末梢，从而增强神经元的抑制活性。它也促进了GABA 的突触后效应。这类药物的使用受到已知和普遍的副作用的限制，包括镇静、抑郁、认知障碍和耐受性。

α_2 受体激动剂（可乐定和替扎尼定）作用在脊髓背角的中间神经元突触前的 α_2 受体，并认为通过抑制兴奋性氨基酸如谷氨酸和天冬氨酸和甘氨酸的释放，促进抑制性氨基酸神经递质的释放，抑制多突触反射。α_2 受体激动剂可口服、经皮和鞘内给药。透皮贴片有两种优点，可以在 7 天内提供指定的剂量，而且副作用比口服贴片要少。已知的副作用包括镇静、低血压和口干。应从低剂量开始，并谨慎加量，以尽量减少副作用。

替扎尼定的半衰期较短，低血压的发生率比氯尼丁低得多。据报道，在开始治疗的最初几周，出现幻觉的比例很小。在 5% 的病例中，它可引起肝酶升高，建议在基线时进行肝功能测试，并在 1、3 和 6 个月时定期进行肝功能测试。

加巴喷丁在结构上与神经递质 GABA 有关，但不与 GABA 受体相互作用。其活性可能涉及电压门控钙通道，但其减少痉挛的确切作用机制尚不清楚。它只能通过肾排出。不需要监测血液水平和肝酶。

丹特罗烯直接作用于肌肉组织，通过阻止中性诱导的钙离子沿肌纤维从肌浆网释放而发挥作用，从而降低钙依赖性的兴奋收缩耦合。该药物是非选择性的，可能作用于正常和痉挛性组织，引起无

表 38A.2 治疗痉挛的口服药物

药物	作用机制	起始剂量	最大推荐剂量	副作用和注意事项
巴氯芬	GABA-B 受体突触前抑制	2 ~ 5 mg	40 ~ 80 mg，分次服用	镇静，认知障碍，突然戒断发作
加巴喷丁	不明（可能与神经元中的钙通道受体有关）	100 ~ 300 mg	3600 mg/d，分次服用	照说明书使用，头晕，困倦
替扎尼定	α_2 肾上腺素能受体激动剂	2 ~ 4 mg	36 mg/d，分次服用	口干，转氨酶升高，定期检查肝功能
可乐定	α_2 肾上腺素能受体激动剂	0.1 mg	0.4 mg，分次服用	口干，低血压，困倦，便秘
地西泮	GABA 受体激动剂，促进 GABA 突触后效应	2 mg	40 mg，分次服用	镇静，认知障碍，运动协调障碍，耐药
丹曲林	钙释放抑制剂，干扰肌肉收缩所需的兴奋性收缩耦合	25 mg	400 mg，分次服用	肝毒性（监测转氨酶），肌无力，腹泻
赛庚啶	抗血清素	4 mg	36 mg，分次服用	镇静，口干

力，这可能是那些肌力处于边缘状态的患者所关注的。它可能引起肝毒性，很少发生暴发性肝衰竭，因此需要进行基线和定期肝功能检查。

环庚啶是一种非选择性血清素能拮抗剂，具有抗组胺活性。副作用包括口干、镇静、疲劳和体重增加。

患者报告说大麻对痉挛有显著的疗效。尽管联邦法律禁止，但在允许开具处方和用于医疗目的的州，它可能是一种治疗选择。

鞘内注射

对于口服抗痉挛药物治疗失败或不能耐受副作用的患者，鞘内给予巴氯芬等药物是一种选择。这种治疗需要使用一种植入的设备，绕过血脑屏障，将药物连续地送入鞘内。在弥漫性痉挛症状者中它是首选，对下肢痉挛的治疗效果优于躯干和上肢。然而，已改良导管的放置和给药方式，以改善上肢症状。

筛查：包括通过腰椎穿刺鞘内注射巴氯芬的试验，然后对疗效进行客观和主观监测。给药 50 μg 巴氯芬。在 45 ~ 60 min 内起效，通常在 4 h 左右出现高峰，8 h 后消失。

泵入：将药物泵入前腹壁皮下，使导管经皮下穿刺插入 L1 椎体水平的椎管，并穿刺至蛛网膜下腔至所需水平。

泵的管理：包括在预定的时间间隔内重新加满，同时进行泵的检查。对于再填充，通过一个中央入口进入泵储层，将储层中的剩余药物取出，然后将重新填充的新药物注入储层。泵程序设置用来更新关于储层容积、药物浓度、给药方案和报警日期的信息。

并发症：包括导管断开、扭结或堵塞、泵失效、感染和巴氯芬过量。

巴氯芬停药：表 38A.3 总结了鞘内药物递送失败的原因。剂量不足的早期症状包括痉挛、瘙痒、低血压和感觉异常。突然戒断可导致发热或体温升高、精神状态改变、过度痉挛和肌肉僵硬。如果不及时治疗，有时可进展为横纹肌溶解、多器官衰竭和死亡，因此需要立即注意。巴氯芬既可以在鞘内恢复，也可以在不能立即恢复的情况下，给予高剂量口服巴氯芬，但口服治疗可能需要数小时的时间。可静脉注射苯二氮䓬类药物。在出现严重高热时，建议使用丹特罗林。

巴氯芬过量：鞘内巴氯芬过量的症状包括困倦、头昏、头晕和嗜睡。呼吸抑制、癫痫发作、进行性低张力症和意识障碍都可能发生。

表 38A.3	鞘内药物给药失败的潜在原因
泵	储集层中没有药物或药物含量低
	低电量
	泵衰竭
导管	扭转或堵塞
	与泵断开连接
	液体泄漏
	移位
人为因素	程序设计错误
	浓度或药物不正确
	加药技术不正确

化学神经溶解法

化学神经溶解法可以用多种药物来完成，包括运动点阻滞与苯酚或乙醇，以及肉毒杆菌毒素注射。

苯酚神经松解和运动点阻滞：可以通过靶向运动神经分支或受影响肌肉的运动点来治疗局灶性痉挛。电刺激引导用于定位目标肌肉中运动端板的最大浓度。它比肉毒杆菌毒素更经济，但需要更精确的注射，以避免痛苦的感觉异常。这种影响可以持续几个月到一年多。通常阻滞后需要进行持续牵伸和石膏固定，以获得额外的好处。

肉毒杆菌毒素注射：阻断神经肌肉交界处乙酰胆碱的释放，干扰肌肉的活化。可将其直接注射到肌肉中。其效果与剂量有关，取决于肌肉的体积和症状的严重程度。肉毒杆菌毒素有很多种亚型。目前仅开发出 A 型和 B 型肉毒杆菌毒素用于临床。Onabotulinum 毒素 A 已获得美国食品和药物监督管理局（FDA）批准的适应证，可用于治疗痉挛，但仅限于成人患者肘部、腕部和手指屈肌的上肢痉挛。最常见的副作用是注射肌肉过度无力，偶尔会扩散到非靶肌肉。2009 年，鉴于肉毒杆菌毒素有可能从注射部位扩散到身体的其他部位，导致肌肉无力症状，FDA 要求对在美国销售的肉毒杆菌毒素产品实施新的标签警告和风险缓解策略。应注射最小有效剂量，治疗间隔 3 个月以上。

难点与展望

关于细胞水平痉挛的确切机制的新知识可能会导致新的治疗方案的研发。

推荐阅读

Adams MM, Hicks AL. Spasticity after spinal cord injury. *Spinal Cord*. 2005;43:577-586.
Dietz V, Sinkjaer T. Spasticity. *Handb Clin Neurol*. 2012;109:197-211.
Francisco GE. The role of intrathecal baclofen therapy in the upper motor neuron syndrome. *Eur Med Phys*. 2004;40:131-143.
Rekand T. Clinical assessment and management of spasticity: a review. *Acta Neurol Scand Suppl*. 2010;(190):62-66.

第三十八 B 章　脊髓损伤后神经功能减退

基本原则

据估计，约 15% 的患者在脊髓损伤后出现神经功能减退，可能是由多种潜在原因引起的（表 38B.1）。额外的神经恶化可能发生在脊髓损伤后的最初几周或几个月，但通常发生在数年后。它对功能有显著的负向影响，对脊髓损伤后的独立性进一步丧失和功能化产生焦虑。

脊髓损伤后可能发生的上肢卡压性神经病（最常见的是腕部正中神经，其次是肘部尺神经）见表 38B.2。脊髓和神经根的栓系或脊髓蛛网膜炎引起的马尾神经损伤可能是脊髓损伤后神经功能迟发性下降的原因之一。其临床表现类似于脊椎蛛网膜炎的其他原因，在第十九章中讨论。症状包括神经根和（或）脊髓受压等情况，如椎体假关节或畸形，见第三十八章表 38.1。

剩下一章的重点是创伤后脊髓空洞症（posttraumatic syringomyelia，PTS）。这是造成脊髓损伤后晚期神经功能下降最常见的原因之一（也见第二十三章关于发育性脊髓灰质炎的讨论）。

PTS 的病因和流行病学

PTS 是一种在脊髓损伤后的某些时刻发生的囊肿扩张的状况。PTS 最早在脊髓损伤后 1 个月就有报道，晚的则在几十年后才发生。

脊髓损伤后，许多患者在 MRI 上显示充满液体的囊肿，表现为脊髓软化，而不是脊髓空洞症。据报道，脊髓损伤后出现 PTS 扩大的患者占 15%～20%；有神经系统衰退症状的患者较少，发生率为 3%～8%。

脊髓空洞症在完全性脊髓损伤患者中比不完全性脊髓损伤中更常见。

表 38B.1　脊髓损伤后神经功能进一步减退的原因

- 创伤后脊髓空洞症
- 卡压性神经病（表 38B.2）
- 脊髓栓系综合征（常涉及马尾）
- 神经根和（或）脊髓压迫
- 不稳定
- 畸形
- 假关节病，夏科特关节病
- 退化、狭窄

表 38B.2　脊髓损伤患者上肢卡压性神经病

腕正中神经（腕管综合征）

- 为脊髓损伤后最常见的卡压性神经病
- 患病率估计为 40%～60%，导致神经功能明显下降 3%～5%
- 在轮椅推进、转移和重心转移过程中由反复压力引起的
- 有关活动期间的预防措施及轮椅设置，请参阅第二十七章表 27.3 以及二十九章表 29.3
- 临床表现：麻木、刺痛和正中神经支配区域感觉减退（桡侧三个半手指）；夜间不适，无力，手变笨拙，Phalen 征阳性（手腕屈曲 90°，保持 30～60 s）；Tinel 征阳性（沿手腕叩击）；两点分辨觉丧失（Filament 测试）

腕正中神经（腕管综合征）

- 经电诊断确诊（正中神经运动及感觉远端潜伏期延长，腕管局灶性减速或传导阻滞）
- 治疗：最重要的是在可行的情况下改变活动以符合上述预防措施，使用夜间垫、抗炎药物、腕管注射类固醇药物以及手术松解（术后 6 ~ 8 周内计划限制和暂时增加依赖性）

前臂正中神经受压

- 前骨间神经综合征：可发生肘关节反复屈曲和前臂前旋，单纯运动支，夹捏无力，拇指和示指不能做出 Ok 手势
- 旋前圆肌综合征：前臂内旋圆肌两个头间正中神经受压，可能发生在反复内旋或旋后。伴有前臂疼痛、手无力、拇指或示指麻木（以及鱼际隆起，与腕管综合征相区别）

肘部尺神经受压（肘管综合征）

- 为脊髓损伤中第二常见的卡压性神经病
- 在轮椅推进过程中，由于肘关节的反复屈曲和收缩，或者由于习惯在硬地面上休息的肘关节的直接压力，可能会发生压迫

肘部尺神经受压（肘管综合征）

- 临床表现：小指和无名指麻木，手内在肌无力，爪形指（祝福姿势），Froment 征（拇指内收肌在拇指和示指之间夹不住纸，所以用拇指指间屈曲代替），Wartenberg 征（第五指由于无力被动屈曲）
- 电诊断测试显示肘部传导速度下降
- 治疗：避免压迫肘关节内侧或延长肘关节屈曲，抗炎药物，手术解除

腕部尺神经受压（腕尺管）

- 在轮椅推进或拐杖行走的过程中可导致小鱼际隆起反复受压。与肘部受压不同的是，受压者的感觉损失仅限于外侧一个半手指的掌侧侧面，手指背侧表面没有感觉（由于近端起源于尺侧皮肤神经）。小鱼际隆起处 Tinel 征阳性，在治疗上可采取局部制动、抗炎药物或手术松解

桡神经卡压

- 并不常见，但可以发生在腋下（拐杖性麻痹），前臂或旋后肌（骨间后综合征，单纯运动时）以及腕部（手背感觉丧失）支配的脊髓损伤；治疗原则与脊髓损伤其他卡压性神经病相同

脊髓空洞症的病理生理学

目前脊髓空洞症的病理生理学尚不明确，可能涉及不同机制的启动和空洞的持续扩大。许多病例可能涉及脑脊液循环障碍引起的血流动力学改变，也可能是由于蛛网膜下腔梗阻或狭窄引起的。这可以通过高压或产生吸引脑脊液进入空洞的吸入效应而导致脊髓空洞症。另一个可能的原因是生物活性分子改变了水和溶质的运输途径，从而导致脑脊液进入空洞。脊髓局部缺血也可能参与脊髓空洞症的发生。

自然史

PTS 的自然史变化多端。相当数量的患者保持稳定，没有任何明显的临床变化。通常情况下，多年来症状进展缓慢。在较小比例的患者中下降速度可能相当快。早期发作的患者往往进展迅速。

临床思路

评估

病史

脊髓空洞症患者最初可仅表现为轻微症状，应高度警惕。

在创伤后患者中，疼痛常见于受伤部位或以上，可累及颈部和上臂，有时呈披风状分布。疼痛表现为钝痛、疼痛或灼痛，可能是间歇性的或持续的。咳嗽、打喷嚏、紧张或姿势改变可使病情加重。

脊髓损伤后如出现先前稳定的神经功能缺损的进展，应怀疑PTS。患者可能会发现新的或加重的感觉丧失。偶尔，在无意的烧伤或伤害到麻木区域后，可以注意到感觉丧失。虽然运动症状通常发生在后期，但也可能出现手无力或笨拙的症状。

发病时症状通常不对称或仅为单侧。

少见的表现包括新的或恶化的直立性低血压、多汗症、自主反射障碍恶化、肌肉痉挛加重或减轻、反射性膀胱排空障碍或脊柱侧凸。

体格检查

脊髓空洞症典型的体格检查表现是感觉分离，疼痛和温度觉（由于涉及脊髓丘脑纤维交叉）丧失，触觉、振动觉和位置觉（后柱）保留至后期。可见上肢反射消失。肌肉萎缩较少见，发生较晚。由于躯干肌肉的不对称累及，偶尔会出现脊柱侧凸。

霍纳综合征的发生可能是由于涉及自主神经通路下行的侧柱。

当空洞扩散到脑干时，鼻子和嘴的感觉丧失（随着空洞的扩张向外延伸到面部）就会发生。

连续神经系统检查对空洞的检测和监测具有重要意义。定量测量，如握力，或手持式肌力测量法，有助于监测肌无力的进展。

诊断

影像学

MRI 是诊断的首选方式，也可提供有关解剖范围和空洞的有用信息。有时脊髓空洞症的图像是模糊的，被金属的伪影所干扰。在可视化差的情况下，可进行 CT 或 CT 骨髓显像。

电诊断

电诊断试验可能显示异常，但对诊断 PTS 的作用有限。这些检查主要用于识别造成神经功能衰退的其他原因，如卡压性神经病，偶尔用于辅助检测工具。早期对 PTS 电诊断试验的改变包括 f 波延长；后期的改变包括减少复合肌肉动作电位（compound muscle action potential，CMAP），大型运动单元与去神经化过程一致，以及在自主运动中降低最大激发率。

鉴别诊断

其他中枢和周围条件可导致脊髓损伤后神经功能下降（表38B.1）。然而，重要的是要考虑 PTS 的可能性，而不是发现另一种相当普遍的情况，如腕管综合征的电诊断测试，可能是共存的。当然，脊髓损伤患者也可能发生非脊髓损伤相关的新神经缺陷的原因，如卒中或中枢神经系统肿瘤。

治疗

保守治疗

患者应进行系列神经系统检查、定量检测和系列影像学监测。一系列的电生理测试可能有辅助作用。

应避免产生类似瓦尔萨瓦效应的操作，因为其所产生的压力增加可能有助于空洞的进展，尽管这一措施的效用尚不明确。它可能包括避免排便紧张或采用瓦尔萨尔瓦手法来帮助排空膀胱，转移过程中的紧张，以及其他活动。

对疼痛症状采取治疗和康复干预措施，对于弥补失去的功能是有帮助的。面对压力时，避免使痛温觉敏感性降低的新区域出现烧伤或外伤非常重要。

手术

手术适应证包括神经功能迅速恶化或顽固性疼痛。在早期或进展缓慢的患者中手术干预的作用尚不清楚。手术可以预防病情恶化，改善功能，但结果不尽相同。疼痛和感觉功能经常得到改善。运动、膀胱或肠道的改善是相当少见的，虽然进展可能放缓或停止。

已有几种外科手术方法。如果脊髓空洞症伴有椎管狭窄和明显的蛛网膜炎，可以提示解除脊髓和神经根的栓系，并结合硬膜成形术，前提是改善脑脊液流量将改善病情。另一种手术选择是分流管。分流管将囊肿引流到具有高吸收能力的低压区。分流术的选择包括空洞胸膜腔分流术、空洞腹腔分流术或空洞蛛网膜下腔分流术。并发症包括分流器故障、分流器失败和感染。一些研究者也报道了将选择性脊髓切除术作为脑脊液引流的一种方法的良好效果。

难点与展望

细胞疗法是通过细胞移植来填充囊肿，作为一种潜在的策略正在被研究。随着对脊髓空洞症的病理生理学理解的提高，有望出现更多疗法。

推荐阅读

Bursell JP, Little JW, Stiens SA. Electrodiagnosis in spinal cord injured persons with new weakness or sensory loss: central and peripheral etiologies. *Arch Phys Med Rehabil.* 1999;80(8):904-909.

Falci SP, Indeck C, Lammertse DP. Posttraumatic spinal cord tethering and syringomyelia: surgical treatment and long-term outcome. *J Neurosurg Spine.* 2009;11(4):445-460.

Paralyzed Veterans of America Consortium for Spinal Cord Medicine. Preservation of upper limb function following spinal cord injury: a clinical practice guideline for health-care professionals. *J Spinal Cord Med.* 2005;28(5):434-470.

Shields CB, Zhang YP, Shields LB. Post-traumatic syringomyelia: CSF hydrodynamic changes following spinal cord injury are the driving force in the development of PTSM. *Handb Clin Neurol.* 2012;109:355-367.

第三十八 C 章　脊髓损伤相关性疼痛

基本原则

脊髓损伤患者的一个重要问题是出现持续性或慢性疼痛，也是造成脊髓损伤后生活质量下降的最常见原因之一。

病因

脊髓损伤后疼痛可由多种原因引起，通常是多因素的。脊髓损伤后疼痛有不同的分类。目前公认的基于专家共识的分类是国际脊髓损伤疼痛分类（International SCI Pain Classification，ISCIP）。ISCIP 分类将脊髓损伤疼痛分为三层：第一层将疼痛类型分为疼痛感受型、神经性、其他类型和未知类型；第二层包括神经性疼痛和痛觉感受型疼痛的各种亚型；第三层指定特定疼痛源和（或）病理（表 38C.1）。

痛觉感受性肌肉骨骼疼痛

肌肉骨骼疼痛最常见的原因是脊髓损伤患者过度使用。急性损伤有时会加重。过度使用损伤通常发生在肌肉 - 肌腱交界处，但也可累及软骨、黏液囊或骨骼。在截瘫患者中，肩部疼痛通常是由过度使用引起的。在四肢瘫患者中，肩痛通常与肩关节不稳定（肩关节稳定性薄弱）和（或）挛缩或由于痉挛或活动范围不足而引起的囊炎有关。由内外侧髁炎引起的肘部疼痛可能是由于轮椅推进过程中用力过大或技术不佳造成的，而肘部或腕部疼痛可能是由于在重复转移或拄拐过程中负重造成的。

痛觉感受性内脏疼痛

内脏疼痛可以由任何内脏病理引起，如大便阻塞、肠梗阻、胆囊炎、胆结石或胆管结石、阑尾炎或肾盂肾炎。

表 38C.1　国际脊髓损伤疼痛分类（ISCIP）

第一层：疼痛类型	第二层：疼痛亚型	第三层：主要疼痛源和（或）病理
痛觉感受性疼痛	肌肉骨骼疼痛	如肩胛盂关节炎、外侧髁炎、股骨骨折
	内脏疼痛	如心肌梗死、肠梗阻引起的腹痛、胆囊炎、肾结石
	其他感受性疼痛	如自主反射性头痛、偏头痛、皮肤切开手术
神经病理性疼痛	脊髓损伤平面疼痛	如脊髓压迫、神经根压迫、脊髓空洞症
	低于脊髓损伤平面疼痛	如脊髓缺血、脊髓受压
	其他神经病理性疼痛	如腕管综合征、三叉神经痛、糖尿病多神经病
其他疼痛		如纤维肌痛症、复杂区域疼痛综合征Ⅰ型、肠易激综合征
未知疼痛		

神经病理性疼痛

神经病理性疼痛可由损伤水平附近的脊髓或神经根的局部损伤或损害引起，如包括因椎体畸形或损伤水平周围不稳定造成的神经根受压。损伤平面以下的疼痛是脊髓损伤本身造成的。其他神经性疼痛包括压迫性或卡压性神经性疼痛。

流行病学

据估计，大约 2/3 的脊髓损伤患者会出现明显疼痛。尽管根据研究人群和用于定义和诊断慢性疼痛的标准，不同报告的发生率存在很大差异。

据报道，暴力相关脊髓损伤患者的慢性神经病理性疼痛的发生率较高，尤其是与枪伤有关的。

肩痛在脊髓损伤患者中占 30% ～ 70%。在老年人中更为常见，并且随着受伤的严重程度、手动轮椅的使用、肩关节灵活性或稳定性的降低以及体重指数的增加而增加。

病理生理学

疼痛的病理生理学取决于疼痛类型。脊髓损伤后的伤害性肌肉骨骼疼痛是由肌肉骨骼组织中感觉痛觉受体的激活引起的。这通常是由于在活动中，如轮椅推进、头顶伸展和转移时，上肢的重复力量造成的过度使用损伤。

神经病理性疼痛的病理生理学尚未完全了解，但可能包括中枢和外周机制。其机制可能包括皮质重组、受体和离子通道变化引起的神经过敏、异常放电和连接、异位冲动产生、抑制性中间神经元缺失、下行抑制性和促进性通路功能改变。

除了病理生理机制外，心理社会机制在疼痛的产生和维持以及与疼痛相关的痛苦中也很重要。

并发症及相关情况

慢性疼痛与多种合并症相关，包括抑郁、睡眠障碍和功能障碍。

诊断

评估

病史

国际脊髓损伤疼痛基本数据集提供了关于收集和报告脊髓损伤患者疼痛数据的标准化方法的指南。评估应包括有助于区分不同类型疼痛的信息（表 38C.2）。

对疼痛强度可采用标准化量表，如视觉模拟量表（VAS）或数字评分量表（NRS，疼痛评分为 0 ~ 10 分）进行量化。此外，疼痛评估应包括疼痛的特征和描述、位置、时长、范围、相关特征、加重和缓解因素。

应该评估疼痛对日常活动、情绪和睡眠的影响。对抑郁症等合并症的评估很重要。应对以前和当前治疗的反应性进行评估。

表 38C.2　不同疼痛类型的特征

肌肉骨骼疼痛	内脏疼痛	神经病理性疼痛
表现为"钝痛"或"酸痛"	表现为抽筋、钝痛和紧张，缺乏明确定位	表现为热灼、刺痛、针刺、尖锐、挤压感、痛苦的寒冷和类似电击
受运动或位置变化的影响	受食物摄取或其他内脏功能的影响；恶心，食欲不振，出汗	感觉缺陷存在于疼痛分布区域
触诊时肌肉骨骼结构的触痛	腹部触诊有压痛	疼痛分布内异位疼痛或痛觉过敏
证据一致的骨骼病理成像	影像学或其他检查的内脏病理证据	
抗炎药物反应		

应注意可能导致疼痛的先前存在的肌肉骨骼或神经肌肉状况。

体格检查

除了对疼痛的局部区域进行重点检查外，考虑到疼痛的多灶性和非典型或重叠表现的高发病率，还应包括仔细的全身物理、神经和肌肉骨骼检查。

例如，在评估肩膀疼痛时，需要对肩膀区域进行全面的肌肉骨骼检查，包括对撞击或肩袖损伤进行特别刺激试验。此外，颈部或腹部检查可确定肩部可能的疼痛来源。随着运动而增加的疼痛和局部触痛提示疼痛的肌肉骨骼起源，而异位疼痛（由正常的非疼痛刺激如轻触引起的疼痛）或痛觉过敏（对疼痛刺激反应过度的疼痛程度）的证据表明疼痛有神经疾病起源。在检查中发现的新的感觉或运动缺陷可为颈椎脊髓空洞症引起肩痛的可能性提供线索。腹胀或压痛可能提示内脏转移性疼痛（表 38C.3）。

表 38C.3　脊髓损伤后肩关节疼痛的鉴别诊断	
肩关节疼痛的原因	特征
肌肉骨骼性疼痛	
■ 肩袖或肩峰下疼痛综合征	受运动或体位的影响
	局部触痛
• 肩袖肌腱炎	活动范围受限
• 冈上肌肌腱炎	正向的促进动作
• 肱二头肌肌腱炎	对消炎药有反应
• 肩峰下滑囊炎	
• 肩峰撞击综合征	
■ 肌肉拉伤	
■ 肌筋膜痛	
■ 肩锁联合关节炎或拉伤	
■ 盂肱关节炎	
■ 冻结肩或滑囊炎	

肩关节疼痛的原因	特征
■ 锁骨远端骨溶解	
■ 肱骨头骨坏死	
■ 颈椎肌肉骨骼病理学	
• 退行性变	
• 生物力学不稳定	
内脏性疼痛	
■ 急性腹痛	发热、寒战
• 胆囊炎	恶心、食欲减退
• 阑尾炎	新的或恶化的自主反射障碍或出汗
• 消化性溃疡穿孔	
■ 肾结石	腹部压痛、腹胀
■ 胆结石	
■ 肠梗阻、肠阻塞	
■ 心肌缺血	
■ 其他腹部或盆腔病变	
神经病理性疼痛	
■ 脊髓空洞症	新的感觉或运动障碍
■ 颈神经根病	烧灼痛、刺痛或不适
■ 过渡区疼痛	
其他	
■ 复杂的局部疼痛综合征	异位疼痛，血管运动亢进

诊断

影像学

　　根据临床表现、影像学和其他诊断试验以确定潜在的病理。例如，肩关节造影可用于评估慢性脊髓损伤患者持续的肩部疼痛。

颈椎造影也可用于评估可能的转移性疼痛。如果疼痛的特征以及相关的症状和体征提示有这种可能性，可以对颈椎进行 MRI 检查以确定脊髓空洞症。

同样，可能需要腹部成像（超声和 MRI）来评估腹部不适。这些不适可能起源于内脏。

实验室检查

根据临床评估，这些指标可用于评估潜在的内脏疼痛源或炎症性关节炎等系统性问题。

其他检查

肌电图和神经传导测试可能有助于评估可能的神经压迫（如腕管综合征）。

鉴别诊断

考虑到疼痛的多灶性和非典型或重叠表现的高发生率，在评估脊髓损伤患者疼痛时，扩大鉴别诊断非常重要（表 38C.3）。

治疗
伤害性肌肉骨骼疼痛的治疗

关节保护技术在预防过度使用伤害及其管理方面都是至关重要的（第二十七章，表 27.3）。为了维持正常的肩关节盂肱运动和胸肌灵活性，应将灵活性锻炼以及个体化和渐进式的阻力训练计划纳入轮椅使用者的整体健身计划。

急性或亚急性损伤的治疗原则与正常人相同。然而，由于上肢功能的需要，相对的休息可能难以实现。夜间休息时的夹板固定可能有助于腕管综合征。家庭装修或额外的帮助可能允许相对休息。当上肢疼痛或受伤时，关节保护等活动的替代技术更为重要。

如果考虑对脊髓损伤患者的肌肉骨骼疼痛进行手术干预，重要的是要意识到并计划好术后几周到几个月的恢复时间。这段时间内功能限制和依赖性将会增加。在这段时间可以考虑临时使用电动轮椅、家庭改造和（或）其他帮助。

神经病理性疼痛的药物治疗

神经病理性疼痛的药物治疗在这个时候疗效并不理想。推荐的一线治疗包括三环类抗抑郁药（如阿米替林）、钙通道 α_2-δ 受体加巴喷丁和普雷巴林、5 - 羟色胺 - 去甲肾上腺素复合再摄取抑制剂（表38C.4）。三环类抗抑郁药或混合 5 - 羟色胺 - 去甲肾上腺素再摄取抑制剂的优点是治疗合并的抑郁症，如果抑郁明显的话。

2012 年，基于支持随机对照试验的结果，普瑞巴林——一种钙通道 α_2-δ 受体，被美国食品和药物监督管理局（FDA）批准用于治疗与脊髓损伤相关的疼痛。起始剂量为 150 mg/d，分 2 ～ 3 次口服，根据反应可增加至 300 ～ 450 mg/d。加巴喷丁每日给药三次。起始剂量较低，滴定至镇痛、限制剂量副作用或达到 3600 mg。

二线药物包括阿片类药物和曲马朵（一种对阿片类药物受体具有低亲和力结合、抑制血清素和去甲肾上腺素再摄取的镇痛药物）。阿片类药物的主要副作用包括便秘、恶心和镇静。另一个重要的问题是滥用、误用或上瘾。危险因素包括药物滥用史和药物滥用家族史。应考虑签订阿片类药物协议。大麻素在临床试验中效果好坏参半。一起与氯尼丁和吗啡，或与神经毒素如齐康肽鞘内注射治疗已被用于严重难治性神经病理性疼痛。

手术治疗

对于脊髓损伤后顽固性神经病理性疼痛，已经尝试过深部脑刺激、背髓刺激、脊髓切开术及背根局部切断等侵入性治疗，但没有实质性的成功证据。

表 38C.4　脊髓损伤中用于治疗疼痛的药物	
非阿片类镇痛药	对乙酰氨基酚
	非甾体类抗炎药，水杨酸盐类
	曲马朵
抗惊厥类——	加巴喷丁
钙通道 α_2-δ 受体	普瑞巴林
其他抗惊厥类药物	卡马西平
	其他（苯妥英、丙戊酸、拉莫三嗪）
三环类抗抑郁药	阿米替林
	去甲替林
新型双递质抗抑郁药	度洛西丁
	文拉法辛
阿片类药物	硫酸吗啡
	羟考酮
	氢可酮
	芬太尼透皮贴
局部麻醉药	利多卡因贴片
神经阻断软膏	辣椒碱

疼痛、情绪困扰和功能减退的多模式管理

推荐使用生物 - 心理 - 社会模型的多学科方法进行慢性疼痛管理。需要适当注意经常伴随出现的情绪困扰、功能下降和睡眠模式受损。应酌情评估和处理酒精和非法物质的使用和滥用处方药的问题。包括生物反馈或针灸在内的非药物措施可能会有帮助，认知行为疗法（cognitive-behavioral therapy，CBT）可能会改善疼痛的应对和功能，减少与疼痛相关的抑郁症状。

难点与展望

关于神经元超兴奋性和疼痛发病机制中其他机制所涉及的细胞和分子变化的新知识，为新的基于机制的治疗提供了潜在的靶点。

推荐阅读

Bryce TN, Biering-Sørensen F, Finnerup NB, et al. International spinal cord injury pain classification: part I. Background and description. *Spinal Cord*. 2012;50(6):413-417.

Cardenas DD, Felix ER. Pain after spinal cord injury: a review of classification, treatment approaches, and treatment assessment. *PM R*. 2009;1(12):1077-1090.

Cardenas DD, Nieshoff EC, Suda K, et al. A randomized trial of pregabalin in patients with neuropathic pain due to spinal cord injury. *Neurology*. 2013;80(6):533-539.

Dijkers M, Bryce T, Zanca J. Prevalence of chronic pain after traumatic spinal cord injury: a systematic review. *J Rehabil Res Dev*. 2009;46(1):13-29.

Dyson-Hudson TA, Kirshblum SC. Shoulder pain in chronic spinal cord injury, Part I: Epidemiology, etiology, and pathomechanics. *J Spinal Cord Med*. 2004;27(1):4-17.

Finnerup NB, Baastrup C. Spinal cord injury pain: mechanisms and management. *Curr Pain Headache Rep*. 2012;16(3):207-216.

Mehta S, Orenczuk K, McIntyre A, et al. Neuropathic pain post spinal cord injury part 1: systematic review of physical and behavioral treatment. *Top Spinal Cord Inj Rehabil*. 2013;19(1):61-77

Michailidou C, Marston L, De Souza LH, Sutherland I. A systematic review of the prevalence of musculoskeletal pain, back and low back pain in people with spinal cord injury. *Disabil Rehabil*. In press.

Teasell RW, Mehta S, Aubut JA, et al. A systematic review of pharmacologic treatments of pain after spinal cord injury. *Arch Phys Med Rehabil*. 2010;91(5):816-831.

Widerström-Noga E, Biering-Sørensen F, Bryce T, et al. The international spinal cord injury pain basic data set. *Spinal Cord*. 2008;46(12):818-823.

第三十八D章 异位骨化

基本原则

异位骨化（heterotopic ossification，HO）的特征是在关节周围的软组织中形成层状骨。

病因和流行病学

脊髓损伤后异位骨化的发病率为 25% ～ 30%，尽管只有一半病例具有临床或功能上的显著性特点。只有不到 5% 的脊髓损伤患者会发展为骨性强直。

在脊髓损伤患者中，异位骨化的危险因素包括完全性损伤、持续制动、痉挛，以及在部分病例中（不是全部）胸椎损伤程度和相关的压疮。

异位骨化的发生位置低于脊髓损伤水平。最常见的受累关节是髋关节（累及 80% ～ 90%，通常在前或前内侧），其次是膝关节（内侧）、肘关节和肩关节。

发病机制

异位骨化的发病机制尚未完全明确。可能是在骨形态发生蛋白（bone morphogenic protein，BMP）的作用下，间充质细胞异常活化分化成成骨细胞。这个过程的触发因素尚不清楚，但可能涉及包括炎症、本体感觉功能障碍、局部损伤、组织缺氧、异常交感神经活动和（或）制动性高钙血症在内的多种因素。

异位骨化的骨形成主要发生在肌层之间的结缔组织中，而不是肌肉本身。层状骨的形成从边缘开始，向中心发展，并被压缩的肌纤维和结缔组织所包围。

并发症及相关情况

异位骨化造成关节活动的丧失会影响关节的活动度、姿势、卫生和日常生活活动。异位骨化还可导致表面皮肤破损，增加痉挛。T6 以上的脊髓损伤患者可能会出现自主神经反射障碍。在极少数情况下，会发生神经压迫或血管闭塞。

自然史

临床上，异位骨化通常在脊髓损伤后 1 ~ 4 个月开始出现，有时较晚。骨发育成熟通常需要 12 ~ 24 个月。

临床思路

评估

病史和体格检查

相关区域的活动范围受限（ROM）是常见的表现特征。如果感觉完好，可能伴有疼痛或压痛，以及局部肿胀或发红。它可能在急性期之前伴有发热，通常是低热，但也可能是高热。

诊断

骨扫描

放射性核素（锝标记）三相骨扫描是早期诊断的主要手段。它显示在扫描的第一和第二阶段标记物摄取增加，表明在最初几周存在充血和血液淤积。骨扫描活性随异位骨化的成熟而降低。

影像学

平片的早期诊断价值有限，因为在钙化发生前几周平片通常是正常的。在关节周围可见绒毛状或爆米花样外观。在髋关节，它通常位于髂前上棘和小转子之间的前内侧。

超声比普通平片能更早地检测软组织肿块内回声阴影（反映骨形成）的变化。

磁共振成像（MRI）也可以用来显示异位骨化。计算机断层扫描（CT）对早期诊断没有帮助，但 MRI 或 CT 可以补充手术计划所需的神经和血管的范围和解剖关系信息。

实验室检查

碱性磷酸酶通常在 2 ~ 3 周后升高，可作为异位骨化的一个有用指标，但相对非特异性。它可能会一直升高，直到骨成熟。碱性磷酸酶已被用作一种辅助工具，以确定成熟和手术时机，虽然它在这方面的效用可能有限。红细胞沉降率（ESR）通常在最初几天或几周内升高，有时达到非常高的水平。C 反应蛋白（CRP）也会升高。

肌酸激酶可能由于周围肌肉的损伤而增加。前列腺素 E_2（PGE_2）水平在 24 h 尿样中可以升高，并已被建议作为一种有用的标记，尽管这并不常见。

鉴别诊断

局部肢体肿胀有时伴有发热，也可伴有肢体骨折、静脉血栓形成和蜂窝织炎。偶尔出现高热和 ESR 明显升高可增加全身感染的可能性。

治疗

关节活动范围

关节活动在异位骨化患者中的作用是有争议的。在所有阶段都推荐轻微的关节活动，可有助于预防异位骨化和异位骨化相关的强直和功能障碍的发生和进展。然而，应该避免强制关节活动，否则可能通过局部创伤和微出血而加速异位骨化的形成。

药物预防

过去曾建议在脊髓损伤后常规应用双膦酸盐预防异位骨化。然而，鉴于停止双膦酸盐预防后可能出现异位骨化，并权衡潜在的副作用与功能严重受限的异位骨化相对较低的发生率，目前并不推荐使用该药物。

非甾体抗炎药物（NSAIDs）已被研究用于预防脊髓损伤后的异位骨化，以及在 CRP 和 ESR 等炎症标志物升高的早期治疗。虽然吲哚美辛被证明在减少异位骨化方面有效，但鉴于其副作用，在实践中并未常规使用。环氧化酶 2（cyclooxygenase 2，COX-2）抑制剂如塞来昔布被认为是一种潜在的预防选择，其副作用比吲哚美辛更少，值得进一步研究。

药物治疗

依替膦酸是第一代双膦酸盐，常用于异位骨化的治疗，建议诊断后尽早开始治疗。缺乏随机对照试验限制了提出明确建议的可能。推荐起始剂量为 20 mg/（kg·d）。关于持续剂量和持续时间的应用各不相同，有些患者持续使用相同剂量 6 个月以减少复发，而另一部分患者在一段时间后将剂量减至 10 mg/（kg·d）。依替膦酸盐主要是通过阻断骨基质的矿化而不是抑制其产生来起作用的，因此在停药后异位骨化进展有可能恢复。它不影响已经形成的异位骨化。副作用主要为胃肠道反应，可以影响耐受性，从而限制给药的剂量。

新一代双膦酸盐更有效，副作用更小。一项小型研究表明，帕米膦酸钠可能有效。但是，还需要对新的药理作用进行进一步的研究。

放射治疗

放射治疗已被证明是有效的，尽管脊髓损伤中的研究规模小，质量低。考虑到潜在的副作用，放疗通常不作为主要治疗手段，而是在手术切除后使用，目的是减少复发。

手术切除

造成严重功能限制或其他并发症的异位骨化可能需要考虑手术切除。髋部前楔切除术是常规手术。手术可能会很困难，而且伴有明显的失血。基于切除前的骨扫描和实验室检测，一般建议将手术延迟至异位骨化成熟，因为未成熟异位骨化切除后复发率非常高。然而，也有一些报告显示，在完全成熟前进行早期切除效果良好。注意术后姿势很重要。可在术后 3～4 天开始轻柔的被动关节活动，但应推迟更积极的治疗。有时会采用术后放射和（或）非甾体类药物和双膦酸盐类药物治疗，但仍需要进一步研究以确定。

难点与展望

在异位骨化的病理生理学、预防和治疗方面存在明显的知识空白。对人工髋关节置换术后异位骨化的发展提出了一些建议，而对于脊髓损伤后异位骨化的科学研究仍然是必要的。新型双膦酸盐的试验正在进行中，还需要进一步研究。根据观察研究的阳性结果以及对骨基质形成抑制作用的假设，华法林被认为是一种潜在的预防药物，但是这需要在实际考虑之前进行进一步评价。新的潜在的治疗途径，例如，涉及抑制骨成型蛋白受体，可能会随着进一步了解异位骨化发病机制的研究而确定。

推荐阅读

Aubut JA, Mehta S, Cullen N, Teasell RW; ERABI Group; Scire Research Team. A comparison of heterotopic ossification treatment within the traumatic brain and spinal cord injured population: an evidence based systematic review. *NeuroRehabilitation*. 2011;28(2):151-160.

Banovac K, Sherman AL, Estores IM, Banovac F. Prevention and treatment of heterotopic ossification after spinal cord injury. *J Spinal Cord Med*. 2004;27(4):376-382.

Cipriano CA, Pill SG, Keenan MA. Heterotopic ossification following traumatic brain injury and spinal cord injury. *J Am Acad Orthop Surg*. 2009;17(11):689-697.

Citak M, Suero EM, Backhaus M, et al. Risk factors for heterotopic ossification in patients with spinal cord injury: a case-control study of 264 patients. *Spine*. 2012;37(23):1953-1957.

Sakellariou VI, Grigoriou E, Mavrogenis AF, Soucacos PN, Papagelopoulos PJ. Heterotopic ossification following traumatic brain injury and spinal cord injury: insight into the etiology and pathophysiology. *J Musculoskelet Neuronal Interact*. 2012;12(4):230-240. Review.

Sullivan MP, Torres SJ, Mehta S, Ahn J. Heterotopic ossification after central nervous system trauma: a current review. *Bone Joint Res*. 2013;2(3):51-57.

Teasell RW, Mehta S, Aubut JL, et al. A systematic review of the therapeutic interventions for heterotopic ossification after spinal cord injury. *Spinal Cord*. 2010;48(7):512-521.

第三十九章 代谢和内分泌并发症：概述

基本原则

脊髓损伤患者可发生多种代谢和内分泌异常。关于其中一些与脊髓损伤有关的代谢和内分泌后果的共识已经建立并得到一致接受，尽管在其潜在机制和治疗的某些方面尚不清楚。这些情况的例子包括身体组成的变化，瘦体重的损失，能量消耗的改变，钙代谢的改变，以及骨质疏松症的骨量严重丢失。

对于其他几种代谢和内分泌疾病也有不同程度的共识，需要更多的证据来建立这些疾病在脊髓损伤中的因果关系、相关性和重要性。

临床诊断

潜在的代谢和内分泌后果及相关考虑见表39.1。表39.1所列的其他各节进一步详细讨论了其中一些条件。脊髓损伤对药物代谢的影响见表39.2。

表 39.1　脊髓损伤中的代谢和内分泌问题

情况	考虑因素
身体成分的变化	– 瘦组织丢失
	– 相对肥胖
	– 详见第三十九 A 章
能量消耗减少	– 基础代谢率降低（由于肌肉质量减少，特别是 T6 以上损伤，交感神经活动减少）
	– 活动的能量消耗减少
	– 详见第三十九 A 章
碳水化合物代谢	– 糖耐量受损，糖尿病和代谢综合征可能增加（虽然目前脊髓损伤与其他人口统计学或共存因素的贡献还缺乏共识）
	– 关于心血管风险的贡献见第三十三 D 章，关于代谢综合征的讨论见第三十九 A 章
脂质代谢	– 低水平高密度脂蛋白的患病率似乎高于一般人群
	– 潜在心血管危险因素（见第三十三 D 章）
骨质流失和钙代谢	– 急性高钙血症
	（见第三十九 B 章，详见表 39B.1）
	– 高骨吸收率和损伤平面以下骨丢失，导致严重骨质疏松和骨折风险。详见第三十九 B 章
合成代谢激素缺乏	– 生长激素对刺激性刺激的反应被证明是迟钝的。其发病机制和意义尚未明确。是否有潜在的导致瘦组织的损失的额外因素
	– 据报道，慢性脊髓损伤患者睾丸激素缺乏症的发生率较高。见三十五章
低白蛋白血症和贫血	– 在脊髓损伤患者中相对常见。但如果是明显异常，不应简单地认为是脊髓损伤的正常后果，应及时考虑继发性并发症（如感染、炎症和营养不良）

续表

情况	考虑因素
低钠血症	– 有时见于慢性四肢瘫患者。发病机制尚不清楚。可能与抗利尿激素（ADH）水平的调节改变有关。高饮水量可能是一个因素，但不能单独解释，没有异常的游离水排泄。严重时可能需要限制液体
脊髓损伤对既存状况的影响	– 除了减少肌肉质量的影响和相关的胰岛素抵抗外，对既存糖尿病的治疗可能因制动、体重增加、糖皮质激素或甲泼尼龙的使用、急性应激或脊髓损伤后感染而复杂化
脊髓损伤对药物代谢的影响	– 见表 39.2

表 39.2 脊髓损伤对药物代谢的潜在影响

脊髓损伤相关改变	对药物动力学的影响
胃排空障碍	– 酸性药物吸收加快
	– 基础药物吸收延迟
胃肠蠕动减少	– 增加肠肝循环药物的吸收
	– 被肠道细菌破坏的药物生物利用度降低
皮肤和肌肉的血液流动减少	– 在低于损伤水平经皮、皮下及肌内药物吸收不可靠
身体脂肪的百分比增加	– 对脂溶性和水溶性药物分布的影响
血浆蛋白水平降低	– 增加蛋白质结合药物的游离部分
肾功能损害	– 减少肾对药物的排除

推荐阅读

Bauman WA, Korsten MA, Radulovic M, Schilero GJ, Wecht JM, Spungen AM. 31st g. Heiner sell lectureship: secondary medical consequences of spinal cord injury. *Top Spinal Cord Inj Rehabil.* 2012;18(4):354-378.

Bauman WA, Spungen AM, Adkins RH, Kemp BJ. Metabolic and endocrine changes in persons aging with spinal cord injury. *Assist Technol.* 2001;11:88-96.

Mestre H, Alkon T, Salazar S, Ibarra A. Spinal cord injury sequelae alter drug pharmacokinetics: an overview. *Spinal Cord.* 2011;49(9):955-960.

第三十九 A 章　脊髓损伤后的能量消耗与机体成分

基本原则

脊髓损伤中的能量消耗

每日总能量消耗（total daily energy expenditure，TDEE）包括三个主要组成部分：基础代谢率（basal metabolic rate，BMR）、活动能量消耗和食物热效应。脊髓损伤急性期后，TDEE 会减少（表39A.1）。能量消耗的减少与脊髓损伤的平面和损伤程度相关，四肢瘫患者的损伤发生率低于截瘫患者。

BMR 是身体在静止状态时合成代谢和分解代谢过程中所需的最小能量。它通常表示为 kcal/24 h，主要占每日总能量消耗的 60% ~ 75%。无脂物质（肌肉、骨骼和器官）是 BMR 的主要原因。骨骼肌质量的差异是造成 BMR 个体差异的主要原因。脊髓损伤后，由于肌肉质量和交感神经活动的减少，BMR 减少。

脊髓损伤也减少了运动或锻炼的能量消耗。移动身体较大的部分比较小的部分需要更多的能量，如腿与胳膊相比。肌肉瘫痪，尤其是下肢大肌肉瘫痪，以及与交感神经活动降低相关的心血管肌力和变时性反应减少，导致脊髓损伤后活动能量消耗减少。

脊髓损伤中机体组成

身体成分包括脂肪组织（fat mass，FM）和去脂肪组织（fat-free

mass，FFM）。去脂肪组织包括水、蛋白质和矿物质。基于脂肪组织和去脂肪组织的双组分模型以及已知的两组分密度差值，采用水密度计测定体成分。

脊髓损伤以多种方式影响机体组成（表 39A.2）。脊髓损伤后肌肉减少。瘦肌肉的减少导致身体总水量的减少。

表 39A.1　脊髓损伤的能量代谢与效应
脊髓损伤中由于 BMR 和运动或活动的能量消耗的减少，每日总能量消耗减少
脊髓损伤中 BMR 减少常继发于
– 肌肉质量减少
– 交感神经活动减少（T6 以上损伤）
活动能量消耗的减少是由于
– 肌肉瘫痪，尤指下肢大肌肉瘫痪
– 与交感神经反应迟钝相关的心血管收缩性和变时性反应减少

此外，骨骼矿物质含量下降（由于脊髓损伤相关性骨质疏松症），身体脂肪百分比（BF）相对增加。由于这些变化，双组分模型可能会对身体成分的评估不准确，低估了身体脂肪百分比的比例。

体重指数和肥胖

体重指数（BMI）可以评估体重与身高的平方的关系（kg/m^2）。BMI 被认为是肥胖的反映。在一般人群中，BMI 超过 25 kg/m^2 被认为是超重，BMI 超过 30 kg/m^2 被认为是肥胖。

在脊髓损伤中，考虑到身体脂肪增加的百分比，使用指定的健康个体的阈值的 BMI 或体重可能不能准确地反映肥胖。有人建议对脊髓损伤患者采用较低的 BMI 超重分界点（例如，用 22 kg/m^2 代替 25 kg/m^2 来代表超重）。根据脊髓损伤的神经学平面和损伤的完全性，以体重为基础的标准指南推荐的低热量摄入可能更适合脊髓损伤。

表 39A.2　脊髓损伤对机体组成及体重指数的影响
机体成分
脊髓损伤可以通过多种方式影响机体组成。 ■ 减少肌肉量，导致身体总水分减少 ■ 骨矿物质含量下降 ■ 身体脂肪百分比的相对增加 ■ 由于上述的变化，双组分模型可能会对低估身体脂肪百分比组成给出不准确的评价
BMI 和肥胖
■ 考虑到脊髓损伤后身体脂肪百分比的增加，BMI 或体重可能不能准确地反映脊髓损伤中使用指定的健康个体阈值的肥胖情况 ■ 有人建议对脊髓损伤患者使用 BMI 较低的超重分界点（例如，用 22 kg/m^2 代替 25 kg/m^2 来代表超重） ■ 理想体重可能需要向下调整，截瘫患者需要下调 5% ~ 10%，四肢瘫患者需要下调 10% ~ 15%。 ■ 以体重为基础的标准指南推荐的低热量摄入在脊髓损伤中可能更合适（基于神经水平和损伤的完整性）

　　除了心血管风险，超重和肥胖对脊髓损伤患者有多种不利影响，包括功能下降，更容易因受到过度使用而受到损伤，以及呼吸损害恶化。

代谢综合征

　　虽然尚未完全确定，但脊髓损伤后代谢综合征的风险可能增加。代谢综合征与一种促炎和血栓形成状态有关。这种状态被认为会促进心血管疾病。腹部或内脏脂肪组织已被证明释放炎症细胞因子，可导致直接或间接的血管内皮损伤以及抑制纤维蛋白溶解的血栓形成前制剂，所以脊髓损伤后增加的脂肪可能会增加心血管风险。

临床思路

评估

据建议，截瘫患者的理想体重可能需要下调 5% ～ 10%，四肢瘫患者需要下调 10% ～ 15%。如上所述，BMI 可能低估了脊髓损伤患者的肥胖程度，因此建议降低超重的临界值。其他人体测量方法，如臂围或皮肤褶皱厚度，在脊髓损伤患者中也被认为是不准确的。

脊髓损伤的影响可能会混淆代谢综合征的诊断及其各个组成部分（表 39A.3）。根据国家胆固醇教育项目 III（National Cholesterol Education Project Adult Treatment Panel III，NCEP ATP III）的定义，代谢综合征的组成部分包括：

- 向心性肥胖（男性腰围 > 102 cm，女性 > 88 cm）。
- 动脉粥样硬化 [甘油三酯 > 150 mg/dl，和（或）高密度脂蛋白（HDL）男性 < 40 mg/dl，女性 < 50 mg/dl]。
- 高血压（血压 > 130/85 mmHg）。
- 胰岛素抵抗和高血糖（快速血糖 > 110 mg/dl）。

在脊髓损伤中，腹部肌肉瘫痪可能会增加腰围的测量，因此这可能不是一个准确的评估中心肥胖的方法。神经源性低血压或自主神经反射异常可能会干扰血压读数。

表 39A.3　脊髓损伤代谢综合征

诊断

脊髓损伤可能影响代谢综合征的诊断：

- 腹部肌肉瘫痪可能会增加腰围测量，因此可能不能准确地评估向心性肥胖
- 神经源性低血压或自主反射障碍可能会干扰血压读数

治疗

脊髓损伤可影响代谢综合征的治疗：

- 在脊髓损伤中，基于体重或 BMI 的典型热量摄入参数可能并不准确。热量需求可能更低，需要进行相应的计算
- 在脊髓损伤中，体育活动和锻炼选择是有限的。肌肉瘫痪和交感神经反应减弱可能会限制锻炼的效果。虽然运动是必需的，但脊髓损伤患者的最佳运动方案尚未完全确立
- 在脊髓损伤中药理治疗的选择可能需要调整。例如，将噻嗪类利尿剂用于高血压治疗对于那些进行膀胱治疗的间歇性导尿患者可能不是一个合适的选择

　　营养评估的具体方面的实验室测试包括脂质谱、蛋白状态评估的前白蛋白和白蛋白水平，以及确定缺乏和需要补充的维生素 D 水平。

治疗

　　脊髓损伤的存在影响一般健康的饮食和运动建议，并影响代谢综合征的治疗（表 39A.3）。

　　代谢综合征治疗的重要方面包括：

- 改变饮食习惯：①减少热量摄入，实现可持续减肥和体重管理。②尽量减少饱和脂肪和反式脂肪、高血糖指数的食物或饮料，以及添加糖或盐
- 增加体力活动

■ 根据需要（结合生活方式管理）进行高血压、血脂调节和血糖控制的药理学治疗

饮食和营养

在脊髓损伤中，基于体重或 BMI 的典型热量摄入参数可能并不准确。也需要将年龄、性别、身体习惯和活动的差异考虑进去，以确定理想的卡路里摄入量。平均每日所需热量可能需要以理想体重为基础，截瘫患者比标准低 5%～10%，四肢瘫患者比标准低 10%～15%。

据报道，四肢瘫患者平均所需能量约为 23 kcal/（kg·d），截瘫患者平均所需能量约为 28 kcal/（kg·d）。

除了适当的热量摄入外，营养咨询应该强调增加水果和蔬菜的摄入量，减少饱和脂肪和精制碳水化合物的摄入量。而在脊髓损伤后最初几周的急性超分解代谢阶段，当发生负氮平衡时，蛋白质的需求量要高得多，急性期后的蛋白质需要量与一般人群相似，约为 0.8 g/kg。压疮的存在增加了蛋白质的需求，特别是在 Ⅲ 期和 Ⅳ 期伤口。

活动与锻炼

在脊髓损伤中，体育活动和锻炼选择是有限的。肌肉瘫痪和交感神经反应减弱可能会限制锻炼的效果。虽然运动是必须的，但关于脊髓损伤患者的最佳运动方案尚未完全建立。脊髓损伤之后的练习将在第四十三章进一步讨论。

药物治疗

脊髓损伤的存在可能影响高血压或代谢综合征其他成分的药理治疗选择。例如，噻嗪类利尿剂通常作为高血压的一线药物，可能不适用于采用间歇性导尿进行膀胱治疗的患者。

难点与展望

　　还需要更多的研究来确定脊髓损伤患者代谢综合征的风险和后果。

　　在脊髓损伤中开发和评估测量身体组成和肥胖的最佳方法的研究正在进行中。

推荐阅读

Bauman WA, Spungen AM. Metabolic changes in persons after spinal cord injury. *Phys Med Rehab Clin North Am*. 2000;11:102-140.

Gater DR. Obesity after spinal cord injury. *Phys Med Rehabil Clin North Am*. 2007;18(2):333-351.

Groah SL, Nash MS, Ljungberg IH, et al. Nutrient intake and body habitus after spinal cord injury: an analysis by sex and level of injury. *J Spinal Cord Med*. 2009;32(1):25-33.

Khalil RE, Gorgey AS, Janisko M, Dolbow DR, Moore JR, Gater DR. The role of nutrition in health status after spinal cord injury. *Aging Dis*. 2013;4(1):14-22.

Laughton GE, Buchholz AC, Martin Ginis KA. Lowering body mass index cutoffs better identifies obese persons with spinal cord injury. *Spinal Cord*. 2009;47(10):757-762.

Price M. Energy expenditure and metabolism during exercise in persons with spinal cord injury. *Sports Med*. 2010;40:681-696.

Spungen AM, Adkins RH, Stewart CA, et al. Factors influencing body composition in persons with spinal cord injury: a cross-sectional study. *J Appl Physio*. 2003;95:2398-2407.

第三十九 B 章 脊髓损伤后的钙代谢和骨质疏松症

基本原则

病因

脊髓损伤导致骨形成和骨吸收的正常耦合性丧失，主要原因是骨吸收显著增加。在受伤后的几天到几周内，骨流失就开始了，并且在最初的 6 ～ 12 个月里，骨流失的速度一直在加快，峰值是每月骨密度（bone mass density，BMD）下降 4%。在之后的几年里，骨质流失的速度持续放缓，直到稳定下来。

多余的骨吸收只发生在损伤水平以下。小梁骨似乎特别容易受到影响（例如，在股骨近端和远端以及胫骨骨骺和骨干中），尽管皮质骨和小梁骨都会发生丢失。

骨骼释放的钙通过肾排出，在第一周内出现高钙尿，并持续 6 ～ 18 个月。高钙血症也可能发生，在 1 ～ 6 个月达到高峰（表 39B.1）。

流行病学

由于骨量丢失，常会出现病理性骨折。发生骨量丢失和骨折风险最高的部位是股骨远端和胫骨近端，据报道，在完全性脊髓损伤患者中，这些部位的骨量丢失在 5 ～ 7 年内达到 50% ～ 60%。只有四肢瘫的患者上肢才会受到影响，但截瘫则不会。脊柱相对罕见。

在运动性完全损伤的患者，发生骨量丢失和骨折的风险更高。骨折的其他危险因素包括截瘫与四肢瘫（可能与活动水平的差异有关）、白人、女性以及受伤后时间更长。

发病机制

关于脊髓损伤相关性骨质疏松症的确切病理生理学尚未完全了解。机械、激素和神经系统因素都可能起作用。

表 39B.1	脊髓损伤后高钙血症
危险因素	– 青少年及年轻男性
	– 完全性四肢瘫
	– 长期制动
时间进程	– 损伤后 1 ~ 3 个月达到高峰
表现	– 恶心、呕吐和腹痛（如仍有感觉）
	– 多尿和烦渴
	– 困惑、行为变化和精神错乱
	– 表述可能含糊不清。对有危险的人来说，值得对其高度怀疑
检查	– 血钙（常 > 12 mg/dl）（在低白蛋白血症中，总钙可能低估了离子钙的水平）
	– 肾功能检查，因为可能发生肾功能不全
治疗	– 静脉补液（留置导管到位）
	– 循环利尿剂呋塞米（不是噻嗪，它会引起高钙血症）
	– 双膦酸盐——帕米膦酸盐，单次静脉注射

由于瘫痪，骨没有受到机械应力，这被认为是造成骨量丢失的一个重要因素。激素的影响也很重要。有证据表明甲状旁腺激素存在作用，并且睾丸激素水平降低。骨具有丰富的自主神经纤维支

配，脊髓损伤后交感神经反应减弱也可能与骨灌注改变有关。

并发症和相关情况

病理性骨折是骨质疏松症的主要并发症。骨折可能与其他问题相关，如皮肤破裂、痉挛增加、自主神经反射障碍、愈合不良以及移动和体位方面的其他潜在损伤。

临床思路

脊髓损伤后钙和骨代谢功能障碍的主要临床后果是：

- 制动后高钙血症，和
- 伴有骨折风险的继发性骨质疏松症

脊髓损伤术后高钙血症的临床考虑如表39B.1所示。
本章的其余部分着重于骨质疏松症和骨折的临床方面。

评估

病史和体格检查

没有骨折的骨质疏松症是无症状的，在骨折发生之前进行临床评估是不明显的。骨质疏松症的其他继发性原因（如吸烟、营养不良、炎症性肠病、药物治疗和甲状腺功能亢进症）可在评估中确定。可能既往有骨折史。在没有骨折史的情况下，可以偶然发现陈旧性骨折。

骨折可伴轻微损伤发生，常发生在转移、活动范围或轻微滑脱或跌倒时。在某些情况下，可能没有明确的外伤史。感觉迟钝的患者可能感觉不到疼痛，出现不适或痉挛加重的非特异性症状，最初诊断可能被忽略。在T6以上的脊髓损伤患者，即使在没有疼痛感的情况下，也可能由于骨折引起的伤害性刺激而出现自主神经反射异常。检查时可显示无痛肿胀或畸形。

诊断

骨密度

骨质疏松症的主要诊断试验是使用双能 X 线吸收测定法（dual-energy X-ray absorptiometry，DXA）测定骨密度。检查结果分为两种：T 值（骨密度与骨量峰值的同性别青年相比；得分在 –1 以上为正常，–1 ~ –2.5 为骨质疏松，–2.5 以下为骨质疏松。T 评分用于评估骨折风险）和 Z 值（骨密度与同年龄组、同身高和同性别人群的比较）。

然而，标准的骨质疏松诊断标准和骨密度测量在脊髓损伤患者中尚未得到充分的评估，而且可能不适合，因为标准 DXA 没有评估脊髓损伤中风险最大的部位——股骨远端和胫骨近端。关于常规 DXA 在脊髓损伤患者中的确切临床作用目前尚无共识，存在上述局限性，且缺乏目前公认的良好治疗方案。

影像学

X 线平片表现为晚期骨质疏松，但早期诊断价值有限，可正常至骨密度丧失 30%。它们有时在慢性脊髓损伤中很有用，例如，在开始新的负重项目之前评估风险。普通 X 线也可用于诊断和评估病理性骨折，尽管可能会遗漏发线骨折。

定量计算机断层扫描（quantitative computed tomography，qCT）可能是一个更有效的评估骨质疏松症的工具，但目前的可用性非常有限，超出了研究设置。

实验室检查

应该检查维生素 D 的水平。通过实验室检查可查明其他次要或促成的原因。骨转率的生物标志物包括羟脯氨酸、C 端肽和 N 端肽等。然而，目前尚不清楚它们在临床管理中的作用。

鉴别诊断

有存在下肢病理性骨折的可能性，因此在患者表现为单腿肿胀时应始终牢记。脊髓损伤患者单侧腿肿胀的其他原因包括异位骨化、静脉血栓形成和蜂窝织炎。

治疗

确定和治疗次要因素

应识别和治疗维生素 D 缺乏症。在脊髓损伤患者中维生素 D 缺乏症的患病率增加。减少阳光照射、生活方式的改变、药物治疗以及维生素 D 转化为活性形式的能力受损被认为是潜在的因素。目前，除了普通人群之外，没有针对脊髓损伤患者维生素 D 和钙补充的循证科学特异性指南。

药物或双膦酸盐治疗骨质疏松症的作用

双膦酸盐对骨有很强的亲和力，能抑制破骨吸收。一些研究表明，采用双膦酸盐治疗脊髓灰质炎骨质疏松症具有积极的效果，包括最近报道的新药物，如唑来膦酸。然而，结果喜忧参半，其他几项研究也没有显示出任何益处，包括帕米膦酸钠治疗与脊髓损伤相关的骨质疏松症的试验。一般来说，这方面的研究受限于样本量较小，研究设计存在问题，或者缺乏对混杂因素的充分考虑。需要更大规模的随机试验来确定双膦酸盐预防和（或）减少脊髓损伤相关性骨质疏松的作用。目前没有明确的指导方针或协商一致的意见，在这方面的意见和做法也有很大的不同。

锻炼和活动的作用

应避免长时间不活动。被动负重已被证明在很大程度上对与脊髓损伤相关的骨质疏松症无效。一些小型研究表明，功能电刺激（functional electrical stimulation，FES）辅助循环或其他形式的锻炼有益，但结果仍喜忧参半，关于改善的可持续性也没有得到证明。这是一个有待进一步研究的领域，既要建立效益，又要确定最佳的锻炼方案。

减少跌倒和损伤的风险

鉴于骨折的高终生风险，应强调减少跌倒风险的预防措施，包括转移中的安全，这是造成伤害的一种高风险活动。对于慢性脊髓损伤和严重骨质疏松症患者，在考虑开始新的负重活动时应谨慎。

骨质疏松性骨折的治疗

一般情况下，对非门诊患者应采用非手术方式，但有严重移位或其他并发症的患者除外。对于膝关节周围的骨折通常用膝盖固定器或填充良好的夹板来治疗。应避免使用圆形铸件，以免造成皮下皮肤破裂。如果使用，应充分填充和双阀，以便定期进行皮肤检查（表39B.2）。可能需要抬高肢体，以减少水肿。对于下肢，这可能意味着对使用轮椅者抬高腿部的休息，可能会暂时降低可操作性和轮椅通道，可能需要在治疗和出院计划中加以考虑。

痉挛增加可能需要临时的药物治疗。应酌情考虑和处理骨折的影响及相关畸形，和（或）功能固定，以及转移和轮椅座位的问题。

对严重移位伴旋转畸形的骨折可考虑手术治疗。但由于骨质量较差，常常存在固定和愈合问题。在罕见的极端情况下，可以考虑截肢。

表 39B.2　骨性骨质疏松性骨折的治疗要点

- 避免圆形铸件。如果使用，它们应该是良好的填补和双阀
- 在没有严重畸形的情况下，通常不建议进行手术。而且由于骨骼质量的原因，手术是有问题的
- 对痉挛临时增加和（或）自主神经反射异常，应有所预见，并在适当的情况下予以治疗
- 对于骨折相关畸形的影响和（或）轮椅通道制动、功能、转移和轮椅座位，应该考虑和处理

难点与展望

在脊髓损伤中，关于骨代谢和骨质疏松症的研究有多种途径，初步结果很有希望。然而，在这一领域，无论是在早期诊断还是在治疗方面，基于证据的实践仍存在许多差距。包括 FES 训练在内的运动干预的作用、最佳类型和频率，以及新型双膦酸盐在与脊髓损伤相关的骨质疏松症中的潜在作用，都需要进一步研究，设计良好的试验要有足够的力量产生结论性结果。目前正在进行的研究领域包括：结合机械和药理学方法预防或减少骨丢失，研究硬化剂在脊髓损伤后骨质疏松症中的作用，以及靶向和抑制核 kβ 受体激活剂（receptor activator of nuclear-kβ ligand，RANKL）的药理学方法，后者在破骨活性方面具有显著作用。

推荐阅读

Bauman WA, Schnitzer TJ, Chen D. Management of osteoporosis after spinal cord injury: what can be done? Point/counterpoint. *PM R*. 2010;2(6):566-572.

Biering-Sørensen F, Hansen B, Lee BS. Non-pharmacological treatment and prevention of bone loss after spinal cord injury: a systematic review. *Spinal Cord*. 2009;47(7):508-518.

Charmetant C, Phaner V, Condemine A, Calmels P. Diagnosis and treatment of osteoporosis in spinal cord injury patients: a literature review. *Ann Phys Rehabil Med*. 2010;53(10): 655-668.

Dionyssiotis Y. Spinal cord injury-related bone impairment and fractures: an update on epidemiology and physiopathological mechanisms. *J Musculoskelet Neuronal Interact.* 2011;11(3):257-265.

Dolbow DR, Gorgey AS, Daniels JA, Adler RA, Moore JR, Gater DR. The effects of spinal cord injury and exercise on bone mass: a literature review. *NeuroRehabilitation.* 2011;29(3):261-269.

Giangregorio L, McCartney N. Bone loss and muscle atrophy in spinal cord injury: epidemiology, fracture prediction, and rehabilitation strategies. *J Spinal Cord Med.* 2006;29(5): 489-500.

Maïmoun L, Fattal C, Sultan C. Bone remodeling and calcium homeostasis in patients with spinal cord injury: a review. *Metabolism.* 2011;60(12):1655-1663.

Morse LR, Giangregorio L, Battaglino RA, et al. VA-based survey of osteoporosis management in spinal cord injury. *PM R.* March 2009;1(3):240-244.

Qin W, Bauman WA, Cardozo CP. Evolving concepts in neurogenic osteoporosis. *Curr Osteoporos Rep.* 2010;8(4):212-218.

第四十章　脊髓损伤患者的老龄化

基本原则

脊髓损伤患者的预期寿命逐渐增加。脊髓损伤人群的平均年龄以及受伤的平均年龄都有所增加，这与一般人群的整体老龄化有关。因此，脊髓损伤患者、他们的护理人员和卫生保健提供者越来越多地遇到与老龄化相关的问题。

提示脊髓损伤后衰老加速

正在进行的研究表明，脊髓损伤患者出现早期衰老，通常具有非典型性特征。身体器官系统的储备能力在 25 岁以后开始以每年约 1% 的速度下降。由于大多数身体系统有正常的超额储备，因此，这种下降对满足 70 岁以下普通人的日常生活需求来说，并不构成重大问题。有人认为，对于某些身体系统和功能，脊髓损伤可能会加速这种与年龄有关的衰退。

各种因素都可能导致老化轨迹的改变。如脊髓损伤术后缺乏活动度、肌肉活动和负重，导致机体组成发生变化，肌肉质量比重下降，脂肪组织增多，骨密度降低，心血管危险因素潜在增加。同样，上肢过度使用会导致肌肉骨骼问题加速。

区分与衰老相关的因素和与损伤持续时间相关的因素是很重要的，尽管它们通常是重叠的。例如，呼吸系统并发症更多地与年龄有关，而不是损伤的持续时间。

临床诊断

随着脊髓损伤患者年龄的增长，在预测和处理新问题、减少继发性并发症以及保持健康、功能和生活质量方面需要特别注意。

一个复杂的因素是，在不同的机体系统中，与脊髓损伤和衰老相互作用相关的临床表现可能表现为非典型性或非特异性，导致诊断混淆，延误识别和治疗。

老龄化与脊髓损伤的相互作用

衰老和脊髓损伤都影响所有的身体系统。脊髓损伤的影响与影响诊断和治疗的年龄相关因素之间存在相当大的相互作用和重叠，见表40.1。

呼吸系统

由于老年人患肺炎的风险较高，肺炎球菌和每年接种流感疫苗尤其重要，戒烟也同样重要。

在既往无通气的四肢瘫患者可发生迟发性通气衰竭。影响因素可能包括与年龄相关的胸壁和肺顺应性下降、肺泡减少和肺活量减少（可使临界呼吸机失代偿）、进行性脊柱畸形合并胸后凸、体重增加和肥胖或因进行性创伤后脊髓空洞症而导致的神经功能恶化。

心血管系统

心脏疾病是造成脊髓损伤患者死亡和发病的主要原因。随着脊髓损伤人群的老龄化，缺血性心脏病（ischemic heart disease, IHD）相关问题在脊髓损伤患者的护理中变得越来越重要。有研究表明，与普通人群相比，脊髓灰质炎后缺血性心脏病的患病率有所增加，但目前缺乏这方面的普遍共识。

T5以上的脊髓损伤患者可能不会感觉到心绞痛的胸痛。他们可能表现为间歇性呼吸困难、恶心、不明原因的自主神经反射异常、晕厥或痉挛的改变。对体征的解释也可能存在混淆，难以区分充血性心力衰竭与坠积性水肿或肺不张引起的湿啰音。这两种情况在脊髓损伤中都很常见。

同样，周围动脉疾病的诊断延迟可能发生在脊髓损伤患者，因为缺乏间歇性跛行的主要症状。晚期肢体缺血的症状，如休息时的疼痛或麻木，也可能不存在，患者可能首先表现为晚期症状。

表 40.1　脊髓损伤效应与衰老效应之间的潜在相互作用

器官系统	脊髓损伤效应	衰老效应
呼吸系统	– 咳嗽减弱→分泌物潴留、肺不张、黏液塞、肺炎 – 呼吸功能受损（严重四肢瘫） – 睡眠呼吸障碍	– 胸壁和肺顺应性降低 – 肺泡结构破坏 – 肺活量降低 – 能代偿临界通气
心血管系统	– 早期，可能仍在进行中 　• 直立性低血压 　• 静脉血栓栓塞 – 正在出现的问题： 　• 自主神经反射异常 　• 心血管适应性↓ 　• 脊髓损伤中药物对心血管的影响 – 脊髓损伤对冠心病及周围血管疾病的影响 　• 危险因素↑，如 HDL↓，身体脂肪百分比和胰岛素抵抗↑，身体活动↓ 　• 诊断局限性（混淆或无体征，运动应激试验不可行）	– 心血管疾病包括缺血性心脏病（IHD）和外周动脉疾病（PAD）的患病率↑

器官系统	脊髓损伤效应	衰老效应
新陈代谢	- 脊髓损伤的药代动力学效应或脊髓损伤对药物代谢及生物利用度（吸收、分布、代谢和排泄）的影响 - 对碳水化合物和脂质代谢的影响（见前文）	- 潜在使用复方类药物 - 衰老对药动学（如与年龄相关的肝代谢和肾排泄下降）和药效学的影响
泌尿生殖系统	- 自主控制能力丧失 - 逼尿肌 - 括约肌协同失调 - 尿道压力↑ - 膀胱结石 - 尿路感染 - 膀胱癌（留置慢性导管，吸烟者）↑ - 勃起功能障碍	- 膀胱容量↓ - 无控制的逼尿肌收缩↑ - 肾功能↓ - 夜尿，日尿量↑ - 尿路感染↑ - 前列腺肿大 - 合并症引起的勃起功能障碍
泌尿生殖系统	- 失去自主肠道功能控制 - 肛门直肠协同失调 - 直肠排出力↓ - 肛肠问题（痔疮、裂隙、直肠炎和脱垂） - 胆结石 - 粪便潜血假阳性可能使直肠癌筛查复杂化	- 胃肠蠕动功能↓ - 胃酸分泌↓ - 需要进行结肠癌筛查
皮肤	- 压疮的风险（不活动、感觉缺失和痉挛） - Marjolin 溃疡（鳞状细胞癌）在慢性溃疡中的风险	- 皮肤萎缩 - 弹性，血管和胶原含量↓ - 耐剪切力↓
神经系统	- 瘫痪、感觉丧失 - 神经卡压性疾病（腕部正中神经、肘部尺神经）	- 肌肉质量或弹性↓ - 协调或敏捷性↓ - 平衡或步态障碍

器官系统	脊髓损伤效应	衰老效应
神经系统	– 创伤后脊髓空洞症 – 可能同时存在脑损伤造成的认知障碍	– 反应时间延长
肌肉骨骼系统	– 过度使用综合征，包括肩膀或肌腱等 – 慢性疼痛［感受性，和（或）神经病理性］ – 异位骨化 – 继发性骨质疏松和病理性骨折	– 退行性关节炎 – 年龄相关性骨质疏松症
社会心理	– 增加压力、抑郁和孤独的可能性 – 生活质量更多地与参与有关，而不是损害的程度	– 老年照顾者或配偶 – 失去社会支持 – 对社会参与的影响

代谢或内分泌

随着年龄的增长，机体组成和能量代谢的变化可能是脊髓损伤继发的复合变化。

甲状腺功能减退症是老年脊髓损伤患者新发疲劳的鉴别诊断之一。

药物代谢，包括清除，同时受到脊髓损伤和衰老的影响，尤其存在药物相互作用和药物相关副作用的风险。

泌尿生殖系统

良性前列腺增生在老年男性中非常常见，可能会混淆脊髓损伤相关泌尿生殖系统功能障碍的评估和治疗。

长期留置导尿管的患者患膀胱癌的风险较高，可能需要定期筛查。

关节炎的变化，手的灵活性下降和活动减少可能影响以前执行间歇导尿的能力。

胃肠道

随着年龄的增长，胃肠运动能力下降可能会加重便秘。

随着年龄的增长，手指灵活性和身体运动能力的进一步丧失可能会影响适当的手指刺激，这就需要修改之前建立的肠道管理。

局部肛肠问题引起的出血或脊髓损伤中可能发生的创伤可能会干扰结肠癌筛查的粪便检测，这是对 50 岁以上健康人的建议。用于癌症筛查的结肠镜检查需要特殊的肠道准备以实现充分的可视化，这对于脊髓损伤患者来说可能尤其麻烦。

由于在日常生活中难以保持良好的口腔卫生，四肢瘫患者随着年龄的增长，罹患牙科疾病的风险可能会增加。

皮肤

随着年龄的增长，组织弹性的丧失和皮肤干燥的增加可能会增加皮肤破裂的风险，因此有必要对这些方面给予适当的关注。

神经系统

对创伤后脊髓空洞症应作为新发神经功能下降的鉴别诊断，而不是自动归因于年龄相关性下降。

平衡性和协调性随着年龄的增长而下降，会进一步加重脊髓损伤患者的步态问题。

由衰老导致的视力丧失（如白内障和黄斑变性），或许会显著降低从前依靠视觉来部分代偿脊髓损伤后感觉障碍的那部分人的功能。

睡眠模式随着年龄的增长而变化，可能需要注意。

学习新知识的能力在不同程度上受到年龄增长的影响，在为这些人制订教育和培训计划时应该牢记这一点。如果材料没有焦点，并且一次包含了太多的信息，那么患者可能会出现记忆力差、过度刺激或挫败感。

肌肉骨骼系统

退行性关节炎可显著降低日常生活和活动能力，降低功能独立性。

上肢过度使用综合征很常见，并可能随着年龄的增长而恶化。

与年龄相关的骨代谢变化可能会加重与脊髓损伤相关的骨质疏松症。

使用非甾体抗炎药（NSAIDs）治疗疼痛或与脊髓损伤相关的过度使用损伤时在老年人中尤其需要注意，因为他们有较高的胃肠道出血风险。

功能

脊髓损伤患者随着年龄的增长，功能衰退加速。据报道，平均而言，四肢瘫患者在49岁时和截瘫患者在55岁时需要额外的功能帮助，而一般人群则需要70岁或以上。活动执行方式的改变，和（或）使用自适应设备或其他技术可以方便地保持或维护功能独立性。

社会和心理

配偶或伴侣的衰老或死亡，加上个人自身功能能力的下降，可能导致丧失独立生活能力以及社会孤立和社会活动参与减少。需要特别努力解决这些问题，并采取措施确保护理人员的支持。

应促进高级保健规划以及讨论有关死亡和死亡的想法和恐惧的机会。

然而，重要的是要认识到，脊髓损伤中报告的生活质量并不一定会随着年龄的增长而下降。一些研究表明，脊髓损伤患者在 25 ~ 45 岁达到峰值后，随着年龄的增长，抑郁症的整体发病率会下降，而脊髓损伤患者在 20 年以上的时间里，抑郁症的发病率也会下降。老年人患抑郁症的风险与其他疾病的存在和功能的显著下降有关，这进一步强调了充分解决这些问题的必要性。

难点与展望

存活率的增加和寿命的逐渐延长是相对较新的现象。脊髓损伤老龄化是一个不断发展的重要的多维研究领域。

为了更好地理解和区分老化和损伤持续时间的影响，需要进行研究。

需要进一步了解脊髓损伤后的衰老轨迹，找出对心理和生理功能、参与和生活质量影响最大的特定因素。

需要建立针对脊髓损伤老年患者的护理系统，以及了解脊髓损伤中与年龄相关的变化的提供者和卫生保健团队，以便提供适当的评估、随访和治疗。

推荐阅读

Capoor J, Stein AB. Aging with spinal cord injury. *Phys Med Rehabil Clin N Am.* 2005;16(1): 129-161.

Charlifue S, Jha A, Lammertse D. Aging with spinal cord injury. *Phys Med Rehabil Clin N Am.* 2010;21(2):383-402.

Groah SL, Stiens SA, Gittler MS, Kirshblum SC, McKinley WO. Spinal cord injury medicine. 5. Preserving wellness and independence of the aging patient with spinal cord injury: a primary care approach for the rehabilitation medicine specialist. *Arch Phys Med Rehabil.* 2002;83(3 suppl 1):S82-S89, S90-S98.

第六篇

脊髓损伤后社会心理问题和社会参与能力

第四十一章 脊髓损伤后社会心理问题

基本原则

为了提供有效的护理，对所有参与脊髓损伤患者护理的临床医生来说，无论其学科如何，了解脊髓损伤患者的心理因素是非常重要的。虽然心理学家为脊髓损伤治疗团队带来了独特而必要的专业性见解，但团队成员也应该关注患者的心理健康。

脊髓损伤后的反应

对脊髓损伤的反应在个体之间有显著差异，每个人都经历了一个独特的调整过程，随着时间的推移而展开。以前基于对损伤反应的阶段理论的观点不支持现有的科学研究。事实上，在脊髓损伤之后，人们通常不会经历否认、愤怒、讨价还价、沮丧和接受的连续阶段，而是可以直接进入其中任何一个或多个状态或其他情绪状态，有时可能会在这些状态中停留很长一段时间。

在急性期非特异性抑郁和打击很常见，但往往不会持续很长时间。在某些情况下，没有明显的心理功能障碍。研究表明，对脊髓损伤后持续的负面情绪和痛苦的过度估计和预期，对医护人员的负面认知与报告的脊髓损伤患者的经验和前景之间存在着显著的差异。研究提出了影响脊髓损伤反应的几个因素（表41.1）。

470

脊髓损伤后抑郁

虽然这不是规律，但据报道，在脊髓损伤患者中抑郁的比例很高，据估计发病率在 20% ~ 30%，尽管不同的研究之间存在差异。脊髓损伤患者出现严重抑郁症状的风险大于健康对照组。

表 41.1　脊髓损伤后抑郁的潜在危险因素

危险因素	描述	潜在的治疗
低环境奖励	缺乏愉快和积极的经历	确定和增加参与愉快的活动；管理参与障碍；克服回避性倾向
外部（与自身）控制点	认为自己的生活和个人处境在很大程度上受外部力量或机会的支配；不太清楚自己有能力管理和影响自己的处境，或不让他做自己想做的事情	应对效能训练、自我管理及解决问题技巧训练
慢性疼痛	常与"灾难化"和（或）无助感联系在一起	教授识别与疼痛相关的负面想法和感受的技能，并帮助纠正不良行为
酒精和药物的滥用	有抑郁的风险	酒精和药物滥用的咨询和治疗

脊髓损伤后抑郁的危险因素

脊髓损伤后抑郁的危险因素可分为不可逆性因素和可逆性因素两类。不可逆性危险因素包括既往抑郁史、抑郁或自杀家族史、受伤前家庭支持结构破裂、伤后少于 5 年以及创伤性脑损伤并存。受伤的程度与患抑郁的风险之间没有一致的联系。

根据脊髓损伤的研究，潜在的可逆性风险因素包括减少对奖励活动的参与。根据对脊髓损伤的研究，潜在的可逆性危险因素包括有益活动参与的减少，外在力量的（而不是内在的）影响（即认为自己的处境在很大程度上受到外在力量的控制，不相信自己的能力能影响一个人的情绪），慢性疼痛，尤其是与无助感和（或）"灾难化"感以及酒精和药物滥用有关时。了解潜在可改变的危险因素对制订有效的治疗策略尤其重要。这些策略可能会减少或预防抑郁症，并促进积极应对抑制症（表 41.1）。

自杀意念和风险

据估计，脊髓损伤患者的自杀风险是普通人群的 3 ~ 5 倍。受伤 2 ~ 5 年的风险最大。据报道，在一些研究中，完全截瘫患者的发病率更高。对于自杀与受伤程度较低之间这种看似违反直觉的联系，有人提出了一种解释，即因为对截瘫患者提供的支持较少，因此他们所感受到的应对负担可能比四肢瘫患者更大。

拒绝或要求撤除维持生命治疗

幸运的是，拒绝或要求撤除维持生命治疗（例如，患有严重四肢瘫、无法自主呼吸的患者使用呼吸机）的情况并不常见，但与严重的伦理紧张有关。应该评估患者的决策能力。如果有，应该对潜在的抑郁进行评估和治疗。第八章和第四十八章将进一步讨论这种具有挑战性的情况。

创伤后应激障碍

导致脊髓损伤的创伤事件可能与创伤后应激障碍（posttraumatic stress disorder，PTSD）的发展有关。据报道，现役军人和退伍军人在战区受伤的比例较高，但也有平民受伤的情况。

PTSD 的诊断标准包括暴露于符合特定规定的创伤性事件的历史，以及以下四种症状群中的每一种症状：侵入性 [例如，复发性、非自愿性和侵入性记忆、创伤性噩梦和（或）闪回]；努力避免与创伤有关的想法或外部提醒；创伤事件后开始或恶化的消极认知和情绪改变（例如，感觉麻木和与他人分离，与头部损伤无关的创伤事件的游离性遗忘）；以及觉醒和反应的改变（例如，过度警觉、夸张的惊吓反应、注意力不集中、睡眠障碍、易怒或攻击性行为）。诊断时，症状应持续 1 个月以上，引起明显的痛苦或功能障碍，且不应归因于药物或医学疾病。

脊髓损伤后的其他不良行为

酒精及药物滥用

脊髓损伤后酒精和药物滥用的发生率高于一般人群。除了酒精或药物滥用的直接有害的医疗影响外，相关的判断或认知能力受损可能导致继发性问题，如忽视减压导致的压疮，或膀胱膨胀导致的泌尿系问题。它会导致冲动和不安全的行为，与抑郁的风险增加有关，并对身体以及心理社会功能、人际关系和经济福祉产生显著的负面影响。

不正常的行为

行为问题可能包括对治疗团队在内的其他人的愤怒和敌意。过度依赖他人可能会发展，干扰功能能力最大化和可实现的结果。不遵守建议的护理以及参与自我护理和康复的动机降低可能与对后果的有限理解或努力施加控制有关，但这些也可能与抑郁或药物滥用有关。第四十八章还讨论了与行为和遵从性问题相关的问题。

双重诊断：外伤性脑损伤和脊髓损伤

虽然根据所用标准的不同，估计值也有差异（从 15% 到 60%），但有相当大比例的脊髓损伤患者在创伤时会伴随着脑外伤。伴随性脑外伤尤其常见于高速撞击，可通过意识丧失史、受损的格拉斯哥昏迷量表（评估视力、言语反应和最佳运动反应）和（或）影像学检查来证明。创伤后失忆症（post-traumatic amnesia，PTA）的存在和持续时间与脑外伤后的功能性结局有关，可以通过加尔维斯顿定向和失忆症试验（Galveston Orientation and Amnesia Test，GOAT）来评估。

更严重的脑外伤患者可能会出现创伤后并发症，如脑积水和（或）癫痫发作。大脑介导的自主神经功能障碍（也称为自主神经风暴或自主神经异常）可能发生在严重脑外伤或脑干损伤患者的早期恢复期，并伴有阵发性心动过速、呼吸急促、高血压、发热、强直和出汗。尽管自主神经障碍引起的血压和出汗的阵发性增加与脊髓损伤相关的自主神经功能障碍症状重叠，但其他伴随的独特临床特征有助于区分这两种情况。

通常，创伤性脑损伤，尤其是轻微的创伤性脑损伤，表现为更微妙的影响，如学习困难。神经心理测试，包括一系列由有资格的精神健康医生进行的测试，适用于有认知问题或学习障碍的患者，或任何怀疑或诊断为创伤性脑损伤的人。脊髓损伤导致的运动损伤可能不允许完成涉及书写或绘图的测试，因此需要相应地调整测试。

外伤性脑损伤的存在会显著干扰康复过程中需要的新学习和后续工作，导致患者的挫折承受力差。为了练习，可能必须将任务简化或分解成小的组件，并避免多任务处理。注意力和（或）记忆受损会影响依从性，需要提醒、重复和（或）书面备份。应避免过度刺激。患者通常在安静、不分心的环境中发挥最佳功能。脑外伤也会导致疲劳和抑郁。睡眠障碍也很常见，会加重症状。在这种情况下，曲唑酮睡前 25 ～ 50 mg 可能对失眠有帮助。苯二氮䓬类药物会使认知功能恶化，应避免使用。

心源性瘫痪

心源性或癔病性瘫痪是一种转换障碍，表现可能与脊髓损伤在表面上相似。该患者表现为明显的神经系统缺陷，与其他临床或放射学特征无关。这是一种排除诊断，也需要满足转换障碍的标准。

压力事件通常发生在症状出现之前，这表明与心理因素有关。患者在转换障碍中没有有意或故意假装症状，不像在人为障碍（患者自愿承担患病角色）或装病（故意捏造外部利益）的情况下，也可以出现类似的症状。

神经缺损的分布可能与解剖分布不一致。直肠张力、肌肉牵伸反射和浅表反射通常得到保留。特殊的体检操作可能有助于诊断。这些测试包括脊柱损伤中心测试。检查者将患者的膝关节抬起至被动屈曲的位置，双脚平放在床上。检查者的手撤离后患者仍保持膝关节屈曲的位置，测试为阳性。如果患者出现单侧下肢瘫痪，胡佛征或测试可能会有所帮助。患者取仰卧位，用足跟支撑，要求患者尝试抬起每条腿。当健侧下肢抬高时，患侧足跟下感觉到压力；当患腿抬高时，健侧足跟下感觉不到压力，即为阳性。

神经学检查应该与影像学检查相结合。如果患者在 2 ~ 3 天内不能开始改善，应考虑进行更多的检查，如 MRI 或运动诱发电位测试，以避免错过瘫痪的根本原因。

在转换障碍的情况下，一项精神健康评估可能包括有促成心理症状的存在，这可能需要单独处理。直接与患者对抗症状的来源可能对转换障碍无效，在转换障碍中患者并没有有意识地假装有障碍。应温和地鼓励患者恢复正常功能，尽量减少对残疾的关注。如果症状不能自行缓解，短期的康复治疗以及以策略和行为为基础的干预可能会有所帮助。

临床思路

评估

对脊髓损伤患者应进行常规抑郁症筛查。提示严重抑郁障碍的症状包括情绪低落或日常活动中失去兴趣或快乐，持续 2 周以上，表现出与基线相比的变化、功能受损、体重变化或食欲变化、睡眠变化（失眠或嗜睡）、精神运动障碍、丧失激情、易疲劳、无价值、过度或不适当的内疚感、思考或集中的能力减弱、死亡或自杀的想法或计划。

应该识别抑郁的危险因素。应该确定导致或加重抑郁的次要因素，如药物、疼痛或睡眠紊乱的影响。自杀风险是通过询问自杀的想法、计划或意图，以及以前的任何企图来评估的。

虽然脊髓损伤后的丧亲之痛或悲伤反应可能与抑郁相似，但通常不涉及长期的内疚、自责、无价值感或抑郁中死亡的想法。

抑郁筛查措施

重要的是要记住，这些测量方法不能取代诊断 MDD 的临床访谈。脊髓损伤的非特异性影响（疲劳和精力下降）和医院环境（如睡眠受到干扰）可导致抑郁症测量分数的虚增（表 41.2）。

有几种抑郁筛查方法是可用的，但作为筛查工具是冗长且无效的。目前脊髓损伤患者中最常用的抑郁量表是患者健康问卷（PHQ）-9。它由 9 个项目组成，比大多数抑郁测量方法都短。它已在包括脊髓损伤在内的多种非精神疾病的医疗条件下得到证实。其作为脊髓损伤中 MDD 指标的总体准确性已被报道优于其他抑郁筛查。

表 41.2 区分抑郁和其他医学疾病的躯体症状

症状	特点
睡眠干预	早醒是原发性抑郁的特征
疲劳	由原发性抑郁引起的疲劳通常在早上更严重
体重减轻	食欲正常的体重减轻表明存在医学疾病

PHQ-2 和 PHQ-9 的前两项可以作为初步筛查的工具（表 41.3）。它询问了在过去 2 周里一个人经历过抑郁情绪和失去兴趣的程度。

这些症状是基于诊断 MDD 的两个基本标准。有人建议，医生可以将 PHQ-2 作为系统性筛查的一部分。对这两个问题的任何阳性回答都表明，康复心理学家或其他心理健康专业人士将对抑郁进行更深入的评估。

治疗

临床团队在促进脊髓损伤患者调整中的作用

临床团队通过在康复过程中培养成功和控制能力，促进康复团队对脊髓损伤的支持和积极参与，在促进脊髓损伤患者对损伤的适应和信心方面发挥着重要作用。通常最好是实事求是地提供医疗和预后信息，但同时也要留有希望。在包括康复团队在内的临床工作人员中，过高评价抑郁和低估积极前景的假设是普遍存在的。这是没有根据的，应该予以关注并尽量减少。应尊重表示希望的意见，并应避免直接否认可能造成伤害的问题。已证明希望的感觉有助于未来的方向，并帮助患者在康复过程中向前迈进。随着时间的推移，希望变得更加现实，尽管时间框架因人而异。帮助患者和家人确定过去曾帮助过他们的有效应对策略是有用的。

康复心理学家是治疗团队中不可或缺的成员。他们能够识别和治疗心理障碍，促进心理结果的改善和进步。他们也可以成为一个宝贵的资源，帮助其他团队成员有效地与脊髓损伤患者及其家人一起工作。

应及时发现并适当治疗严重的心理障碍。

抑郁的治疗

尽管对脊髓损伤患者治疗抑郁的重要性进行了广泛的研究，但抑郁的治疗不足仍然存在。对于临床抑郁应及时积极治疗。

60% ~ 70% 的患者对任何常用的抗抑郁药物都有反应。如果给予足够的剂量，持续 6 ~ 8 周。研究表明，轻度至中度抑郁只对认知行为疗法（CBT）或人际关系疗法有反应，但比药物治疗需要更长的时间。抗抑郁药物联合认知行为治疗或人际治疗似乎是最有效的方法。

表 41.3 抑郁患者健康问卷 -2（PHQ-2）[a] 筛选

在过去 2 周内，您有多少次被以下问题困扰？

做事没有兴趣或乐趣

0 = 没有

1 = 几天

2 = 超过一半的日子

3= 几乎每天

感到沮丧、沮丧或绝望

0 = 没有

1 = 几天

2 = 超过一半的日子

3= 几乎每天

[a] 评分 ≥ 3 者通常是需要进一步评估的推荐分数线（如 PHQ-9）。但是，根据临床情况，任何阳性回答都可能是精神健康评估的一个指标。

药物治疗

抑郁药物治疗的一般原则见表 41.4。抗抑郁药物包括选择性血清素摄取抑制剂（selective serotonin reuptake inhibitor，SSRIs）、血清素和去甲肾上腺素再摄取抑制剂（SNRIs）、三环类抗抑郁药（tricyclic antidepressant，TCAs）、单胺氧化酶抑制剂（monoamine oxidase inhibition，MAOIs）以及其他抗抑郁药物，如安非他酮和曲唑酮。

表 41.4　抑郁药物治疗的一般原则

抗抑郁药物改善抑郁症状。如果给予足够的剂量 6 ～ 8 周，60% ～ 70% 的患者对任何常用的抗抑郁药物都有反应

大多数抗抑郁药的疗效没有显著差异。药物选择基于已知的先前反应、副作用、便利性、成本、患者偏好和药物相互作用风险

SSRI 优于 TCA 和 MAOI 的主要优点是安全性和耐受性

通常从低剂量开始，每 5 ～ 7 天增加一次，直到目标剂量

反应通常需要 2 ～ 3 周

抗抑郁药物不应该突然停止，除非在紧急情况下

服用抗抑郁药物的患者应监测副作用、自杀风险和有效性

如出现不良反应，可能需要暂时减少剂量或（和）辅助治疗

如果出现不可接受的副作用，药物应在 1 周内逐渐减少，并开始一种新药。在选择时考虑潜在的药物相互作用

在 6 周后评估目标剂量的反应。如果反应不充分，可考虑进一步逐步增加剂量

在认为治疗无效之前，需要在 6 ～ 8 周的充足剂量下进行试验。在无应答者中也应该考虑遵从性问题

如果在最大剂量后没有足够的反应，应逐渐减少并改用另一种药物

一旦达到缓解，治疗应持续至少 6 ～ 12 个月，以防止复发

缩写：MAOI，单胺氧化酶抑制剂；SSRIs，选择性血清素吸收抑制剂；SNRI，血清素和去甲肾上腺素再摄取抑制剂；TCA，三环类抗抑郁药

　　药物的选择基于已知的先前反应、副作用、便利性、成本、患者偏好和药物相互作用风险。选择性血清素摄取抑制剂优于三环类抗抑郁药和单胺氧化酶抑制剂的主要优点是安全性和耐受性。现在单胺氧化酶抑制剂很少用于治疗抑郁。三环类抗抑郁药具有抗胆碱能副作用，心脏病患者具有较高的心血管事件风险。此外，与选择性血清素摄取抑制剂类药物相比，它们在过量服用时具有很高的致命性，因此应该避免对那些有自杀风险的人使用。曲唑酮主要用于

镇静和短时间的睡眠辅助。在选择性血清素摄取抑制剂中，氟西汀和帕罗西汀最容易引起药物相互作用，因为它们通过 P450 系统抑制其他药物的代谢。不像大多数选择性血清素摄取抑制剂类药物在白天服用，帕罗西汀是镇静剂，通常在晚上服用。表 41.5 列出了选择性血清素摄取抑制剂和选择性血清素摄取抑制剂常用来治疗抑郁。

认知行为疗法和其他心理治疗干预

CBT 包括帮助个体识别消极或扭曲的想法和感受，并重新关注更现实和更有效的思维。它包括技能培训，以改变不良适应行为，并实践积极的应对和解决问题的策略。CBT 已被证明在治疗抑郁和处理导致痛苦的因素如慢性疼痛方面是有效的。它还可以帮助预防复发。

表 41.5　选择性血清素吸收抑制剂和血清素和去甲肾上腺素再摄取抑制剂

药物	每日剂量范围
SSRI	
西酞普兰（Celexa）	20 ~ 60 mg
艾司西酞普兰	10 ~ 20 mg
氟西汀（百忧解）	20 ~ 80 mg
帕罗西汀（帕罗西汀）	20 ~ 50 mg
帕罗西汀 CR（Paxil CR）	25 ~ 62.5 mg
舍曲林（左洛复）	50 ~ 200 mg
SNRI	
地文拉法辛（Pristiq）	50 mg
度洛西汀（欣百达）	30 ~ 120 mg
米氮平（雷默龙）	15 ~ 45 mg
文拉法辛缓释（Effexor ER）	37.5 ~ 225 mg

难点与展望

虽然对影响脊髓损伤的心理因素已有相当多的研究，但大部分都是基于小范围或横断面的研究。需要精心设计的纵向研究。特别是，需要研究确定干预措施的具体方面，以便在促进对脊髓损伤的积极调整和预防和治疗心理功能障碍和情绪困扰方面最为有效。进一步的研究将有助于进一步完善脊髓损伤患者抑郁量表的制定，并在解释非抑郁躯体症状后，进一步提高这些量表的有效性。

推荐阅读

Bombardier CH, Fann JR, Tate DG, et al. An exploration of modifiable risk factors for depression after spinal cord injury: which factors should we target? *Arch Phys Med Rehabil.* 2012;93(5):775-781.

Chevalier Z, Kennedy P, Sherlock O. Spinal cord injury, coping and psychological adjustment: a literature review. *Spinal Cord.* 2009;47(11):778-782.

Consortium for Spinal Cord Medicine. *Depression Following Spinal Cord Injury. Clinical Practice Guidelines for Health Care Professionals.* Washington, DC: Paralyzed Veterans of America; 1998.

Kirschner KL, Smith GR, Antiel RM, Lorish P, Frost F, Kanaan RA. "Why can't I move, Doc?" Ethical dilemmas in treating conversion disorders. *PM R.* 2012;4(4):296-303.

Macciocchi S. Co-occurring traumatic brain injury and acute spinal cord injury rehabilitation outcomes. *Archives Phys Med Rehabil.* 2012;93(10):1788-1794.

Mehta S, Orenczuk S, Hansen KT, et al. An evidence-based review of the effectiveness of cognitive behavioral therapy for psychosocial issues post-spinal cord injury. *Rehabil Psychol.* 2011;56(1):15-25.

Peter C, Müller R, Cieza A, Geyh S. Psychological resources in spinal cord injury: a systematic literature review. *Spinal Cord.* 2012;50(3):188-201.

Post MW, van Leeuwen CM. Psychosocial issues in spinal cord injury: a review. *Spinal Cord.* 2012;50(5):382-389.

Sommer JL, Witkiewicz PM. The therapeutic challenges of dual diagnosis: TBI/SCI. *Brain Inj.* 2004;18(12):1297-1308.

van Leeuwen CM, Kraaijeveld S, Lindeman E, Post MW. Associations between psychological factors and quality of life ratings in persons with spinal cord injury: a systematic review. *Spinal Cord.* 2012;50(3):174-187.

Wegener ST, Adams LL, Rohe D. Promoting optimal functioning in spinal cord injury: the role of rehabilitation psychology. *Handb Clin Neurol.* 2012;109:297-314.

第四十二章 社会经济问题和生活质量

基本原则

除了众多医学并发症，像脊髓损伤这样的重大生活事件对个人和家庭都有重大影响，具有重要的社会、心理和经济影响。本章主要讨论脊髓损伤的社会和经济问题，以及与之相关的参与性和生活质量（QOL）的概念。

经济因素

脊髓损伤医疗成本

脊髓损伤与极高的成本相关，对个人和社会都是如此。长期来看，与护理相关的最大费用类别是住院护理，其次是伴随护理。多年来，由于预期寿命的延长和护理费用的增加，费用已大大增加。

尽管住院时间有所缩短，但按通货膨胀调整后的美元计算的急性护理费用随着时间的推移显著增加。每天的康复费用也有所增加，但没有急性护理费用高。再住院治疗大大增加了成本。脊髓损伤后再住院的主要原因是尿路感染（UTI），其次是压疮和呼吸系统疾病，其中压疮是最昂贵的再住院原因。

平均每年的医疗和生活费用直接归因于损伤平面和完整性，根据美国脊髓损伤学会（American Spinal Injury Association，ASIA）损伤分级（abbreviated injury scale，AIS），患者受伤后第一年的

费用远远大于随后几年。发表在联邦政府指定的脊髓损伤模型估
计保健系统（这不一定能代表脊髓损伤这个群体）的报告指出，第
一年平均费用，以 2012 年美元计算，高位四肢瘫（C1—C4）AIS
A、B 或 C 1 044 197 美元，低位四肢瘫（C5—C8）AIS A、B 或 C
754 524 美元，截瘫 AIS A、B 或 C 是 508 904 美元，和任何节段的
运动不完全性损伤，AIS D，340 787 美元。据报告，随后每一年的
相应平均年费用为 181 328 美元（高位四肢瘫患者）、111 237 美元
（低位四肢瘫患者），67 415 美元（截瘫患者）和 41 393 美元（任何
节段的运动不完全性脊髓损伤患者）。

　　上述估计不包括工资损失、附加福利和生产率等间接成本。按
2013 年 2 月的美元计算，这些间接成本平均每年为 70 575 美元。
但根据教育程度、受伤严重程度和受伤前的就业历史，这些间接成
本差别很大。

　　估计费用和开支是生活护理计划的有用指南。对生命时间成本
的估计明显随受伤年龄和预期寿命的不同而不同，对年龄较大的受
伤生命时间成本的估计低于年龄较小的。

脊髓损伤对社会角色和关系的影响

　　脊髓损伤不仅影响个人，而且影响整个家庭，因为这破坏了受
伤前的"正常"生活。家庭反应可能包括焦虑、否认、愤怒、怨恨、
挫折、疲劳和（或）内疚。此外，由于收入减少和所需资源的额外
开支，残疾后往往会产生财政负担。脊髓损伤后的离婚率高于一般
人群。尽管一些研究表明，父母是否患有脊髓损伤，他们的子女在
父母满意度和结果方面没有显著差异，但父母的教育任务可能需要
重新学习或修改。配偶或其他重要的人可能不得不处理角色转换，
以及与既是伴侣又是照顾者有关的角色混淆。照顾者可能没有时间
照顾他们自己的需要，这对他们自己的健康有潜在的负面影响，会
减少社交，缺乏闲暇时间。

尽管存在潜在的挑战，但许多脊髓损伤患者参与了有意义的社会角色，并建立了令人满意的关系。在重大伤害或疾病后促进发展和文化上适当的社会角色是康复的一个重要目标。

第四十四章讨论了脊髓损伤对就业的影响。

脊髓损伤后的参与和社区融入

参与是指参与生活活动和生活情境。参与使个人能够履行各种社会角色。生活活动的参与和社会融入与主观生活质量有显著相关，是康复的重要方面。

参与的措施

脊髓损伤患者最广泛使用的参与评估方法是 Craig 残疾评估和报告技术（Craig Handicap Assessment and Reporting Technique，CHART）。它在脊髓损伤患者和可用的规范数据中显示了有效性和可靠性。该图表提供了六个领域的子得分，包括身体独立、转移、职业、社会融入、经济自给自足，以及最新版本的认知独立。图表的一个限制是它不考虑个人价值和偏好。另一种工具是生活满意度问卷（LiSat），反映了人们在不同生活领域的参与满意度。

环保措施

鉴于环境因素对参与的重要性，制定了环境影响参与的措施。这种方法的一个例子就是 Craig 医院环境因素清单（Craig Hospital Inventory of Environmental Factors，CHIEF），它已经在脊髓损伤患者身上进行了测试，证明其可靠性是可以接受的。

脊髓损伤后的生活质量

改善生活质量是脊髓损伤护理和康复的一个广泛的总体目标，

但它是一个很难精确或一致性地测量和定义的概念。此外，一些流行的生活质量测量方法在脊髓损伤患者身上的效用是有限的，例如，对那些有运动障碍的人（比如那些与行走有关的人）提出不恰当的问题。

生活质量的构成因素很多，而健康相关的生活质量（health-related quality of life，HRQOL）只是其中之一。测量 HRQOL 的工具，如 SF-36，也有修改版本。生活质量的另一个方面是主观幸福感和生活满意度。用来描述总体主观幸福感的工具是迪纳生活满意度量表（Satisfaction with Life Scale，SWLS）。该量表的规范数据可从脊髓损伤模型系统和其他来源获得。

表 42.1 列出了脊髓损伤患者在参与和生活质量的不同方面常用的标准数据。

生活质量影响因素

脊髓损伤患者的生活质量和生活满意度与社会参与、社会支持和对生活的感知控制呈正相关。另一方面，生活质量与生物医学因素（如损伤的完整性或损伤程度）之间尚未发现一致性或强相关性。

临床思路

出院规划和社区一体化

脊髓损伤后出院的准备工作包括评估根据损伤程度和功能限制、并发症、护理需求、目标和偏好、可用支持和资源评估的可用选项。绝大多数的脊髓损伤患者能够在脊髓损伤后回到他们的社区。出院计划包括确保适当的患者和家庭教育，紧急情况和突发事件的规划，协调必要的后续行动和支持，提供适当的耐用医疗设备，以及根据需要进行家庭评估和家庭改造。

表 42.1 脊髓损伤后参与和生活质量的评价标准的举例

领域	方法	描述
参与	Craig 残疾评估和报告技术（CHART）	提供六个领域的子得分，包括身体独立、转移、职业、社会融入、认知独立和经济自给自足
环境因素	Craig 医院环境因素清单（CHIEF）	评估参与的社会、态度、政策和物理或架构障碍的频率和程度
与健康相关的生活质量（HRQOL）	简明 SF-36	提供八个健康相关参数的得分：身体功能、社会功能、身体角色、情感角色、心理健康、精力、疼痛和一般健康感知
整体生活满意度（主观）	迪纳生活满意度量表（SWLS）	五项量表，从个人的全局角度衡量生活满意度

每个领域都存在其他评估方法。该表包含了一些更常用的工具，可以使用标准数据。

家庭改造

对住宅进行改造以适应轮椅通行和其他限制是出院规划的一个重要方面。在某些情况下，在出院时可能无法进行永久性修改，可能需要采取临时措施，可能需要修改入口、门、走廊、浴室、卧室、厨房、楼梯通道或其他空间。有些只需要很少的资源（如清除不必要的杂物，清除地毯，重新摆放家具），而其他的可能需要花费相当大的费用。轮椅通道的一些重要要求包括：坡道为每上升 1 英寸，长度至少为 12 英寸（也就是说不要太陡），视乎轮椅的类型而定，门的阔度最少为 32 ~ 36 寸（手动轮椅为 32 寸，电动轮椅为 34 寸，转弯时则为 36 寸），以及高度 ≤ 36 寸的电灯开关。

应急计划

应通知警察和消防部门残疾人居住在该房屋内。依赖呼吸机的人需要备用电源。紧急电话号码应容易取得。一个装有药物、导管和其他用品的工具箱可以帮助你在紧急情况下快速撤离。美国红十字会网站"残疾人和护理人员疏散计划"是一个很好的资源，可以指导应急准备工作。

促进社会融合

社区融合和参与的其他重要方面，包括驾驶和交通便利（第四十五章）、教育和就业（见第四十四章）、娱乐活动和适应性体育（见第四十三章），在本书的其他部分也有涉及。维护脊髓损伤患者的社区融合是另一个重要的考虑（见第四十章）。

促进对利益和资源的认识和获取

帮助个人和家庭意识到并获得潜在资源，并在适当情况下为他们提供支持，对于应对脊髓损伤之后面临的社会经济和参与挑战至关重要。与此同时，不应把患者看作是被动接受支持和依赖他人的人，而应培养他们积极和独立地参与塑造自己的生活。

各种公共资助和（或）社区资源可能对脊髓损伤患者开放。这取决于他们所处的环境。表42.2列出了一些福利来源，这些福利旨在为符合特定资格标准的脊髓损伤患者提供帮助。这些包括通过社会保障管理局管理的福利 [（社会保障伤残保险（Social Security Disability Insurance，SSDI）和补充保障收入（Supplemental Security Income，SSI）]、医疗补助、医疗保险、退伍军人福利、工人补偿和康复服务管理局（Rehabilitation Service Administration，RSA）管理的项目。

生活护理计划

生活护理计划是一份综合性的跨学科文件，详细说明脊髓损伤患者未来的医疗和康复需求，是规划和长期管理的有用工具。国际学院的生活护理规划者定义生活护理计划是一个动态文档，基于已出版的练习标准，全面评估，数据分析和研究，提供了一个有组织的、简洁的计划。该计划与成本有关，并为那些经历了灾难性伤害或有慢性健康保健需求者提供。

表 42.2 基于资格的福利计划和来源		
项目	描述或益处	资格
社会保障伤残保险（SSDI）	工资替代收入，用于支付残疾人和部分家庭成员的福利。由社会保障署管理	符合残疾标准（由于医学上可确定的残疾已持续或预计将持续 ≥ 12 个月而无法从事实质性有收入的活动），美国合法居民可根据残疾开始时的年龄纳税，获得足够的工作学分
补充保障收入（SSI）	每月支付给收入或资源很少的个人，作为支持性收入提供。也由 SSA 管理	符合上述残疾标准 不是基于以前的工作或工作学分（不像 SSDI） 符合或低于指定的收入和资源标准
医疗补助计划	由各州管理，为有医疗需要的公共援助受助人提供医疗服务。涵盖范围广泛的服务，但各州的覆盖范围有所不同	特定的金融和非金融标准，因州而异
医疗保险	由联邦政府管理的健康保险计划	65 岁及以上，或符合残疾标准（接受 SSDI ≥ 24 个 月）的小于 65 岁的个人
退伍军人福利	捐助者可能包括残疾赔偿金、养老金、教育或培训、住房贷款、医疗保健、安葬以及为家属和幸存者提供的捐助者。为残疾退伍军人提供的额外福利包括家庭适应补助金、职业康复和就业以及教育援助。由美国退伍军人事务部管理	美国退伍军人特殊津贴根据服务关系和（或）基于收入的资格而有所不同

项目	描述或益处	资格
工人补偿	国家规定的提供工资替代和医疗福利的保险计划。不同的司法管辖区的计划不同	在工作过程中受伤的个人，无论是谁的过错
康复服务管理局（RSA）管理的项目	通过国家虚拟现实机构实施的自主生活与职业康复中心（VR）项目，开展多种形式的自主生活服务	标准根据专项项目的不同而有所不同，并针对那些有严重残疾的人。同时，看到第四十四章与就业有关的资源

综合生命护理计划的组成部分通常包括预期的评估、预期的治疗、诊断、轮椅需求、配件和维护、其他与运动相关的设备需求、矫形术、独立功能辅助设备、家庭设备和配件、药物和用品、家庭护理和设施护理[包括随护、住宿护理和（或）过渡护理]、未来的医疗护理、潜在的并发症、交通、建筑翻新、健康维护和娱乐需求、职业和教育计划。

个人援助服务

个人援助服务可以通过几种不同的方式获得：由家人或朋友提供，公共资助的机构，或私人资助。私人助理可以帮助日常生活活动（ADL），如洗澡、穿衣、梳洗、转移、肠道和膀胱护理，以及工具日常生活活动，如做饭、洗衣、交通和购物。这种帮助不仅对身体健康和功能至关重要，而且对脊髓损伤患者参与生活活动也至关重要。然而，资金可能是一个障碍，寻找和保留个人援助服务可能是一项挑战。教授脊髓损伤患者雇佣和保留私人助理的各个方面是护理的一个重要方面。

照顾者支持

护理人员的压力和负担应作为康复和脊髓损伤护理的一部分予

以处理。婚姻和家庭咨询，照顾者的支持，包括同辈支持，临时护理，以及获得支持性服务和资源都是非常有用的。

难点与展望

需要进行纵向研究，以检查有针对性的干预措施和创新措施，以提高脊髓损伤患者的参与度和生活质量。例如，越来越多的远程医疗技术，包括各种形式的家庭远程保健体系，为康复出院后促进社区一体化的过渡提供了有希望的途径。

推荐阅读

Beauregard L, Guindon A, Noreau L, Lefebvre H, Boucher N. Community needs of people living with spinal cord injury and their family. *Top Spinal Cord Inj Rehabil*. 2012;18(2):122-125.

Boakye M, Leigh BC, Skelly AC. Quality of life in persons with spinal cord injury: comparisons with other populations. *J Neurosurg Spine*. 2012;17(1 suppl):29-37.

Cao Y, Chen Y, DeVivo M. Lifetime direct cost after spinal cord injury. *Top Spinal Cord Inj Rehabil*. 2011;16:10-16.

Charlifue S, Post MW, Biering-Sørensen F, et al. International Spinal Cord Injury Quality of Life Basic Data Set. *Spinal Cord*. 2012;50:672-675.

Cooper RA, Cooper R. Quality-of-life technology for people with spinal cord injuries. *Phys Med Rehabil Clin N Am*. 2010;21(1):1-13.

DeVivo M, Chen Y, Mennemeyer ST, Deutsch A. Costs of care following spinal cord injury. *Top Spinal Cord Inj Rehabil*. 2011,16(4):1-9.

French D, Campbell RR, Sabharwal S, Nelson AL, Palacios PA, Gavin-Dreschnack D. Healthcare costs for patients with chronic spinal cord injury in the Veterans Health Administration. *J Spinal Cord Med*. 2007;30(5):477-481.

Gurcay E, Bal A, Eksioglu E, Cakci A. Quality of life in patients with spinal cord injury. *Int J Rehabil Res*. 2010;33(4):356-358.

Hill MR, Noonan VK, Sakakibara BM, Miller WC; SCIRE Research Team. Quality of life instruments and definitions in individuals with spinal cord injury: a systematic review. *Spinal Cord*. 2010;48(6):438-450.

National Spinal Cord Injury Statistical Center. Spinal cord injury: facts and figures at a glance, Feb 2013. *J Spinal Cord Med*. 2013;36(4):394-395.

Priebe MM, Chiodo AE, Scelza WM, Kirshblum SC, Wuermser LA, Ho CH. Spinal cord injury medicine. 6. Economic and societal issues in spinal cord injury. *Arch Phys Med Rehabil*. 2007;88(3 suppl 1):S84-S88.

Scelza WM, Kirshblum SC, Wuermser LA, Ho CH, Priebe MM, Chiodo AE. Spinal cord injury medicine. 4. Community reintegration after spinal cord injury. *Arch Phys Med Rehabil*. 2007;88(3 suppl 1):S71-S75.

Stiens SA, Fawber HL, Yuhas SA. The person with a spinal cord injury: an evolving prototype for life care planning. *Phys Med Rehabil Clin N Am.* 2013;24(3):419-444.

Ullrich PM, Spungen AM, Atkinson D, et al. Activity and participation after spinal cord injury: state-of-the-art report. *J Rehabil Res Dev.* 2012;49(1):155-174.

Weitzenkamp DA, Whiteneck GG, Lammertse DP. Predictors of personal care assistance for people with spinal cord injury. *Arch Phys Med Rehabil.* 2002;83(10):1399-1405.

第四十三章　脊髓损伤后的运动及体育锻炼

基本原则

脊髓损伤后运动和参与运动的益处

有规律的体育活动、锻炼和参加体育活动有很多好处。脊髓损伤（SCI）患者和普通人群都是如此。美国卫生和公众服务部出版了《美国人体育活动准则》（*Physical Activity Guiderlines for Americans*），其中包括一节关于残疾人体育活动准则（表43.1）。报告的结论是："总的来说，有证据表明，有规律的体育活动对残疾人的健康有重要益处。这些好处包括改善心血管和肌肉健康，改善心理健康，以及更好地完成日常生活任务的能力。现在有足够的证据表明，有残疾的成年人应该定期进行体育锻炼。"

脊髓损伤后运动和运动参与的益处研究主要基于对变量质量和设计的小范围研究，许多领域的证据虽然有希望，但仍没有定论。然而，综上所述，文献始终报告锻炼和参与体育运动对脊髓损伤后身体能力的提高、身体健康方面（如最大耗氧量）、身体成分（增加瘦体重）和功能（提高机动性和选择活动的日常生活）、增强心理健康、社区整合、参与等方面均有益处。关于运动在预防慢性疾病和改善脊髓损伤患者心血管和代谢性疾病风险因素（如血脂和葡萄糖代谢）方面的作用，也有令人鼓舞的文献，尽管还没有确定降低疾病风险的最佳强度、持续时间和特定类型的体育活动。

脊髓损伤后身体活动和锻炼的障碍

脊髓损伤后定期体育锻炼存在明显的生理、心理和获取障碍。

表 43.1 《成人残障人士体育运动指南》（Physical Activity Guidelines for Adults with Disabilities）（美国卫生及公众服务部，U.S. Department of Health and Human Sevices）[a]

残疾成人每周应努力进行至少 150 min 的中等强度有氧运动，或 75 min 的高强度有氧运动，或相当于中等强度和高强度有氧运动的结合。有氧运动每次至少 10 min，最好是每天进行有氧运动

有能力的成年残疾人也应该每周进行 2 天或 2 天以上的中等强度或高强度的肌肉增强活动，包括所有主要肌肉群。这些活动提供了额外的健康益处

当有残疾的成年人不能达到这些准则时，他们应该根据自己的能力进行有规律的体育活动，并应避免不活动

成年残疾人应咨询他们的卫生保健提供者，了解适合他们能力的体育活动的数量和类型

[a] NCHPAD: 2008 Physical Activity Guidelines for Adults with Disabilities——National Center on Health, Physical Activity, and Disability（www.ncpad.org, 7/30/13）.

物理因素

脊髓损伤患者的运动能力受到两个主要生理因素的限制：肌肉麻痹和对运动的交感神经反应迟钝。此外，自主反射障碍、直立性低血压、体温调节受损、感觉迟钝和脆弱的皮肤、肌肉骨骼过度使用和损伤可能是影响活动和锻炼的重要相关因素，需要加以处理（表 43.2）。

心理因素

缺乏动力、缺乏坚持、精力减少、情绪低落、担心身体受到限制、害怕尴尬、缺乏自信以及担心锻炼太难，这些都可能成为定期锻炼的潜在障碍。

访问因素

脊髓损伤后运动机会减少是一个多方面的重要因素。运动场所内可能没有轮椅可使用的设备和足够的转移空间。独立操作运动器材可能会有困难。户外体育活动的环境障碍可能包括陡峭或不平坦的地形，维护不善或没有人行道，没有路缘切割和恶劣的天气。缺乏现成的交通工具到达运动场所可能是另一个障碍。经济上的障碍可能会阻碍获得专业设备或健身房。此外，缺乏运动意识和适应的体育项目、缺乏健身专业人员的科学特异性知识以及临床医生未能解决常规体育活动的选择，也可能会是阻碍因素。

脊髓损伤患者的运动和锻炼选择
适应运动和运动器材

设备创新的进步导致了设备种类的不断增加，这可以促进不同运动功能水平的人参与体育活动和锻炼。商业上可用的设备现在越来越多地提供给个人和设施，供四肢瘫或截瘫的个人使用。包括不同形式的上半身有氧运动器材、力量训练器材和全身坐式运动器材。

功能性电刺激（functional electrical stimulation，FES）可与运动残余自主运动相结合，并已被纳入各种运动设备中，包括 FES 辅助自行车、划船、臂功测量、站立和行走系统。

几种适应性运动需要专门的设备。典型的日常使用的轮椅不适用于体育赛事。运动专用轮椅可用十赛车、网球、篮球、橄榄球和手动自行车。

表 43.2　运动和运动参与在脊髓损伤中的潜在并发症

项目	预防和管理
过度使用损害	将柔韧性锻炼纳入整体运动计划，包括肩胛盂和胸肌伸展 － 阻力训练，包括加强后肩和肩胛肌肉 － 轮椅的正确位置 － 适当的技术和设备 － 休息和损伤 - 肌肉骨骼损伤后的护理原则，逐渐恢复和运动计划的进展
擦伤、烧伤和水疱	防护装备、手套和胶带 － 处理及保护裂开的裂缝及水疱 － 避免麻木的皮肤接触潜在的热金属设备
跌倒及接触受伤	－ 设备安全 － 适当的衬垫和保护装置 － 低阈值检查骨折
皮肤皲裂	适当的阀座和缓冲垫，定期减压 － 定期皮肤检查 － 避免接受培训或参与有开放性伤口的活动
体温过高或过低，由于体温调节受损引起的	避免在湿热天气（或非常寒冷的条件下）进行培训 － 保持水化 － 穿适合天气的衣服 天气炎热时冷却喷雾或冷却背心 － 寻求帮助，离开外部环境，为热疗降温，为低温提供保护
直立性低血压	避免在炎热天气或饭后立即运动 － 运动时穿弹性长袜和（或）腹部紧身衣 － 适当的水合作用 － 症状开始时倾斜
自主神经反射异常	－ 运动前排空膀胱或肠道 － 切勿尝试诱发反射障碍（"促进"）。这种做法被包括国际残奥会在内的体育组织特别禁止 － 如有不适，应立即采取缓解措施，并紧急求医

体育和体育活动的选择

太多娱乐和（或）竞争活动可供脊髓损伤和其他残疾人选择。这些项目包括射箭、田径、航空、棒球、篮球、台球、划船、保龄球、冰壶、自行车、舞蹈、击剑、钓鱼、高尔夫、曲棍球、骑马、皮划艇、举重、赛跑、攀岩、橄榄球、帆船、潜水、射击、滑雪、雪橇曲棍球、雪上摩托车、乒乓球、网球和田径项目。有些组织比其他组织更有组织性，而且大多数都得到各种组织的支持和便利。全国退伍军人轮椅运动会是世界上规模最大的轮椅运动项目之一。还有一些项目可以在地方、区域、国家和国际各级还有其他一些竞技体育场馆实现。

临床思路

评估

准备筛选

建议进行筛选，以提供适当的运动处方，并确定可能需要进一步评估和管理、特殊预防措施（表 43.2）或修改参与运动和运动的条件。应评估基线强度和耐力。根据临床情况，可能需要进行额外的检查，如测定骨密度以筛查骨折风险、肺功能测试和（或）运动应激测试（如使用手摇测力计、轮椅测力计或现场测试）。

脊髓损伤竞技体育运动员分类

具有所需知识和专业知识的康复专业人员可能会参与许多竞技体育项目的脊髓损伤和其他残疾运动员的评估和分类小组。

考虑到功能能力的分类系统已经为许多竞技体育项目建立，并在不断发展。分类是特定于运动的，因为损伤会在不同的运动中影响不同程度的表现能力。在转移期间观察运动和功能通常是分类系统的一部分。残疾水平相近的运动员被分为一类，以确保公平竞争。残奥会体育网站（www.parabmic.org）提供了有关改编后的体育赛事的信息，并包含了有关特定体育分类系统的详细信息。

治疗
为参加运动和锻炼的人提供科学指导

临床医生在为脊髓损伤患者提供运动和体育参与的好处方面发挥着关键作用，并通过发起适当的转诊、提供信息和便利获取资源来促进参与。

根据现有的证据，临床医生应该促进体育和锻炼，以提高身体素质。这可能有助于解释参与力量和耐力活动对执行日常生活活动、保持独立性和减轻脊髓损伤的一些物理效应的重要性。活动的潜在心理社会结果，如减轻痛苦和压力，或增强情绪和自尊，以及改善生活质量也可能是激励因素。

运动处方

目前还没有确定降低脊髓损伤患者疾病风险的最佳强度、持续时间、频率和运动方式，但可以从现有的健康个体指南中推断出来。表 43.1 中的联邦指南为处方提供框架，美国运动医学院制定的指南也是如此。具有特定和可量化目标的处方可以促进动机并改善对运动计划的坚持。

耐力训练可以通过几种模式提供，包括曲柄臂测力计、轮椅测力计、游泳和混合 FES 系统。力量训练可纳入特定于任务的功能活动，并可根据需要由使用重量和（或）弹性带的适应计划进行补充。循环训练可以提供力量和耐力的好处。虽然弱肌肉的训练可能遵循与正常力量训练肌肉相同的原则，但可能需要修改训练方案。抵抗力训练应该是个性化和渐进式的，应该包括后肩和肩胛稳定肌肉。弹性运动，包括肩部和胸肌的定期拉伸，应将过度使用损伤的风险降至最低。适当的热身和降温应该是运动处方的组成部分。

预防及治疗与运动有关的并发症

虽然参与体育活动可能会带来一些风险，但总体而言，益处远远大于风险。进行个体化的风险预防咨询，及时发现和治疗可能因体育活动而诱发或加重的脊髓损伤特异性医疗并发症，是非常重要的（表43.2）。

难点与展望

需要更多的研究来更确切地证明运动和运动参与对脊髓损伤患者的各种益处。展示这些项目的价值对于在一个约束日益增加的环境中倡导和确保所需资源的安全，以确保基于价值的卫生保健干预措施尤为重要。研究还需要建立，关于持续时间、频率和强度的运动的最佳模式，以降低脊髓损伤患者心血管和代谢风险。

推荐阅读

Cowan RE, Nash MS. Cardiovascular disease, SCI, and exercise: unique risks and focused countermeasures. *Disabil Rehabil*. 2010;32:2228-2236.

Cowan RE, Nash MS, Anderson KD. Exercise participation barrier prevalence and association with exercise participation status in individuals with spinal cord injury. *Spinal Cord*. 2013;51(1):27-32.

Jacobs PL. Effects of resistance and endurance training in persons with paraplegia. *Med Sci Sports Exerc*. 2009;41:992-997.

Martin Ginis KA, Jörgensen S, Stapleton J. Exercise and sport for persons with spinal cord injury. *PM R*. 2012;4(11):894-900.

National Center on Health, Physical Activity, and Disability – NCHPAD. 2008 Physical Activity Guidelines for Adults with Disabilities. http://www.ncpad.org. Accessed July 30, 2013.

第四十四章 脊髓损伤后的就业

基本原则

脊髓损伤后就业状况

脊髓损伤患者的就业率远低于普通人群。据报道,脊髓损伤患者的就业率在文献中差异很大,可能是由于研究人群、研究设计以及就业定义的差异,但据估计,平均而言,脊髓损伤后的带薪就业率约为35%。比他们受伤前要小得多。

就业的积极相关因素

除了明显的经济效益外,脊髓损伤后的就业与健康状况、功能、自尊、生活满意度和生活质量相关的几个积极结果也有关系。

脊髓损伤后就业预测因素

与脊髓损伤后就业相关的因素包括教育、受伤年龄、受伤前从事职业、受伤严重程度和种族。教育程度是脊髓损伤后就业的最强预测因素之一。受伤后拥有本科或研究生学位的人最有可能重返工作岗位。受伤时年龄越小,则就业效果越好。从事白领工作的人更有可能重返工作岗位。在美国,脊髓损伤后,白人的就业率高于少数民族,这反映了普通人群的种族差异模式。虽然截瘫患者比四肢瘫患者更有可能重返工作岗位,但一些研究表明,一旦就业,四肢瘫患者与截瘫患者同样有可能继续工作。在被雇佣的人中,受伤后工作时间的百分比明显较高。

脊髓损伤后就业障碍

一些与脊髓损伤相关的情况给就业带来了潜在的挑战，例如，活动能力受损、手臂和手功能受损、肠和膀胱功能障碍，以及压疮和神经性疼痛综合征的风险。心理因素，包括对重返工作的恐惧或焦虑，以及对失去经济或公共卫生利益的担忧或恐惧，都可以发挥重要作用。对于具有脊髓损伤、家庭、社会、雇主和（或）治疗团队的个人的就业能力的低期望可能会造成严重的态度障碍。据报道，缺少无障碍沟通是就业的一个重要障碍。

《美国残疾人法》

《美国残疾人法》（American with Disabilities Act，ADA）是1990年通过的一项联邦法律，禁止在就业、公共交通、公共服务、公共住宿和电信方面歧视残疾人。《美国残疾人法》第一条禁止就业歧视，并要求雇主为残疾员工提供合理的住宿。

合理的住宿

根据《美国残疾人法》，拥有15名以上雇员的雇主必须为合格的残疾人提供合理的住宿，除非这种住宿会造成不适当的困难。《美国残疾人法》要求在就业的三个方面提供合理的住宿：①确保申请过程中的机会均等；②使残疾的合适的从业者能够履行工作的基本职能；③使残疾员工享有平等的就业福利和特权，如使现有设施可用、工作重组、兼职或修改工作时间表，以及购置或修改设备。

表44.1是适用于脊髓损伤工人的合理住宿示例。

表 44.1　在工作场所为脊髓损伤患者提供合理住宿	
工作问题	**可能的解决办法**
采用标准办公桌，不允许轮椅进入	– 修改工作台面（如抬高桌子或改变其形状）
无法使用标准键盘或鼠标	– 鼠标轨迹球功能
	– 调整键盘
	– 语音识别软件
进入设施	– 预留残疾人士泊车位
	– 可进入设施的通道或斜坡
	– 自动开门器
	– 容易接近的门把手
设施内的通道	– 扶手杆
	– 抬高马桶座圈
	– 放下镜子、纸巾机及自动烘手机
	– 调整水槽的膝盖间隙
晨间常规或排便及膀胱护理	– 灵活的时间表
	– 兼职工作
	– 远程办公
	– 按需休息

鼓励残疾人士在不丧失健康福利的情况下重返工作岗位的立法

　　1999 年签署的《工作票和工作奖励改进法》（TWWIIA）减少了要求残疾人在医疗保险与工作之间做出选择的障碍。它扩大了医疗补助计划（Medicaid）和联邦医疗保险（Medicare）对有工作资格的个人的覆盖范围，并为他们提供了更大的选择和控制。

临床思路

职业康复的目标是使残疾人能够从事有收入的工作。脊髓损伤临床医生在这个过程中扮演着重要的角色，如积极鼓励脊髓损伤患者参与工作，给予适当的推荐，促使其查找相关资源，提供支持和鼓励，使其缓解就业和工作的焦虑和担心，根据需要与就业专家和个人联系，解决问题和解决临床问题，以及可能影响工作的表现。

在医院工作的职业咨询师或职业康复专家可通过咨询或作为康复小组的一部分提供服务。也可以向个人有资格参加的政府项目（如国家职业康复机构）、社区机构和资源机构推荐。

脊髓损伤后职业康复的途径

职业康复有很多方法，包括传统方法和其他方法，如支助就业（SE）。

职业康复的传统方法

在转介职业康复后，传统方法包括初步筛选，进行更详细的评估，进行职业测试，以评估一般智力水平、能力、成就、兴趣和工作技能，然后制订职业目标，并提供相关培训和其他职前培训。制订或重新制订计划，随后安排工作并跟进。后续工作通常是有时间限制的，在此之后，它将停止工作，例如，在安置后的 60～90 天内，或者如果确定雇佣不可行。

传统方法可能还包括参加一些中间项目，比如提供一些工作经验的庇护工作室，有限的收入或提供监督日常活动的日间项目，但不会导致竞争性就业。

支持就业（表44.2）

以证据为基础的 SE 实践是职业康复的另一种方法，已经发表了一些报告，并取得了比传统方法更大的成功。虽然这种方法的最佳经验已经在患有精神疾病的人群中实施，但越来越多的报告显示，在包括脊髓损伤在内的其他残疾人群中实施 SE 模型的积极经验。

基于证据的 SE，也称为个体化安置和支持模型的基本原则包括：以竞争性就业为目标，零排斥，快速找工作，与治疗团队紧密合作的综合方法，尊重个人偏好，持续的个体化支持和福利咨询。表 44.2 进一步说明了这些原则。

表 44.2　基于证据的支持就业原则		
原则	描述	基本原理
竞争激烈的就业	重点是把竞争性就业作为一个可实现的目标，而不是像日间治疗或志愿工作这样的中间活动	有针对性地促进竞争性就业的努力可能比间接战略更有效；中间活动可能无助于竞争就业，也可能妨碍竞争就业
零排除或个人选择	任何想参与的人都不会被排除在外。唯一的要求是渴望竞争激烈的工作	相信成功是可能的，不论其严重程度或残疾类型如何。严重残疾的人可以在竞争激烈的工作中获得成功
快速找工作	重点是立即协助工作，而不是冗长的预防性评估、培训或咨询	可以与 SE 同时提供培训。就业后提供的培训可以根据工作情况个性化，提高工作绩效
综合治疗	与脊髓损伤团队整合 SE 项目。SE 员工参加治疗团队会议，并在会议之外与团队成员互动	这种综合方法与更好的沟通、提高临床医生对就业的认识和关注，以及将临床信息纳入职业计划有关
注意个人偏好	服务基于个人的偏好和选择，而不是提供者的判断	增加找到适合个人优势和偏好的工作的机会，包括非传统的、不易归类的职位
持续的支持	后续支持将持续一段时间，在作业开始后，将其终止，而不是终止于某个设置点	持续的在职支持和解决问题的支持有助于成功。此外，重要的是不要过早地放弃那些最初没有受益的人

原则	描述	基本原理
福利咨询	正在进行的关于社会保障、医疗补助、其他福利和政府津贴的规划和指导	就业的一个主要障碍可能是担心失去福利。澄清误解，帮助个人做出明智的选择

这些原则的大部分原理在脊髓损伤之外的人群中得到了验证。

在这个模型中，职业康复专家与治疗小组以一种综合的方式工作，为职业规划、求职和职业发展、工作支持和保留工作提供了几种形式的支持（表 44.3）

表 44.3　职业康复专家的支持就业活动

执业规划

– 为职业发展活动提供建议和支持

– 收集有关个人能力和支援需要的资料

– 协助确定就业的交通选择

求职和工作发展

– 确定和安排与潜在雇主的会面

– 与雇主会面，讨论工作能力和资格

– 与雇主会面，讨论工作及持续的支援服务

– 建议求职者与未来的雇主会面

– 与求职者讨论特定工作机会的利弊

– 协助就业前程序（即完成工作申请、资料披露、测试和面试等）

在职支援

– 提供额外的在职技能培训

– 提供辅助技术和其他类型的住宿的想法

– 为员工的工作表现提供反馈

– 与客户、同事和主管建立积极的互动模式

在职支援

– 促进残疾员工与非残疾员工之间的沟通和融洽

– 协助使用现有的工作间支援

职位保留服务

– 协助患者安排工作时间以外的医疗预约

– 和对方一起解决问题，如果他们上班的交通工具晚点了怎么办，或者如何做出其他安排

– 教这个人如何请假

– 转介福利专员，以确保使用现有的工作奖励

– 协助员工解决工作中与工作表现、与同事或上司的相处问题

– 协助个人识别和（或）要求雇主提供新的住宿

Adapted from Targett, P.& Wehman, P.2003, Successful work supports for persons with spinal cord injury.SCI Psychosocial Process, 16（1）, 5-11.

难点与展望

还需要进一步的研究来验证在脊髓损伤环境中实施基于证据的 SE 实践的最初报告中所获得的令人鼓舞的经验。还需要进行重点研究，以评估特定的项目组成部分，并确定最佳实践，以增加脊髓损伤患者的就业和积极的工作成果。

推荐阅读

Bruyère SM, ed. *Employing and Accommodating Individuals with Spinal Cord Injuries.* [Brochure]. Ithaca, NY: Cornell University; 2000. (Original work written 2000 by N. Somerville & D. J. Wilson)

Krause JS, Reed KS. Barriers and facilitators to employment after spinal cord injury: underlying dimensions and their relationship to labor force participation. *Spinal Cord.* 2011;49(2):285-291.

Krause JS, Saunders LL, Acuna J. Gainful employment and risk of mortality after spinal cord injury: effects beyond that of demographic, injury and socioeconomic factors. *Spinal*

Cord. 2012;50(10):784-788. Doi: 10.1038/sc.2012.49.

Ottomanelli L, Lind L. Review of critical factors related to employment after spinal cord injury: implications for research and vocational services. *J Spinal Cord Med.* 2009;32(5):503-531.

Ottomanelli L, Goetz LL, Suris A, et al. Effectiveness of supported employment for veterans with spinal cord injuries: results from a randomized multisite study. *Arch Phys Med Rehabil.* 2012;93(5):740-747.

Targett P, Wehman P. Successful work supports for persons with spinal cord injury. *SCI Psychosoc Proc.* 2003;16(1):5-11.

第四十五章　脊髓损伤后的驾驶和交通

基本原则

脊髓损伤后的无障碍交通是其独立性的重要因素。交通是阻碍脊髓损伤患者参与社区活动和进入社区的主要障碍之一。

交通选择和障碍

根据损伤的程度和完整性、其他损伤的存在、可用的资源和能力，脊髓损伤后的交通选择可能包括：驾驶普通或改装的车辆，乘坐改装或改装的个人车辆，乘坐可达的公共交通工具，或专业交通工具和共享乘车服务。

成本和可用的资金来源可能是影响运输选择的重要因素。虽然截瘫患者的车辆改装有时只需不到 1500 美元，但为 C5 四肢瘫患者购买一辆高度专业化、经过改装的面包车可能要花费 8 万美元以上。特别交通服务的费用可能只由履行某些目的的资金来源支付（如医疗或治疗预约，或教育），但可能不在其他方面支付。公共交通的可用性，包括服务时间和服务区域，因地点和社区的不同而大不相同。

特殊的交通方式与他们自身的挑战有关。例如，航空旅行与换乘另一把椅子登机、旅行中上厕所以及个人轮椅的运输有关。

基于受伤平面的驾驶选择

　　驾驶能力和选择取决于脊髓损伤的平面和损伤程度（见第二十六章，表 26.3—26.5）。C1 至 C4 完全四肢瘫患者不能自行驾驶，需要由医护人员驾驶的交通工具（如一辆装有轮椅升降和系带的货车）。对于完全脊髓损伤患者，独立驾驶可能造成伤害的最高平面是 C5，这些患者需要高度专业化的改装货车。C6 完全损伤的患者可以驾驶一辆带有升降装置、绑带和手动控制的改装面包车。许多 C7 四肢瘫的患者也需要开一辆改装过的面包车。不过，对一些人来说，改装过的汽车可能是一种选择。对于 C8 及以下完全脊髓损伤的人，可以用手动控制驾驶一辆改装过的汽车。对于不完全损伤的患者，驾驶选择取决于无力的程度和位置。

临床思路

驾驶评估及培训

　　驾驶评估和培训是脊髓损伤康复的重要组成部分，通常由经过培训和认证的驾驶员康复专家进行，并根据需要与脊髓损伤团队中的其他人一起工作。

　　这一过程包括驾驶前面试和临床评估、座位评估、静态驾驶后评估和培训、驾驶模拟、动态道路评估和培训、车辆改装处方、交通选择的考虑以及后续服务。

驾驶前评估

　　肌肉力量、感觉、坐位平衡、转移、痉挛、运动范围、协调性评价是脊髓损伤后驾驶体能评价的重要方面。包括视觉、知觉和认知评估，尤其适用于伴有创伤性脑损伤的患者、老年人和多发性硬化症患者。

幕后评估和培训

幕后评估和培训包括评估和考虑进出车辆的选项、转向、制动和加速，以及包括灯光、雨刷和喇叭在内的二级控制。随着技术的进步，驾驶模拟器变得越来越可用。这些为响应各种模拟场景的交互式评估和培训提供了无风险的机会。一旦患者被评估为合适和准备好了，即可在开阔的道路上驾驶。

车辆或设备的选择和处方

车辆及设备的选择及处方的考虑因素包括车辆进出、座位安全、轮椅安全或存放、驾驶位置（包括能见度、转向选项、加速及刹车，以及辅助控制，表 45.1）

开车前准备

如有需要，本署会提供文件及协助，以符合国际金融公司的医疗审批及牌照规定，并为残疾人士申请泊车服务。应向患者提供驾驶安全方面的建议，以解决与脊髓损伤相关的问题，如驾驶时的皮肤护理和减压，并注意与麻木皮肤上的热表面接触。需要教授和解决诸如急转弯或颠簸可能引发的痉挛以及驾驶时自主反射障碍等情况。在脊髓损伤之后，对驾驶过程中可能发生的紧急情况或故障进行主动规划变得尤为重要。

表 45.1 脊髓损伤后驾驶车辆和设备的选择	
选项	注意事项
车辆类型	
货车	– C1—C4 完全性脊髓损伤需要驱动货车；C5、C6 和许多 C7 LOI 司机需要改装面包车
	– 可能需要降低货车的楼层，以便司机或轮椅上的乘客能够坐在座位上看到车辆

选项	注意事项
车辆类型	
汽车	– C8 和以下损伤的患者（以及一些 C7 的患者）可以驾驶一辆改装过的汽车
	– 对于有两种选择的人来说，生活方式、家庭交通需求和偏好可能会影响他们的选择
驾驶	
旋转旋钮	– 需要接近正常握力
	– 提供一只手方便转向，另一只手用于手动控制
三向转向装置	– 常用于四肢瘫患者保留手腕伸展（或矫形手腕支撑）但没有握力的转向装置
V 形手柄和掌型手柄	– 需要一些指力和握力
加速和制动	
推拉式手控	– 安装在汽车的转向柱上
	– 可安装在货车的地板上
真空辅助手控	– 需要良好的手控强度，而且成本更高，但如果安装空间较小，则可能是一种选择
高度专业化的系统	– C5 或更高平面的损伤患者可能需要电子加速和制动或动力辅助控制，但可能更贵且需要高度维护
二级控制	
用于大灯、喇叭、加热和冷却、信号	– 更高平面损伤的患者可以是触摸板系统、听觉信号或语音激活
平衡和姿势控制	
胸带、侧稳定器和腰部支撑	– 躯干控制和坐位平衡受损的人可能需要
升降、斜坡、装载装置	– 电动轮椅所需的升降台或坡道
	– 手动轮椅使用者如能转换至驾驶席，可将轮椅折叠或拆卸存放，或需要装填装置或升降机

选项	注意事项
轮椅的安全性	
手动或自动锁紧或系紧	– 需要乘客或司机在轮椅上，或保证轮椅在主舱内运输的安全

交通工具的选择

在评估过程中的任何时候，都可能会确定独立驾驶是不可行的或不合适的选择。需要规划其他运输选择。那些能够独立开车的人也应该知道可供选择的其他交通工具和资源。通过公共交通进入社区通常是在最初的康复期间开始和实践的，以减轻焦虑和帮助问题解决之前出院。

难点与展望

驾驶模拟器的使用和虚拟现实技术的进步提高了无风险驾驶评估和培训的能力。在这个领域还需要进一步的研究来证明有效性以及其与道路性能和驾驶的相关性。

推荐阅读

Akinwuntan AE, Devos H, Stepleman L, et al. Predictors of driving in individuals with relapsing-remitting multiple sclerosis. *Mult Scler.* 2013;19(3):344-350.

Carlozzi NE, Gade V, Rizzo AS, Tulsky DS. Using virtual reality driving simulators in persons with spinal cord injury: three screen display versus head mounted display. *Disabil Rehabil Assist Technol.* 2013;8(2):176-180.

Kiyono Y, Hashizume C, Matsui N, Ohtsuka K, Takaoka K. Car-driving abilities of people with tetraplegia. *Arch Phys Med Rehabil.* 2001;82(10):1389-1392.

Marcotte TD, Rosenthal TJ, Roberts E, et al. The contribution of cognition and spasticity to driving performance in multiple sclerosis. *Arch Phys Med Rehabil.* 2008;89(9):1753-1758.

第七篇
基于系统的实践

第四十六章　脊髓损伤护理系统

基本原则

脊髓损伤护理系统的需求及差距

　　脊髓损伤从发病起就需要最佳的护理。以防止可能对长期结果产生负面影响的继发性并发症。患者随着脊髓损伤经验的增加，健康需求和继发性损害的风险增加也随之增加，从受伤时开始并一直持续到受伤后的生活。虽然他们可能在某种程度上是健康的，但因为健康状况较差，因此，他们需要额外的警惕和及时获得卫生服务。

　　据报道，患有脊髓损伤的人在接受专业护理和治疗后预后较好。协调和综合的护理系统可以减少脊髓损伤的并发症。住院时间和费用，并改善预后。

护理和服务方面的差距

　　虽然存在一些协调的护理系统，但大多数脊髓损伤患者得到的护理仍是碎片化的，在护理和服务方面存在差距。获得适当的初级保健和相关卫生服务可能特别成问题，出现多次因护理问题去急诊就医的情况。导致初级保健获得障碍的原因如表 46.1 所示（表 46.1）。

美国的脊髓损伤护理系统

脊髓损伤模型系统工程

　　脊髓损伤模型系统工程（Spinal Cord Injury Model Systems，SCIMS）

始于 1970 年，由教育部的国家残疾与康复研究所资助，建立全面 SCI 护理系统，并研究如何改善脊髓损伤患者的健康和生活质量。在过去的 30 年间，已建成数个脊髓损伤中心，基于系统性护理的理念（包括医学、职业和其他康复设施），包含急性期护理，获得了良好的效果，为国家数据库提供医疗、并发症、神经学和功能恢复等数据，参与独立和合作研究，提供与脊髓损伤相关的继续教育。

表 46.1　脊髓损伤患者获得初级保健的障碍

领域	因素
知识领域的原因	初级护理人员缺乏脊髓损伤特异性知识
	脊髓损伤专业人员可提供一部分专业知识培训，但在大部分情况下有限
	缺乏有关所需耐用医疗设备和辅助技术知识和专业知识的临床医生可能会开出不充分或不适当的处方
物理访问的原因	缺乏高适应性检查桌
	检查室狭小，轮椅的空间有限
	停车场和坡道无法进入
	指示图标可能不允许随意转移
态度原因	不愿或害怕移动患者的身体，可能导致检查不充分
	可能会不想看坐在轮椅上的患者，认为需要更多时间
	把所有的问题都归因于脊髓损伤，即使与脊髓损伤无关
护理系统原因	分散的体系，鼓励削减成本和转移成本，而不注重长期结果
	预约的交通可能是一个障碍
	健康计划可能会将脊髓损伤患者视为高成本、高风险人群，并且在缺乏激励措施的情况下，可能不愿意让他们参加

　　SCIMS 的数据已上传至国家脊髓损伤数据中心，据估计已获

得约 13% 的新发脊髓损伤数据。在写此文的同时，脊髓损伤模型系统受助单位有 14 家。

在提供综合康复计划的同时，许多脊髓损伤模型系统在康复后提供的持续医疗服务范围相对有限，因此后续的初级和专科护理往往仍然是零散的。

退伍军人事务部（Veterans Affairs，VA）脊髓损伤护理系统

VA 拥有全国最大的脊髓损伤护理网络。2008 年，该中心为近 2.6 万名脊髓损伤和疾病退伍军人提供了全方位的医疗服务，其中约 1.3 万名退伍军人享受脊髓损伤专科护理。2000 年，一家大型咨询公司进行了一项研究，将退伍军人管理局的脊髓损伤服务与几家私营和公共健康保险公司提供的服务进行了比较。结果显示，退伍军人管理局的覆盖范围更为广泛。

VA 护理系统为所有年龄符合条件的脊髓损伤退伍军人提供了一个协调的终身连续服务，包括紧急护理、医疗和外科干预、康复、初级护理、预防护理、专业持续护理、外科护理、门诊护理、家庭护理和长期护理。VA 的脊髓损伤专业护理侧重于预防或早期发现脊髓损伤并发症，由多学科团队提供年度综合评估。

VA 的服务通过一个"中心和辐射"式的护理系统提供，从 24 个地区性脊髓损伤中心，通过多学科团队提供初级和专业护理，扩展到大约 134 个脊髓损伤初级护理团队或当地 VA 医疗中心的支持诊所。每个初级保健小组都有一名医生、护士和社会工作者，而有辅助诊所的小组成员可能会增加。新受伤的退伍军人和现役军人在创伤中心稳定后被转到 VA 的脊髓损伤中心进行康复治疗。每年大约有 450 名新受伤的退伍军人和现役军人在 VA 的脊髓损伤中心接受康复治疗。

临床思路

脊髓损伤康复小组

团队合作是脊髓损伤护理的基石。团队可以被描述为多学科或跨学科的。在多学科团队中，不同的学科从它们自己的特定学科的角度独立或按顺序工作。一个团队成员很少受到其他团队成员的影响。另一方面，跨学科的团队成员共同致力于实现目标，尽管是从各自的学科角度出发，努力为处于团队中心的患者取得最佳结果。跨学科的团队模型，如果正确地实施，通常被认为在康复中心更有效。

卫生保健团队面临的潜在挑战包括解决不同的观点或冲突、自治可能受到的潜在侵蚀以及与卫生保健多个方面的沟通和协调有关的问题（见第四十八章）。脊髓损伤康复团队通常包括医生、护士、物理、职业、言语和娱乐治疗师、心理学家和社会工作者或患者管理员，并可能包括或咨询营养、职业咨询和康复、矫形术、司机培训和（或）康复工程方面的专家。

脊髓损伤后的健康维护与疾病预防

虽然对脊髓损伤的最佳频率和具体因素缺乏统一的共识，但普遍认为对脊髓损伤患者进行全面的预防健康评估是重要的。由于所有的身体系统都可能受到脊髓损伤的影响，持续的长期卫生保健管理需要是全面的。

- 戒烟、肺炎和每年接种流感疫苗等措施对减少呼吸道问题十分重要（见第三十二章）。应及时发现和治疗呼吸道感染。重要的是要认识到和处理日益恶化的通气功能、可能发生的老化或其他并发症。
- 心血管疾病的一级和二级预防包括戒烟、饮食和体重控制、脂质管理、高血压和葡萄糖耐受不良或糖尿病的筛查和治疗，以及个性化的锻炼计划（见第三十三 D 章）。自主神经反射障碍是一种危及生命的紧急情况，T6 以上的脊髓损伤患者可能面临终身危险（见第三十三 C 章）。

■ 需要不断监测膀胱管理，以确保低压和完全排尿，尽量减少尿路并发症，保护上尿路，并符合个人的生活方式（见第三十四 A 章）。应该有可预测的和有效的肠道排便，没有大便失禁（见第三十六 A 章）。

■ 继续教育患者并加强治疗，以确保定期的减压练习和皮肤检查，以及适当的处方、维护和支持皮肤的监测，对预防压疮非常重要（见第三十七章）。

■ 神经功能应在持续的基础上定期重新评估，任何恶化（例如，由于脊髓空洞症或腕管综合征）应予以确定、调查和适当处理（见第三十八 B 章）。应根据需要监测和治疗痉挛（见第三十八 A 章）。

■ 脊髓损伤后上肢的保留措施应终身遵循。包括优化设备和轮椅，以最大限度地减少上肢的压力，改进日常活动和转移动作，以最大限度地减少重复或过度的上肢力量消耗，以及个性化的锻炼计划，包括适当的灵活性和加强组成部分（第二十七章）。认识和处理引起疼痛的因素很重要，通常是多因素的（第三十八 C 章）。防止跌倒对预防受伤很重要。

■ 可能需要对抑郁症或适应不良行为进行监测、识别和及时治疗（见第四十一章）。

■ 重要的是解决环境障碍，促进自我效能感，优化参与和社区一体化，以应对生活状况和社会支持的变化、功能下降和（或）老龄化（见第四十二章）。正在进行的康复干预措施通常用于处理神经状态的变化、新目标、生活状况的变化，或与医疗并发症和共病以及老龄化相关的功能下降（见第四十章）。

不遵守定期预防性健康评估的随访可能是由于担心访问和医疗检查的自付费用、交通的可用性、时间、距离和不便因素，或认为没有必要或没有价值进行随访。据报道，脊髓损伤患者对常规评估最具感知价值的方面包括获得药物和补给品，以及更换设备的能力。

难点与展望

虚拟访问技术的创新和不断增加的实施，包括与医疗服务提供者的安全通信，以及远程医疗，包括远程会诊和家庭远程医疗，提供了增强访问的潜在解决方案。临床信息系统和电子病历有可能改善向不同护理环境或提供者过渡的协调和沟通。实施和有效性研究将有助于展示这些创新的价值并提高其采用率。

医疗改革方面与脊髓损伤等慢性残疾人特别相关，并且根据未来实施的具体情况，可能包括改善获取（如禁止排除那些被认为是高风险人群的保险的规定），以及财政激励措施和改善护理协调和避免可预防并发症的规定。

推荐阅读

Chen Y, Deutsch A, DeVivo MJ, et al. Current research outcomes from the spinal cord injury model systems. *Arch Phys Med Rehabil*. 2011;92(3):329-331.

Choi H, Binder DS, Oropilla ML, et al. Evaluation of selected laboratory components of a comprehensive periodic health evaluation for veterans with spinal cord injury and disorders. *Arch Phys Med Rehabil*. 2006;87(5):603-610.

Collins EG, Langbein WE, Smith B, Hendricks R, Hammond M, Weaver F. Patients' perspective on the comprehensive preventive health evaluation in veterans with spinal cord injury. *Spinal Cord*. 2005;43(6):366-374.

Curtin CM, Suarez PA, Di Ponio LA, Frayne SM. Who are the women and men in Veterans Health Administration's current spinal cord injury population? *J Rehabil Res Dev*. 2012;49(3):351-360.

DeJong G. Primary care for persons with disabilities. An overview of the problem. *Am J Phys Med Rehabil*. 1997;76(3 suppl):S2-S8.

DeJong G, Hoffman J, Meade MA, et al. Postrehabilitative health care for individuals with SCI: extending health care into the community. *Top Spinal Cord Inj Rehabil*. 2011;17(2): 46-58.

Kirshblum SC. Clinical activities of the model spinal cord injury system. *J Spinal Cord Med.* 2002;25(4):339-344.

New PW, Townson A, Scivoletto G, et al. International comparison of the organisation of rehabilitation services and systems of care for patients with spinal cord injury. *Spinal Cord.* 2013;51(1):33-39.

Sabharwal S, Fiedler IG. Increasing disability awareness of future spinal cord injury physicians. *J Spinal Cord Med.* 2003;26(1):89-92.

Sinclair LB, Lingard LA, Mohabeer RN. What's so great about rehabilitation teams? An ethnographic study of interprofessional collaboration in a rehabilitation unit. *Arch Phys Med Rehabil.* 2009;90(7):1196-1201.

VA fact sheet. www1.va.gov/opa/publications/factsheets/fs_spinal_cord_injury.pdf. Accessed August 5, 2013.

第四十七章　脊髓损伤护理安全

基本原则

聚焦患者安全

自 1999 年医学研究所（Institute of Medicine，IOM）报告了"以人为本：建立更安全的健康系统"，其中突出了医疗保健的范围和严重性以及医疗保健中的患者安全问题后，对患者安全的重视程度出现了显著增加。联合委员会于 2002 年制定了国家患者安全目标（National Patient Safety Goals，NPSGs）。认可的医疗机构必须遵守这些目标，并且每年更新一次。表 47.1 总结了 2013 年 NPSG。

预防对患者的伤害是实施患者安全措施的主要依据。伤害也会降低患者的信任和满意度。此外，对患者安全的关注具有重大的财务影响。患者的伤害代价高昂，显著延长了住院时间，并对医疗事故索赔构成责任。此外，越来越多的支付者开始对与可避免的错误和并发症有关的医疗保健费用实施财政惩罚和限制报销。

主要的患者安全问题和医疗错误

医疗保健方面的错误可能与以下方面有关：

- 诊断（诊断错误或延迟，未能执行指定的测试，未能对监视或测试结果采取行动）。
- 治疗（程序执行错误、用药错误、剂量或用药方法错误、可避免的治疗延误、未注明的不当护理）。

- 预防（未提供预防性治疗、监测或随访不足）。
- 其他因素（通讯故障、设备故障及其他系统故障）。

IOM 报告中确认的严重患者安全问题包括不良药物事件和不当输血、手术伤害和错误部位手术、自杀、与限制相关的伤害或死亡、跌倒、烧伤、压疮和错误的患者身份。

表 47.1　2013 年国家患者安全目标（联合委员会）[a]

患者识别的准确性

– 在提供护理、治疗和服务时，至少使用两个患者标识符

– 消除与患者识别错误有关的输血错误

护理人员之间的有效沟通

– 及时报告重要的检测结果和诊断程序

药物安全

– 在围术期和其他程序设置中标记所有药物和溶液

– 减少使用抗凝治疗

– 维持和沟通准确的患者用药信息

减少卫生保健相关感染的风险

– 遵守目前 CDC 或世界卫生组织的手卫生指南

– 以证据为基础的做法，预防急性护理医院中由于耐多药微生物引起的卫生保健相关感染

– 以证据为基础的做法，以防止中心线相关血流感染

– 预防手术部位感染的循证实践

– 以证据为基础的做法，以防止留置式心脏复律

减少跌倒

– 降低跌倒的风险（适用于家居护理及长期护理）

预防保健相关的压疮

– 评估及定期重新评估发生压疮的风险，并采取行动处理任何已确定的风险（适用于长期护理）

续表

自杀风险评估
– 识别有自杀风险的患者（适用于在医院接受情绪或行为障碍治疗的患者）
风险评估
– 识别与家居氧疗有关的风险，如家居火警（适用于家居护理）
防止错误的部位、错误的程序、错误的人手术的通用协议
– 进行程序前验证过程
– 在程序现场做标记
– 在程序前执行暂停

[a] 每个项目的国家患者安全目标，以及更多信息可在联合委员会网站获得。www.jointcommission

脊髓损伤护理在安全方面的独特弱点

脊髓损伤可因多种原因增加患者对安全问题和医疗错误风险的易感性（表47.2）。

非典型或非特异性的表现症状，由于定位困难而可能进行有限的体格检查，以及对独特的脊髓损伤相关条件缺乏了解，都增加了诊断错误的风险。与药物相关的不良事件是最常见的患者安全问题之一，需要多种药物治疗以及药物代谢的相互影响（表47.3）使脊髓损伤患者特别容易受到影响。各种情况下发生重大并发症的风险，如压疮、跌倒和受伤、自杀风险和感染时尤其容易出现药物不良反应。未能充分应用指定的预防措施可导致多种脊髓损伤特异性并发症，如脊柱不稳定、静脉血栓栓塞、膀胱、肠道或皮肤问题。不同护理环境之间过渡的次数增加，特别是在支离破碎的卫生保健系统的背景下（见第四十六章），增加了患者转诊不足的短板。潜在的设备故障和环境因素，包括断电或极端温度，也会带来特殊的风险。

表 47.2	脊髓损伤护理中关于患者安全的特殊漏洞
患者安全	**脊髓损伤相关情况**
诊断错误	– 脊髓损伤中缺乏典型表现是常见的，增加了诊断错误的可能性（例如，骨质疏松性骨折时肢体疼痛消失，或心肌梗死时胸痛消失）
	– 非特异性症状可能被错误地归类（例如，疲劳可能是脊髓损伤后出现的或仅有的几种医学问题的症状，如尿路感染，但也可能被错误地归为非特异性原因或睡眠不足）
	– 难以将脊髓损伤患者安置或转移到检查桌上，增加了体检不足的风险
	– 缺乏对脊髓损伤特有疾病（如自主神经反射障碍）的知识可能导致误诊和不恰当的治疗
医疗相关不良反应事件	– 脊髓损伤后常见的多药治疗，增加了药物相互作用和药物调节错误的风险
	– 脊髓损伤后药物动力学的改变（表 47.3）增加了药物相关不良反应的不可预测性和潜在风险
跌倒和跌倒相关性损伤	– 与其他高危人群不同的是，轮椅使用者中跌倒的比例在较活跃的患者中可能更高，而且最常发生在转诊期间
	– 使用辅助设备（如不完全性脊髓损伤）行走的患者跌倒的风险增加
	– 即使轻微受伤或跌倒，潜在的脊髓损伤相关骨质疏松症也会增加骨折的风险
压疮	– 脊髓损伤导致运动感觉丧失造成压疮的风险增加
	– 传统的风险评估工具在对一般高危人群（如脊髓损伤）进行风险分层方面的效用有限
	– 脊髓损伤后解压程度或频率不足，支撑面或阀座处方不理想，或对骨突起的监测不足，都会增加压疮的风险
	– 可能发生在脊髓损伤单元之外的医院获得性压疮（例如，躺在坚硬的表面等待检查）
医院获得性感染	– 脊髓损伤常见的无症状菌尿不应与 CAUTI 混淆
	– 长期或重复使用抗生素（有时不适当，如治疗无症状菌尿）会增加感染多重耐药微生物或艰难梭菌的风险
	– 隔离程序和接触预防措施可能需要与康复和参与目标相协调

患者安全	脊髓损伤相关情况
医院获得性感染	– 提高床头高度，这是建议减少 VAP，可能与皮肤剪切或破裂的风险冲突
烧伤	– 缺乏感觉反馈会增加受伤的风险（例如，与热表面接触）
预防不充分	– 在急性期或术后，不充分的固定或脊柱预防措施可导致神经功能恶化
	– 脊髓损伤后最初几周延迟或不充分的血栓预防会增加潜在致命静脉血栓栓塞的风险
	– 未能监测和预防高膀胱压力和排尿后残余尿可导致无声的肾并发症
	– 轮椅及座椅系统的预防性保养不足可引致压疮（例如，由座椅垫底出或被刺穿）
自杀风险	– 脊髓损伤患者的自杀风险高 3～5 倍，受伤后 2～5 年内自杀风险最高
	– 抑郁躯体症状，如低能量代谢、厌食症和（或）睡眠障碍，如果没有对情绪变化进行调查，可能会被错误地归因于与脊髓损伤有关的医学问题
患者传递不足	– 在脊髓损伤中，不同护理设置之间的护理传递更为常见，增加了传递错误的可能性
	– 支离破碎的保健制度增加了在过渡期间由于缺乏沟通和协调而发生错误的风险
设备功能障碍	– 脊髓损伤患者使用多种设备，包括呼吸机等维持生命的设备。如果不能及时预防和处理设备故障，或缺乏后备计划，可能会造成灾难性后果
	– 巴氯芬泵故障可导致严重甚至危及生命的停药反应
环境安全性风险	– 由于行动不便和医疗需要，自然或其他灾害的紧急疏散在脊髓损伤中需要特别考虑
	– 家中持续停电对使用通风设备、轮椅或电床等电力设备的人士构成严重的安全风险
	– 极端环境温度可导致低氧血症或高温，由于受损的温度调节，特别是那些高节段完全性脊髓损伤患者

缩写：CAUTI，导管相关性尿路感染；VAP，呼吸肌相关性肺炎

临床思路

在脊髓损伤实践中解决患者安全问题

有几种基于证据的策略已经得到了有效的评估。此时可以在个人医生层面、组织和医疗体系层面采用许多方法，以促进患者的安全，并将医疗失误带来的风险降到最低。

例如，手卫生（在关键时刻及时实施，以阻断微生物向患者的传播，包括：在患者接触前；接触血液、体液或受污染的表面后，即使戴上手套；在侵入性程序之前以及脱下手套后）；障碍的预防措施；障碍清单；遵守《危险缩写词禁用清单》；药物协调和标准化的交接沟通；使用临床药剂师以减少药物不良反应事件；电脑供应商订单录入；以及在患者安全培训中使用模拟练习。应该教育和鼓励患者积极参与减少错误和提高安全性的努力，并就他们的护理提出相关问题。

表 47.3 脊髓损伤对药物代谢动力学的潜在影响	
脊髓损伤相关改变	**对药物代谢动力学的影响**
胃排空延迟	– 酸性药物的吸收加快
	– 基本药物的吸收延迟
胃肠蠕动减少	– 肠肝循环药物的吸收增加
	– 药物的生物利用度减少，被肠道细菌破坏
皮肤和肌肉的血液供应减少	– 损伤平面以下经皮、皮下和肌肉内药物吸收减少
体脂增加	– 对脂溶性药物和水溶性药物分布的影响
血浆蛋白水平降低	– 蛋白结合药物的游离组分增加
肾功能受损	– 药物经肾排出减少

注意表 47.2 中列出的脊髓损伤个体患者安全的特殊漏洞，并考虑将与每个领域相关的风险最小化的具体实践和干预措施，这是脊髓损伤实践中不可或缺的重要部分。

培养患者安全文化

据报道，积极的患者安全氛围与患者安全的改善有关。系统应该促进一种学习文化，促进报告，关注系统漏洞而不是责备。报告不仅应包括实际的不良事件。还应包括几乎没有报告的事件。这些事件不会伤害患者，但提供了一个了解系统漏洞的机会。

正如国际移民组织的报告所指出的，大多数医疗错误不是由个人的鲁莽或个别个人的故意行为造成的。更常见的是由错误的系统、过程和条件引起的。这些错误或条件导致人们犯错误或无法防止错误。因此，最好的预防错误的方法是设计各级卫生系统，使人们更安全，更不易做错事，更容易把事情做好。当然，人们仍然必须保持警惕，对自己的行为负责。但是当错误发生时，指责个人并不能使系统更安全，也不能防止其他人犯同样的错误。

难点与展望

在脊髓损伤护理中应用患者安全实践的具体研究尚处于初级阶段，尽管在一些重点领域，如脊髓损伤人群中的医院获得性感染，正在出现新的研究。考虑到脊髓损伤患者独特的患者安全漏洞，对患者安全进行更多的科学特异性研究至关重要。

还非常需要开展实施研究，以确定在患者安全的各个领域纳入基于证据的实践的最有效方法。研究应集中于加强有关改善患者安全和促进患者安全文化的战略有效性的证据。

推荐阅读

DeVivo MJ, Black KJ, Richards JS, Stover SL. Suicide following spinal cord injury. *Paraplegia.* 1991;29(9):620-627.

Evans CT, LaVela SL, Weaver FM, et al. Epidemiology of hospital-acquired infections in veterans with spinal cord injury and disorder. *Infect Control Hosp Epidemiol.* 2008;29(3):234-242.

Hammond FM, Horn SD, Smout RJ, et al. Acute rehospitalizations during inpatient rehabilitation for spinal cord injury. *Arch Phys Med Rehabil.* 2013;94(4 suppl):S98-S105.

Kohn LT, Corrigan JM, Donaldson MS, eds. *To Err is Human: Building a Safer Health System.* Washington, DC: National Academy Press, Institute of Medicine;1999.

Kwan JL, Lo L, Sampson M, Shojania KG. Medication reconciliation during transitions of care as a patient safety strategy: a systematic review. *Ann Intern Med.* 2013;158(5 pt 2):397-403.

Mestre H, Alkon T, Salazar S, Ibarra A. Spinal cord injury sequelae alter drug pharmacokinetics: an overview. *Spinal Cord.* 2011;49(9):955-960.

McDonald KM, Matesic B, Contopoulos-Ioannidis DG, et al. Patient safety strategies targeted at diagnostic errors: a systematic review. *Ann Intern Med.* 2013;158(5 pt 2):381-389.

Nelson A, Fitzgerald SG, Palacios P, et al. Wheelchair-related falls in veterans with spinal cord injury residing in the community: a prospective cohort study. *Arch Phys Med Rehabil.* 2010;91(8):1153-1312.

Shekelle PG, Pronovost PJ, Wachter RM, et al. The top patient safety strategies that can be encouraged for adoption now. *Ann Intern Med.* 2013;158(5 pt 2):365-368.

Siefferman JW, Lin E, Fine JS. Patient safety at handoff in rehabilitation medicine. *Phys Med Rehabil Clin N Am.* 2012;23(2):241-257.

Sullivan N, Schoelles KM. Preventing in-facility pressure ulcers as a patient safety strategy: a systematic review. *Ann Intern Med.* 2013;158(5 pt 2):410-416.

Weaver SJ, Lubomksi LH, Wilson RF, Pfoh ER, Martinez KA, Dy SM. Promoting a culture of safety as a patient safety strategy: a systematic review. *Ann Intern Med.* 2013;158 (5 pt 2):369-374.

第四十八章 脊髓损伤实践过程中的伦理问题

基本原则

在脊髓损伤的护理中，伦理问题和紧张关系在各种情况下都会出现。在某些情况下，有明确的正确或错误的答案。然而，在许多情况下，问题并不那么直接，伦理困境的任何一方的价值观之间都存在冲突。例如，尊重患者拒绝治疗可能与为患者的最大利益行事相冲突。平衡这些原则和解决伦理冲突，以达到最佳的行动方案是临床实践的固有部分。

道德原则及条款

某些基本伦理原则与卫生保健和临床实践特别相关。这些包括：尊重个人（尊重自主权，保持机密，避免欺骗和不披露），以患者的最大利益行事，合理分配资源。尽管这些原则不是绝对的，有时也会相互冲突，但它们在临床实践中仍然是重要的指导原则。

自主权

临床医生必须尊重患者对其医疗护理作出决定的权利。有能力、知情的患者有权选择治疗方案，并拒绝任何不必要的医疗干预。通过提供知情同意并遵循患者的意愿，临床医生表现出对患者自主权的尊重。

善行

临床医生必须从患者的最大利益出发行事。临床医生必须把患者的利益置于自身利益之上。市场力量、社会压力和行政紧急情况绝不能损害这一原则。

不伤害原则

这一原则涉及"不伤害"患者。它要求临床医生不得故意通过委任或不作为对患者造成不必要的伤害或伤害。临床医生必须避免提供无效的治疗或对患者怀有恶意。

保密

临床医生必须对医疗信息保密。保密尊重患者的自主权，鼓励患者坦诚。但是，在某些情况下，当存在对第三方造成严重的、可预见的损害的可能性时，可以忽略保密性，以保护第三方。例如，法定报告包括虐待儿童或老人，以及家庭暴力。

公平

分配公平原则是指平等对待患者的问题。公平的目的是确保每个人都能根据公平和团结的道德原则获得必要的照顾。面对有限的医疗资源，临床医生应采取有效的药物治疗。临床医生应该基于伦理相关的考虑做出建议和决定。

专业守则

专业守则是提供有关道德操守和专业精神指引的资料来源之一。例如，2002 年由美国内科医学委员会基金会（American Board of Internal Medicine Foundation）、美国内科医师学会基金会（American College of Physicians Fondation）和欧洲内科医学联合会（European Federation of Internal Medicine）联合编写的《内科医师宪章》(Physician Charter),是医生最广泛接受并被多个医疗机构采用的宪章之一。它提出了基于三个基本原则的十个专业职责或医生承诺(表48.1)。

伦理原则之间的共同冲突

在实践中,当患者的自主决定与医生为患者谋求最大利益的慈善责任相冲突时,就会出现一些最常见和最困难的伦理问题。一般来说,只要患者符合决策能力的标准,就应该尊重患者的决定,即使试图说服患者不这样做。

另一个潜在的伦理困境是利益与非利益的平衡。这种平衡是治疗的益处和风险之间的平衡,并在医疗决策中发挥作用。通过提供知情同意,医生为患者提供必要的信息,以了解潜在风险和利益的范围和性质,以便做出决定。

表 48.1 专业医生约章
基本原则
患者福利至上
患者自主权
社会正义
对专业能力的承诺
承诺对患者诚实
承诺对患者保密
承诺与患者保持适当的关系
承诺改善护理质量
承诺改善获得保健的机会
承诺致力于有限资源的公平分配
承诺致力于科学知识
承诺致力于通过管理利益冲突来维护信任
承诺承担专业责任

提议的干预措施的潜在好处必须大于风险，以便使行动合乎道德。

知情同意和决策能力

知情同意是一个充分知情的患者可以参与选择其医疗保健的过程。一般认为，完全知情同意包括以下要素：决策或程序的性质，拟议干预的合理替代方案，与每一种替代方案相关的风险，利益和不确定性，对患者理解的评估以及患者对干预的接受程度。为了使患者的同意有效，必须认为患者具有决策能力，并且同意必须是自愿的。

虽然经常可以互换使用，但从技术上讲，"能力"和"决策能力"是有区别的。"能力是一个法律术语，决定一个人是否无能的最终决定是由法院作出的。决策能力是一种临床判断。对决策能力的评估通常包括对患者能力的评估：了解其情况，了解与当前决策相关的后果和风险，并基于该理解传达决策。当这一点还不清楚时，精神病学咨询是有帮助的。然而，仅仅因为患者拒绝治疗，并不意味着患者无能或缺乏决策能力。

临床思路

表48.2列举了脊髓损伤实践中一些道德紧张和挑战特别相关的情况。下面将进一步讨论每一种情况。

关于脊髓损伤预后的坏消息

没有一个正确的方法来讨论一个新受伤患者的预后，但某些原则适用。在交流预后时，重要的是要记住，尽管对患者讲真话和诚实总是很重要的，但诚实和直率是有区别的。谈话不要匆忙。设置应该是私人的，最好是医生坐在患者的水平。从了解患者理解什么和患者已经被告知什么开始通常是有帮助的。同样重要的是，要考虑患者有多想听，考虑个人情况，并相应地调整信息。将信息分成小块，并在每个小块之间停下来评估患者的反应和理解，这通常是有帮助的。在这种情况下，注意并对患者的反应做出反应（或者如果患者的反应不明显，询问患者的感受）、确认情绪和适当地以同理心回应是沟通的重要方面。

表 48.2 脊髓损伤实践中伦理冲突经常出现的场景

- 关于脊髓损伤后预后的坏消息（在讲真话与同情和保持希望之间取得平衡）
- 要求撤销维持生命的治疗（高颈外伤患者要求取下呼吸机）
- 不遵守指定的治疗方法（尽管压疮恶化，但不采取减压措施的个人）
- 跨学科团队冲突（治疗团队之间的分歧，处理不专业的问题，或团队中其他人的不称职）
- 保密（在团队护理或与家属沟通时可能会出现特殊保密问题）
- 披露错误（脊髓损伤中错误的脆弱性增加，例如，与知识缺陷、缺乏对非典型表示的考虑或系统问题有关）
- 难相处的、虐待的或令人讨厌的耐心的行为（需要平衡患者的安全及易受伤害与医护人员及其他患者的需要）
- 保持专业的界限（尤其是面对脆弱的患者群体）
- 要求不适当的治疗（拉伸所需的资源并从指定的治疗中去除）
- 可获得的护理和资源分配（知识、物理、态度和基于系统的障碍）
- 寻求未经证实的脊髓损伤"治疗方法"的患者（将希望与炒作区分开来的重要性）

通常最好是实事求是地提供医疗和预后信息，但同时也要留有希望。应尊重表示希望的意见，并应避免直接否认可能造成伤害的问题。希望的感觉已被证明有助于未来的方向，并帮助患者在康复过程中向前迈进。随着时间的推移，希望变得更加现实，尽管时间

框架因人而异。

要求撤销维持生命的治疗

　　要求停止维持生命的治疗（例如，对高度四肢瘫患者使用呼吸机），虽然这种情况并不常见，但却是脊髓损伤实践中最具伦理挑战性的情况之一。

　　如果表达了这样的要求，一个诚实和真诚的回应，承认患者的痛苦是适当的，并且应该保持关于脊髓损伤后恢复过程和回归有意义生活的可能性的持续对话。在考虑公开拒绝或要求退出治疗时，必须平衡若干因素，包括患者的自决权利和保健提供者对患者有利和防止伤害的义务。潜在的抑郁症应该被评估和治疗。应该评估患者的决策能力。

　　对于那些明确表示坚决要求停止呼吸机等维持生命的治疗的有能力的患者，建议进行有时间限制的试验（time-limited trial，TLT）。这是医生和治疗团队和患者之间的一项相互协议，目的是在预先确定的一段时间后重新审视治疗目标和停止治疗的可能性。它使患者有机会反思，适应脊髓损伤患者的生活，减轻症状和痛苦，有时间建立信任，设定目标，评估趋势和进展，招募支持资源，改善康复和功能。试着去理解和处理患者未被满足的需求是很重要的。请记住，这些需求可能是社会性的，而不是主要的医疗需求。帮助患者尽可能多地重新控制他们生活的各个方面，促进自决，往往有助于培养积极的适应能力。

　　应酌情咨询该机构的伦理委员会，如果冲突持续或对患者的要求有任何不确定性，可能需要咨询法律顾问。看护者的利益有时可能与患者的利益不一致。应考虑潜在的看护者负担和利益冲突，尤其是在代理人做出决策时。

不遵守指示性治疗

有能力的患者有权拒绝医疗干预。当患者拒绝或不遵守指定的医疗干预但不退出患者的角色时，可能会出现困境。一个例子是患有脊髓损伤的患者，其被治疗用于治疗坐骨压迫性溃疡，但拒绝避免坐在伤口上或进行常规的压力缓解。简单地将这些患者标记为"不合规"通常不会有效。通过使用共同决策，结合激励访谈的各个方面，而不是消极标签，讲课或对抗，可以提高合规性。

跨学科团队冲突

由于对患者护理的各个方面或从感知到的自主威胁的分歧，SCI跨学科团队可能会产生冲突。可能存在等级问题和权威不平等，这可能导致不愿表达合理的担忧并导致潜在的负面结果。鉴于不同团队成员的不同背景，专业知识和观点，分歧是常见的和预期的。虽然可以通过多种方式解决这些问题，但专业精神的必要组成部分是相互尊重的行为，包括适当考虑其他专业人员的意见。通过语言，手势和行动来证明尊重。应该有适当的机制来透露观点和意见中的差异。

保密

在跨学科团队设置中，可能存在保密性的特殊问题。与涉及单一提供者的环境相比，在临床团队中工作会增加潜在的机密性违规行为，这需要警惕并适当关注听觉和视觉隐私。计算机化的患者记录对机密性提出了新的和独特的挑战。回答家人提出的问题也会产生保密问题。通常最好与有能力的患者明确确认应该分享多少信息和与谁共享信息。

披露错误

在医疗实践中，错误是不可避免的。正如第四十七章所讨论的，脊髓损伤护理中存在一些漏洞，尤其会增加潜在错误和不良事件的风险。大多数错误不是疏忽造成的，但可能与知识缺陷，缺乏对非典型症状的考虑，判断或感知错误，注意力缺失或与系统问题有关。通常，当发生错误时，应明确承认发生错误并向患者道歉。应提供对错误及其后果的解释。接下来应解释为减轻对患者造成的伤害能够和将要采取的措施，并防止错误再次发生。仅给出部分解释可能被视为回避。虽然由于泄露错误可能会失去信任，但可能比患者感觉某些东西被隐藏的情况要小得多。虽然可能存在对诉讼的恐惧，但已经表明，当医生对他们犯错误时，患者不太可能考虑医疗事故诉讼。

挑衅、辱骂或恶意的患者行为

一方面考虑到可恶或挑衅患者的治疗需求（实际上由于疏远照顾者具有仇恨行为而可能特别脆弱），同时平衡对工作人员和其他患者的关注（例如，如果有的话）是任何威胁或实际的身体暴力可以创造具有伦理挑战性的情境。创建行为计划，尽可能地让患者参与，包括明确概述和道德上适当的可执行后果，对持续的不当行为，而不危及患者安全，可能会有所帮助。康复人员应该学习如何化解不稳定的情况。在这些情况下，团队内部响应的沟通和一致性尤为重要。

维持专业界限

在脊髓损伤康复环境中保持专业界限的警惕性可能尤为重要，因为在康复环境中，患者通常与患者建立长期治疗伙伴关系，患者群体可能特别容易受到伤害。如果与患者的专业治疗关系模糊与个人关系，就会出现伦理问题。

请求不当处理

没有义务提供预期不会使患者受益的治疗方法。在患者或家属要求医疗保健团队认为无效或甚至可能有害的干预的情况下，必须进行公开交流并解释不提供这些治疗的理由。例如，当完全性损伤患者想要专注于走路而不是专注于轮椅技能和日常生活活动时，可能会出现困境。

一个相关的问题是向患者推广新兴的治疗方法和技术。虽然新兴技术具有相当大的前景并且有令人兴奋的新发展，但重要的是患者应了解所展示疗效的局限性和程度，以便他们能够做出充分知情的参与决策，包括考虑时间承诺和所涉及的成本。同样重要的是要记住，报告表明创造持续的不切实际的期望，这些期望未得到满足，可能会对脊髓损伤后的长期调整产生不利影响。

公平获得护理和资源分配

如第四十六章所述，护理方面的差异和获得初级保健服务的机会减少，这与分配司法的道德原则背道而驰，后者的目的是确保每个人都能获得必要的护理。脊髓损伤实践中的临床医生可能需要通过最小化第四十六章表 46.1 中列出的知识、物理访问、态度和护理障碍系统来解决和倡导随访。

医疗保健专业人员通常不善于预测残疾人生活是什么样的，而且他们的预测一直表现为比脊髓损伤患者的实际报告经验更负面。在某些情况下，医疗保健专业人员之间的错误信念以及对残疾的偏见可能会导致某些治疗无法提供。作为一个极端的例子，这甚至可以适用于维持生命的治疗。在高位四肢瘫的情况下，有证据表明急性医疗和急诊人员可能会严重低估这些患者的潜在生活质量。因此，在脊髓损伤需要仔细审查之后不久决定撤销生命支持。

为脊髓损伤寻求未经证实的"治愈"的患者

鉴于缺乏经证实或有效的逆转脊髓损伤的策略，人们担心患者可能愿意尝试未经验证的脊髓损伤实验性治疗方法。这些方法尚未经过充分的安全性和疗效测试。绝望的患者也可能容易受到为物质利益或营利或干细胞治疗提供治疗的个人或组织的伤害。

如果他们正在考虑实验性治疗，临床医生应准备好提供建议或指导患者到适当的来源寻求指导。国际脊髓损伤瘫痪治疗运动发表的题为"脊髓损伤的实验治疗：你应该知道什么"的文件为那些考虑这些治疗的人提出的问题提供了指导。除了与所有临床研究相关的知情同意问题之外，对于任何治疗的患者都可能出现对治疗误解的特别关注。它指的是对研究对象的一部分的信念或希望，即当既不期望也不研究意图时，将发生直接利益。重要的是确保患者充分了解所涉及的风险和任何潜在益处的程度，并使他们远离未经验证的，不受管制的干预措施，这些干预措施不符合精心设计的临床试验标准。

难点与展望

越来越多的人认识到需要解决专业性，人际交流和对医疗保健中常见的道德问题的认识，以及在医学院，研究生和持续专业发展方面教授和评估相关技能水平。这些努力尤其与脊髓损伤实践相关，其中医疗和伦理问题的并置在整个护理过程的各种情况下是常见的。有必要进行额外的研究，以确定和实施有效的措施，以提高技能和态度，以促进本章讨论的具有潜在挑战性的脊髓损伤特定情况下的专业精神和道德实践。

推荐阅读

ABIM Foundation; ACP-ASIM Foundation; European Federation of Internal Medicine. Medical professionalism in the new millenium: a physician charter. *Ann Intern Med.* 2002;136:243-246.

Baile WF, Buckman R, Lenzi R, Glober G, Beale EA, Kudelka AP. SPIKES-A six-step protocol for delivering bad news: application to the patient with cancer. *Oncologist.* 2000;5(4):302-311.

Blight A, Curt A, Ditunno JF, et al. Position statement on the sale of unproven cellular therapies for spinal cord injury: the international campaign for cures of spinal cord injury paralysis. *Spinal Cord.* 2009;47(9):713-714.

Cashman S, Reidy P, Cody K, Lemay C. Developing and measuring progress toward collaborative, integrated, interdisciplinary health care teams. *J Interprof Care.* 2004;18(2):183-196.

DeVivo MJ, Black KJ, Richards JS, Stover SL. Suicide following spinal cord injury. *Paraplegia.* 1991;29(9):620-627.

Haas LJ, Leiser JP, Magill MK, Sanyer ON. Management of the difficult patient. *Am Fam Physician.* 2005;72(10):2063-2068.

Harvey L, Wyndaele JJ. Are we jumping too early with locomotor training programs? *Spinal Cord.* 2011;49(9):947.

Kirschner KL. Ethical-legal issues in physiatrics. *PM R.* 2009;1(1):81.

Kirshblum S, Fichtenbaum J. Breaking the news in spinal cord injury. *J Spinal Cord Med.* 2008;31(1):7-12.

Kirschner KL, Kerkhoff TR, Butt L, et al. 'I don't want to live this way, doc. Please take me off the ventilator and let me die.' *PM R.* 2011;3(10):968-975.

Sabharwal S. Teaching professional communication in SCI practice: multidimensional perspectives. *Am J Phys Med Rehabil.* March 2013;92(3):a13-a14.

Sabharwal S, Fiedler IG. Increasing disability awareness of future spinal cord injury physicians. *J Spinal Cord Med.* Spring 2003;26(1):45-47.

Savage TA, Parson J, Zollman F, Kirschner KL. Rehabilitation team disagreement: guidelines for resolution. *PM R.* 2009;1(12):1091-1097.

Tuszynski MH, Steeves JD, Fawcett JW, et al. Guidelines for the conduct of clinical trials for spinal cord injury as developed by the ICCP Panel: clinical trial inclusion/exclusion criteria and ethics. *Spinal Cord.* 2007;45(3):222-231.

Wu A, Cavanaugh TA, McPhee SJ, Lo B, Micco GP. To tell the truth: ethical and practical issues in disclosing medical mistakes to patients. *J Gen Intern Med.* 1997;12:770-775.

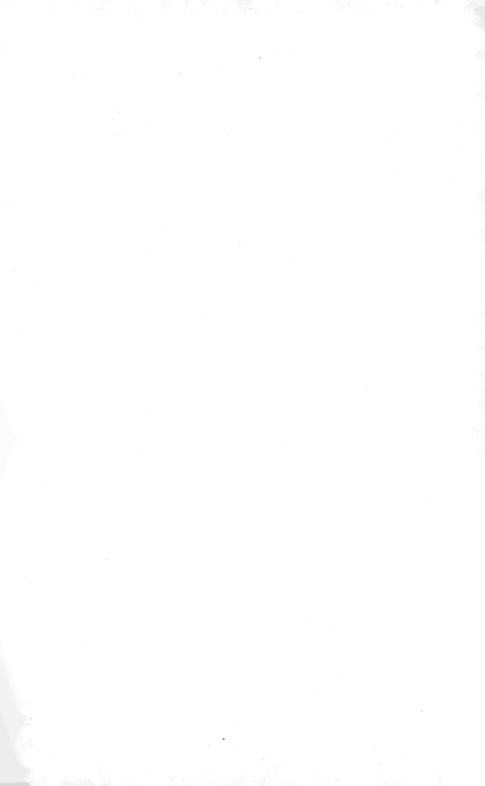